大是文

全球第一位集心理、營養和烹飪於一身的營養精神醫學專家著作！

OUR BRAIN ON FOOD

大腦需要的幸福食物

有效對抗焦慮、健忘、失眠、
提升記憶力與性慾，
哈佛醫生親身實證的最強食物。

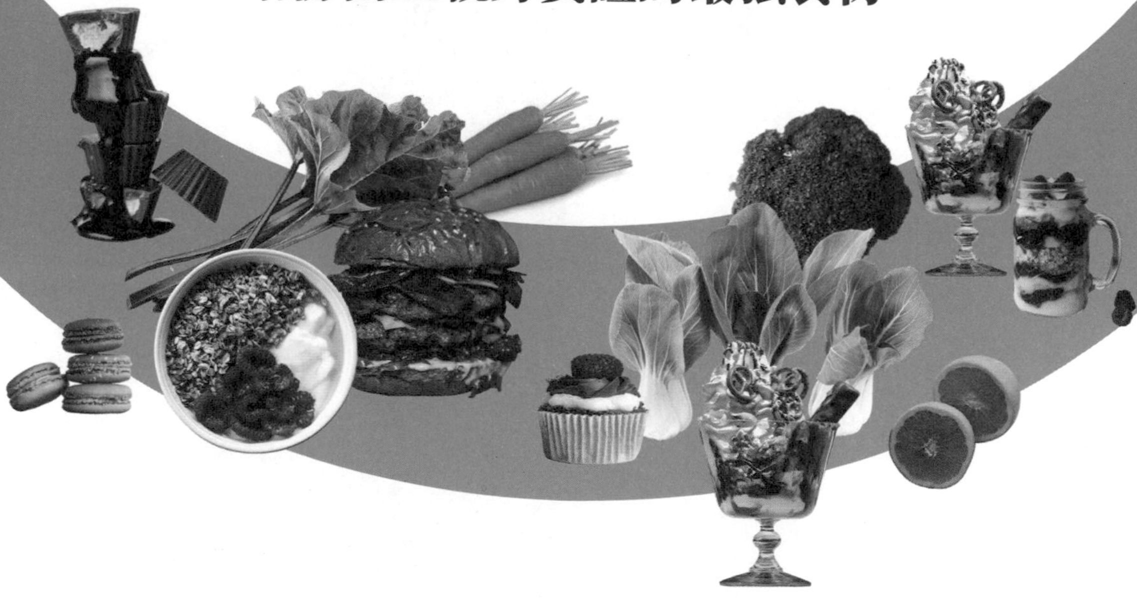

畢業於康乃爾大學、哈佛醫學院的
精神科醫生、營養學專家；
劍橋廚藝學校專業廚師

烏瑪・納多（Uma Naidoo）◎著　謝慈◎譯

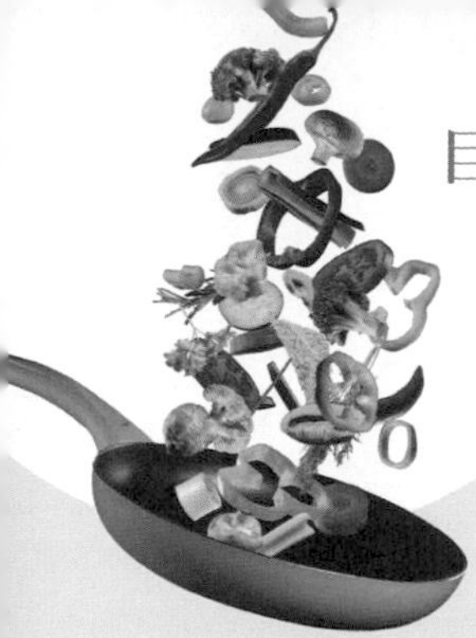

目錄

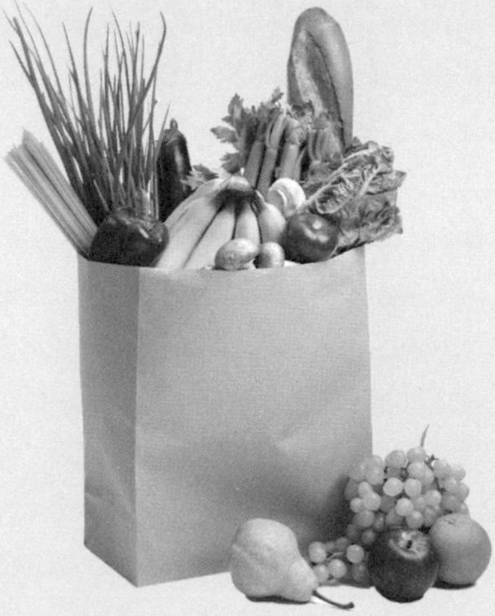

推薦序

營養醫學，讓臺灣人越吃越幸福

台灣營養精神醫學研究學會創會理事長／蘇冠賓

二〇一三年六月二十一日，一群熱心投入營養和精神醫學的研究學者和臨床專家，聚集在位於東京的日本國立健康營養研究所，宣布成立國際營養精神醫學研究學會（ＩＳＮＰＲ）。作為創會的理事，我見證並參與了開啟該領域成為新興學門的第一樂章。緊接著二〇一四年四月三日至四日，理事長費里斯・傑卡（Felice Jacka）以地主的身分，在澳洲墨爾本召開第一屆學術年會。我受邀進行大會演講，報告團隊多年研究的主題：Omega-3 脂肪酸在憂鬱症的治療和預防。

為了讓這個新興領域在研究、合作、應用上受到更多重視，在二〇一五年，我們在臺灣成立了第一個地區性的分會，台灣營養精神醫學研究學會（ＴＳＮＰＲ），更在頂尖學術期刊《刺胳針－精神醫學》（*Lancet Psychiatry*）及《世界精神病學》（*World Psychiatry*），發表臨床指引和治療共識之論文，推薦具科學實證的「飲食調控、保健食品及類藥劑營養品」對精神健康的幫助，更為了「營養飲食是決定身心健康的重要因素」的主張，譜下一曲又一曲的精彩樂章！

第一次和作者烏瑪・納多接觸，是在二〇一七年第二屆ISNPR學術年會的籌備當中，我以學術委員會主席的身分邀請她到華府演講，之後也在學術研討會中見過幾次面。作者是美國哈佛醫學院麻省總醫院（MGH）精神科醫師，擔任營養精神醫學科主任，更是劍橋廚藝學校的教授兼任專業廚師。我之前就聽說過這本相當知名的「浪漫醫學書」——作者以大廚的身分，**設計出一道道令人無法抗拒的「抗鬱菜單」和「補腦食譜」**，光是文字的閱讀，就已經令人垂涎三尺。

精神醫學現在正面臨一個重要的轉折點。面對全球精神疾病帶來的重大負擔，目前以藥物為主的治療模式，並無法達成令人滿意的療效。雖然精神疾病發生的原因非常複雜，但經由許多研究顯示，**營養在精神疾病的發生及治療上有極重要的關聯性**；飲食在精神醫學的重要性，並不亞於心臟醫學、內分泌醫學或腸胃醫學。陸續發表的研究結果清楚指出，飲食習慣（包含潛在性的營養失調）與精神健康有直接的關聯，而特定營養素的單獨療法或合併療法也有一定的療效。

以 Omega-3 脂肪酸為例，幾乎在每一個疾病的重要性上都被提及，特別是憂鬱症治療和預防的主題，在這個領域，我們的研究為全球第一，具有強大的影響力。我們率先發表證實 Omega-3 脂肪酸抗鬱療效的數個研究，至今已經被引用超過五千次，也經常被歐美憂鬱症治療指引所引用。

很多病人會問：「除了吃藥，還有沒有其他輔助方法可以改善病情？」臺灣因為健保制度的種種限制，精神醫療大多集中在藥物治療和急性控制，不但效果不足、副作用顯著、更難滿足病患的需求。精神疾病其實是複雜的大腦疾病，為了改善治療成效，當前世界的趨勢已經朝向整合性治療，但由於非藥物治療的健保給付不足，造成醫療院所無法提供藥物以外的選項。因此，我期待這本書的出版，除了可以提升國人對大腦營養學的認識，更能讓現代人越吃越幸福。

（根據 ExpertScape 的統計，蘇冠賓教授是臺灣憂鬱症、omega-3 脂肪酸，及生物精神醫學研究領域中排名第一的專家；根據 h-index 論文引用排名，蘇教授在 omega-3 脂肪酸於憂鬱症的研究領域之引用指標排名世界第一。蘇教授的營養精神醫學部落格：https://cobolsu.blogspot.com。）

前言

用原型食物代替處方箋，讓大腦活力滿滿！

營養學和心理學聽起來不是自然的組合。想像一下佛洛伊德坐在沙發上抽菸斗，他大概不會拿著筆在處方箋上書寫烤鮭魚的食譜。的確，根據我的經驗，心理醫生通常會讓患者帶著處方箋離開，或是轉介到其他醫療院所，卻不會告訴他們，食物可以如何幫助他們面對眼前的挑戰。雖然現在有許多人開始注重飲食，常思考食物對於心臟、環境和身材的影響，卻不會想到食物對於大腦的影響。

即便營養和心理健康的關係不是那麼一目瞭然，卻是了解當代與健康相關問題的關鍵。雖然醫療知識和科技都來到前所未有的進步，但因錯誤飲食造成的心理和健康問題，卻普遍得讓人膽顫心驚。

在美國，每五個成人，就有一個罹患心理疾病，而有四六%的美國人，一生至少會有一次符合某種心理疾病的標準。另外，有三七%的美國人被判定為肥胖，而有三二・五%被判定為過重，代表大約有七〇%的人口都超過理想體重。

根據估計，大約有兩千三百一十萬的美國人被診斷出糖尿病，另外則有七百二十萬潛在的患者未受診斷，兩者加起來就有三千零三十萬人，大約占總人口的一〇%。

這本書立基於腸道和腦部間精密的關係，同樣的，飲食和健康也密不可分，而且其間的連結相輔相成：不良的飲食選擇會提升心理問題發生的機率，而心理問題會造成不良的飲食習慣。在我們解決營養問題之前，沒有任何藥物或心理治療，能平息我們社會中逐漸增加的心理問題。

從社會層面來看，修復飲食和心理健康之間的關係很重要；在個人層面，也會帶來關鍵性的影響，這不僅限於罹患心理疾病的患者而已。無論是否曾因憂鬱或焦慮尋求專業協助，每個人都必定會經歷悲傷和緊張，也或多或少有過執迷和創傷。我們都希望保持良好的注意力和記憶力，也需要良好的睡眠和美滿的性生活。在本書中，我將告訴你如何**透過飲食，讓心理的每個面向都變得更健康**。

當人們聽到我是心理醫師、營養學家，也是受過訓練的廚師時，通常都以為我是從年輕時就開始學做菜，後來才發現對醫學有興趣。然而，我其實是在中年後才開始學烹飪。我的成長過程中圍繞著廚藝精湛的外婆、阿姨和姑姑。我的母親和婆婆也是厲害的廚師。我從來不需要煮菜！

我的母親是醫生，也是出色的廚師和烘焙師。她的確讓我對烘焙產生興趣，而烘焙時對原料的精準測量，也深植我對科學的熱愛。此外，我很樂意讓其他人去做菜。

當我搬到美國波士頓，在哈佛大學修習心理學時，覺得自己彷彿從大家庭的愛和溫暖中脫離，並深深思念著家鄉的食物。我知道自己必須學會煮菜，才能在新環境找到家的感覺。我的丈夫很聰明，也很會做菜，但我常把他趕出廚房（他老是愛這麼開玩笑，事實上，他是我寶貴的導師，對於口味的評論也誠實得很殘忍）。我會試著做一些自己學過的菜餚。

為了尋找靈感，我會回想起家鄉的外婆。母親就讀醫學院時，我常和她待在一起，看她做菜。當時的我才三歲，只能遠遠窺視著廚房，不能接近爐火和烤箱。我們會先在花園中摘新鮮蔬菜，把蔬菜做成午餐，擺好餐桌準備用餐、說些故事，然後睡個午覺。

剛到波士頓的日子，我們沒有錢訂閱奢侈的有線電視，只能看公共電視，我因而認識茱莉亞・柴爾德（Julia Child，美國知名廚師、電視節目主持人，以製作法國料理聞名）。我經常看著她煎蛋捲，教我如何烹調法式料理。她提升了我對烹飪的信心，也在我丈夫完成學位的那段日子裡，陪伴我度過孤獨的時刻。後來，烹飪成為我工作期間很重要的一部分，也成為我抒發壓力的管道。

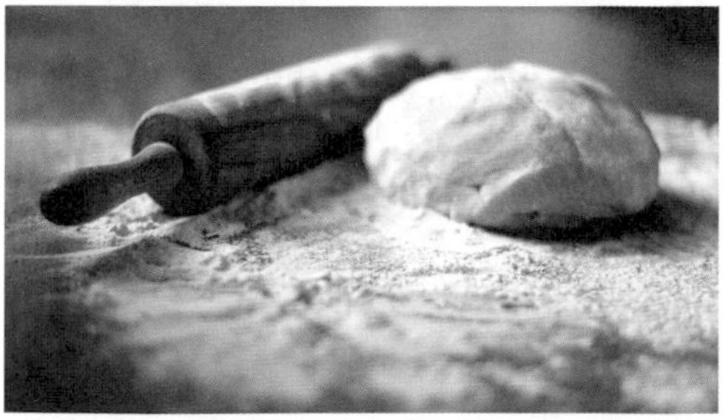

▲ 烘焙時對原料的精準測量，深植了我對科學的熱愛。

即便開始執業後，我對於烹飪依然興味盎然，而我的丈夫建議我花些時間到美國的烹飪學院學習。我喜歡課程的內容，但是對於一邊在波士頓執業、一邊通勤，覺得難以堅持下去。因此，我到住家附近的劍橋烹飪學院上課，希望繼續保持對心理學和烹飪的熱情。

我很快就了解到，雖然現實世界的醫院和電視劇中的醫院有天壤之別，但專業烹飪和電視上描繪的所差不遠：主廚不斷發號施令，但不一定會像地獄廚神高登．拉姆齊（Gordon Ramsay）那樣滿口髒話。即使壓力很大，當看到蛋白霜完美成形、品嘗到法式清湯層次堆疊出來的口味，或是麵糰的質感像奶油霜一樣時，帶來的滿足感是無與倫比的。

於此同時，我仍在醫院執業。回想起來，我也不知道自己是怎麼辦到的。我時常將教科書帶到餐桌上，為即將到來的烹飪學科測驗做準備。我也得在下課後花好幾個小時處理公事，例如寄電子郵件、處方箋和打電話。然而，我撐過去了。如今，我知道自己對這兩個領域的熱情會帶來什麼樣的動力，因為我對於心理學的熱愛，和對於烹飪同樣真摯。

在這段期間，我對於食物的營養價值深深著迷。當我的父母抱怨抗憂鬱藥物如何使他們的體重增加，我認真的告訴他們，咖啡店的咖啡裡究竟含有多少奶油和砂糖。為了提升營養學的知識，同時能在看診時向患者提供飲食建議，從烹飪學校畢業後，我也將營養學的課程修完。

在心理學、營養學和烹飪能力的加持下，我持續整合臨床的診療、營養學及生活型態，並統合心理學的領域。這樣的方式成為我的工作藍圖，促成麻省總醫院的營養與生活型態治療，這是全美國首創的診療方式。

即便累積許多訓練和經驗，我對於營養和心理學的學習，一直到親眼見證它的威力，才算真正完成。幾年前，我在美國比佛利山莊豪華的旅館裡，看著陽光在牆上閃耀，想著如果可以一邊看書、一邊好好睡個午覺，那該有多好。我的丈夫和我正享受著我們的週末假期，而這往後也成為我們每年脫離日常生活、讓自己「重開機」的慣例。

當我正準備午睡時，我把書本移開，手剛好碰到胸口平常不太會摸到的部位——我摸到一個腫塊。一開始，我以為是自己太累了，但仔細檢查後，我驚恐的從床上跳起來。絕對是個腫塊、是癌症。我想要懷疑自己的診斷能力，但我做不到。

回到波士頓後，我在七天內確診。那整個星期彷彿是檢測和門診的漩渦，如閃電般轉瞬即逝。我很幸運，擁有世界頂尖的醫療照護。雖然團隊和好友都給予我極大的支持，但這是我人生第一次面對意料之外的事。沒人會一早醒來就想：或許今天是我得癌症的日子。我感到很無助，不斷思考自己是不是做錯什麼。

我所信仰的印度教幫助我轉換心態，就如外婆和母親在成長時教我的：「這是妳必須面對的業報之一。優雅的接受、面對它，相信神，一切都會沒事的。」即便家人和我都痛苦的流著眼淚，但這些話語卻再真實不過。

然而，在我努力處理自己的情緒時，受過的心理學訓練卻沒能幫我更順利的面對腦中混亂的感受。這是我成為醫生後，第一次無法掌握疾病的結果。一切都在我的掌控之外，我只能伸出手接受抽血檢查，並準備好在不久之後，用同樣的姿勢面對靜脈注射的化療方式。我的心情從絕望和驚恐，轉變為懸而未決，沒有笑容也沒有淚水，沒有恐懼也沒有喜悅，只有冰寒刺骨的麻木感。

第一次化療的那個早上，我在起床後決定喝一杯薑黃茶幫助自己冷靜。我不斷回想著一個人如何在一瞬間天翻地覆。我感到緊張又恐懼，並試圖讓自己勇敢一些。我知道即便治療成功，我還是需要面對各種痛苦的副作用。

然而，轉動茶壺的開關時，我腦中的燈泡彷佛也亮了起來：「我知道該怎麼做菜，我了解自己的身體，我可以透過飲食幫助自己。」對於營養精神醫學家來說，這個結論或許太基礎，但對於醫生或病人來說是相反的，特別是在此之前，我很幸運的能保持身體健康。我決定無論癌症帶來什麼，都要透過健康的食物照顧自己的心理和身體。

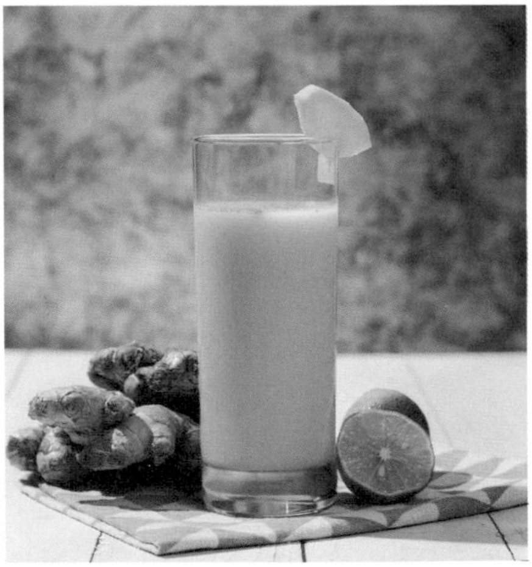

▲第一次化療的那個早上，我喝了一杯薑黃茶幫自己冷靜。

在接下來的十六個月裡，我經歷高強度的化療、手術和放射線治療的循環。每次接受化療時，我的腫瘤科醫生都會問我帶了什麼來吃。我會拿出我的午餐，裡頭裝有營養豐富的果昔，原料是富含益生菌的優格、莓果、杏仁奶、克菲爾（kefir，源自於高加索地區的發酵乳製品）和黑巧克力。

我的飲食，讓自己從來不會因為治療而反胃、嘔吐。因為不同藥物的副作用會影響食慾，連帶讓我的體重起起伏伏，即便藥物會改變食物的味道，我還是會吃自己喜歡的食物。在癌症治療對我身體的攻擊下，我卻出乎意料的覺得很健康，總是在身體快要被「榨乾」的時候，找到補充能量的方式。

我得承認，要保持心理的健康很困難，但我的食物再次幫助我保持正能量。我減少咖啡的攝取、戒掉紅酒、吃自己在家中準備的新鮮水果。我會煮含高蛋白、高纖維的印度扁豆湯，並加入富含葉酸的菠菜。

每週四晚上，我會自製療癒又美味的熱可可，讓自己在治療後有期待的事情。面對食物時，我會做出聰明的選擇，像是避開卡路里過高的垃圾食物。疲憊會讓我

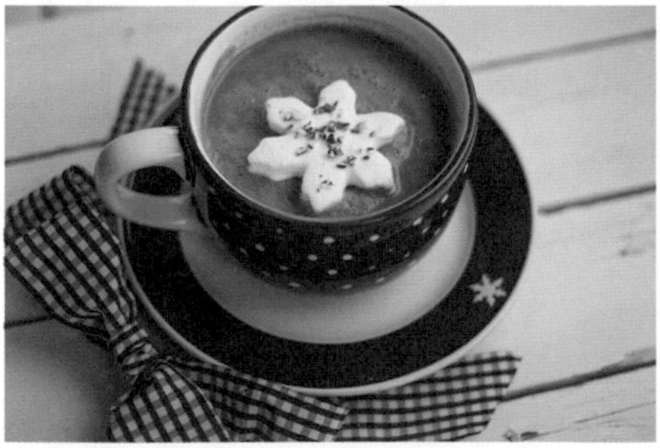

▲ 我會自製療癒又美味的熱可可，讓自己在治療後有期待的事情。

無法運動，因此我規定自己要定時起身快步行走。運動會提升內啡肽（endorphin）分泌，使我的心情好轉。我靠著飲食降低對每週四化療的焦慮，並在波士頓黑暗的冬天令我難受時，提振我的心情。

我親身體驗到自己給患者的建議，是如何強化心理的健康。就像俗話說的，我得「起而行」。我必須自己試試看這些策略是否能減輕焦慮、帶來安眠或提振心情。當時的我不確定自己是否會是個成功的案例，但為了我的病患，我必須給自己一個機會。

癌症也讓我擁抱正念（mindfulness），並更深入思考自己的生活方式。成長的過程中，我的父母和其他家人都有固定靜坐冥想的習慣，在生活中融入印度傳統醫學阿育吠陀，並時常進行芭蕾、舞蹈等運動。

然而，癌症讓我領悟，隨著多年來讀的書和工作，我漸漸讓這些健康的習慣消失。母親提醒我開始要每天冥想，丈夫和朋友則讓我想起以前練習的芭蕾舞，讓我決定重新加入成人芭蕾舞班和健身房課程。

多年來忙碌的生活對我的習慣造成傷害，如今，我很清楚生活方式能如何幫助我們變得更健康。這並非從單一面向就能改變的事，我們都是完整的人，因此需要全面的改變。雖然營養精神醫學是治療的必備要素，但生活的各種層面也很重要。

在寫這本書之前，我不曾公開談論抗癌的過程。我的治療已經結束，頭髮也長回來了

（感謝老天），每天都希望能快速康復，也深刻記得我吃的食物會影響到我的感受。

所有的經驗，包含成長背景、教育、臨床經驗、烹飪經驗和疾病，都是這本書的啟發來源。我希望在每一頁中，不只能向你介紹營養精神醫學這個有趣的領域，同時也能給你一些建議，告訴你該如何吃才能讓大腦不可思議的力量最大化。

第1章

想擺脫負面情緒，先討好你的胃

我很少因為有心事而睡不好，但有時我也會失眠，原因是擔心我們在心理學和醫學領域所知太少。

當然，我們距離十七、十八世紀用冷水澡和鐵鍊懲罰的時代，已經進步許多。在那段野蠻的時期，「發瘋」被視為一種罪，因此發瘋者會被關進監獄。隨著文明演進，心理疾病的患者會被轉往醫院。問題是，當我們越來越專注於心理疾病帶來的棘手想法，就會開始忽略牽涉其中的其他身體部位。

但情況並不會總是如此。二〇一八年，歷史學家伊安．米勒（Ian Miller）指出，十八和十九世紀的醫生其實有意識到身體的系統彼此相關，因此他們會探討不同器官之間的「交感神經」（sympathy nervous system）。然而，十九世紀晚期的醫生對此觀點有不同看法。隨著醫學更專業，我們反倒失去宏觀的觀點，在尋找問題時，只注重單一的器官是否有哪裡需要修復。

當然，醫生確實知道癌症可能在器官間擴散，而全身性紅斑性狼瘡這類的免疫系統疾病，可能會影響身體的多個器官。但是，他們卻忽視**體內看似遙遠的兩個器官，也可能影響彼此**。也就是說，疾病可能來自遠方！

更甚者，醫生、解剖學家、生理學家、外科醫生和心理學家非但沒有相互合作，反而彼此競爭。一位英國心理學家在一九五六年寫道：「爭相治癒患者的聲音太過嘈雜，想要知道情況的患者反而沒能得到答案。」

如今，這樣的態度仍是醫界主流。這就是為什麼當心理健康受影響時，許多人看不清問題的根源其實不只存在於大腦。相反的，這可能意味著身體和大腦間不只一處連結出問題。我們知道這些連結確實存在。憂鬱症可能會影響心臟，腎上腺的疾病可能使你陷入恐慌，血液中的感染可能會讓你變得失控。身體的病症時常以心智的紊亂來展現。

雖然生理疾病可能帶來心理症狀，但我們知道事情不只如此。身體遙遠部位的細微改變，都可能會影響大腦。這類遠距關係中最深刻的，就是大腦和腸道間的連結。幾世紀以前，現代醫學之父希波克拉底（Hippocrates）就注意到這個連結，因此警告人們：「消化不良是罪惡的根源。」、「死神坐在腸道中。」如今，我們發現他說的一點也沒錯。雖然相關研究尚在萌芽階段，近年來卻已證實是醫學中成果最豐碩的領域，也是影響心理學中最有意思的連結。

腸道是人體的「第二大腦」

看著發育中的胚胎細胞分化，就像是萬花筒。

很久很久以前，一個精子抵達卵子的所在之處。他們不是擦身而過的孤舟，而是發生連結。當兩者成功結合，就是受精。在母親溫暖的子宮裡，身為受精卵的你開始出現變化。

起初，受精卵光滑的外層會出現像桑葚般的波紋。隨著時間過去，神奇的受精卵在生物指令的影響下，開始改變外觀，直到嬰兒的身體逐漸成形。過了九個月，你擁有心臟、腸道、大腦、四肢和其他漂亮的東西，準備好誕生在這個世界。

在你準備好面對世界之前、在大腦和腸子各自發展成獨立的部位之前，它們其實是一體的。它們來自同一個受精卵，和你體內所有的器官一樣。

事實上，腦和脊髓構成的中樞神經系統，是由神經脊細胞的特殊細胞所組成。這些細胞在發展中的胚胎內四處移動，形成腸道中的腸道神經叢，其中包含一億到五億個神經元，是體內最大的神經叢。這就是為什麼有人稱腸道為「第二大腦」，也是為什麼兩者之間的影響如此深遠。雖然大腦和腸道乍看之下相距甚遠，兩者卻會互相影響。

曾經有一位病人覺得很困惑，為什麼我在治療她的心理時，總是提到腸子。她看不出兩者的關聯，跟我說：「大腦又不是在腸子旁邊。」雖然你的大腦和腸道在身體的不同部位，它們之間的連結可不是過去式。兩者的連結至今依然存在。

迷走神經（vagus nerve）源自腦幹，一路延伸至腸道，連結腸子和中樞神經系統。到達腸道後，迷走神經自行解開，並包覆整個腸道，就像一件手工細緻的毛衣。

由於迷走神經會穿透腸壁，因此在食物的消化中扮演重要的角色，但其關鍵的功能是確保神經訊號能在腸道和大腦間往返，傳送重要的訊息。**腸道和大腦間的訊號是雙向的**，使大腦和腸子成為終身的夥伴，這就是大腦和腸道的羅曼史。

那麼，你的身體實際上是如何透過迷走神經，在大腦和腸道間傳遞訊息呢？或許很容易想像腸子和大腦透過某種生物媒介來「對話」，但這樣的說法無法反映體內溝通系統的複雜。

體內溝通的基礎是化學。當你要吃一顆頭痛藥，通常都是用吞的，對吧？藥丸進入口中，抵達腸道並分解。藥丸中的化學物質透過血液進入大腦，接著在大腦中，化學物質能減緩發炎反應，並讓緊繃的血管放鬆。當你吞下的化學物質成功的在腦部發揮效果時，你的痛苦就解除了。

如同藥丸中的化學物質，腸道所產生的化學物質同樣能到達腦部，腦部的化學物質亦會進入腸道，這是雙向溝通。

腦部的化學物質在內分泌系統的幫助下，源自於數個神經系統的重要部位：腦和脊髓構成的中樞神經系統、由交感神經和副交感神經構成的自主神經系統，以

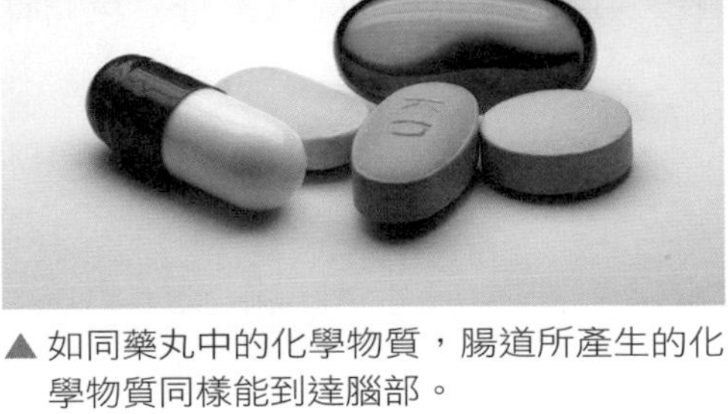

▲ 如同藥丸中的化學物質，腸道所產生的化學物質同樣能到達腦部。

及由下視丘、腦下垂體和腎上腺構成的下視丘－腦下垂體－腎上腺軸（HPA軸）。

中樞神經系統會產生多巴胺、血清素和乙醯膽鹼（Acetylcholine）等化學物質，對於心情的調節、思考和情緒的處理都至關緊要。腦部若缺乏血清素，可能會導致憂鬱和焦慮，而血清素也是腸－腦軸線的關鍵角色。因為對於心情和情緒的影響，血清素是最常被討論的腦部化學物質，但你知道血清素有超過九〇%的受器都位於腸道嗎？事實上，有些學者相信，大腦缺乏血清素，主要是受到腸道的影響，我們稍後會再深入探討這個觀點。

自主神經系統管理的重要功能範圍很廣，大部分都是非自主性的：你的心臟之所以持續跳動、你能不斷呼吸和消化食物，都是自主神經系統的功勞。當你的瞳孔在暗室中放大接收到更多光源時，也是自主神經系統在作用。

最重要的是，當我們承受壓力時，自主神經系統會控制戰或逃（fight or flight）的反應。這是面對生命威脅時的直覺反應，會在體內送出大量荷爾蒙，並引起許多生理反應。我們稍後會看到，腸道受到戰或逃反應的深遠影響，特別是透過腎上腺素和正腎上腺素的調控。

HPA軸是身體面對壓力的另一個重要的部分，會產生荷爾蒙來刺激「壓力荷爾蒙」皮質醇的分泌。皮質醇能強化身體對壓力的應對，在艱困的情境下提供額外的能量。一旦威脅結束，皮質醇的濃度就會恢復正常。腸道在皮質醇的分泌同樣扮演重要的角色，以確保身體能有效率的面對壓力。

在健康的身體裡，所有大腦的化學物質會確保腸道和大腦順利合作。當然，就像所有精密的系統，差錯隨時都有可能出現。當化學物質分泌過多或過少時，腸道和大腦間的連結就會被擾亂，並失去穩定性。重要的化學物質濃度失控，情緒就會陷入低潮，導致注意力降低、免疫力下降。腸道的保護屏障遭到破壞，應該阻隔在腦部之外的代謝產物和化學物質就會趁機進入腦部大肆破壞。

在這本書裡，你會一再看到這類**由化學物質引起的混亂，是如何帶來憂鬱、焦慮、失去性慾等心理症狀，嚴重時甚至會造成思覺失調症或躁鬱症**。

為了修正這類的化學失衡狀況，使腦部和身體恢復秩序，你或許會認為我們需要強大的藥物輔助。某種程度來說，你是對的！大部分用來治療心理疾病的藥物，目標都是改變化學物質的平衡，讓大腦回到健康狀態。舉例來說，你或許聽過選擇性血清素再吸收抑制劑（簡稱為ＳＳＲＩｓ），其功能是提升血清素的濃度來對抗憂鬱症。現代心理學藥物對於許多受苦的病人來說，或許是天降福音，而我不會否認其對於許多治療的重要性。

然而，這類探討時常忽略一項心理健康的事實：你吃下的食物對於大腦的影響，就和服用的藥物一樣深遠。像吃東西這種自然的事，影響力怎麼會和開發成本上百萬美元的藥物同等重要呢？答案就在於細菌。

腸道的細菌變化，會連帶影響心情起伏

在大腦和腸道的關係背後，是一大群住在腸道中的微生物。我們將這些大量的細菌種類統稱為微生物群系（microbiome），人類和其他動物的微生物群系和腸道之間又是另一種親密關係，雙方都必須互相依賴才能生存。我們的腸道提供細菌生長和繁衍的地方，而細菌則為我們完成身體無法獨立進行的任務。

微生物群系由許多種類的細菌所組成，而腸道內物種的豐富度，遠超過身體的其他部位。每個人的腸道最多可能包含近千種不同的細菌，不過大致上都屬於兩種：厚壁菌門（Firmicutes）和擬桿菌門（Bacteroidetes）占了全部微生物群系的七五%。

我們在本書中不會花太多時間討論個別的菌種，只要知道談論細菌時，有好菌和壞菌之分就夠了。居住在腸道中的微生物通常都是好菌，但很難避免壞菌混入其中。這可能是個小問題，因為你的身體通常會確保好菌和壞菌間的平衡。然而，如果飲食、壓力或其他心理和生理問題造成腸道細菌的改變，就可能會帶來漣漪效應，傷害健康。

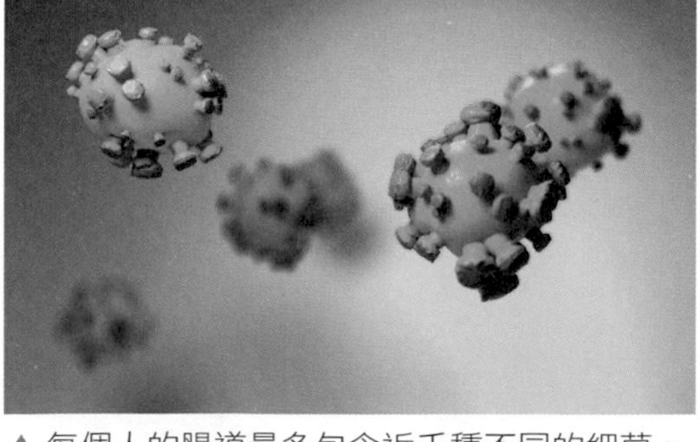

▲ 每個人的腸道最多包含近千種不同的細菌。

微生物群系在身體功能中扮演重要的角色，但這個概念在醫學中算是相對新穎（想想你多常聽到別人說：「細菌會讓人生病。」而不是細菌構成的微生物群系提供至關緊要的輔助），特別是當我們談論到細菌對大腦的影響時。但近年來，**科學證實腸道的細菌可以影響心智功能**。

大約三十年前，有幾篇特別有力的研究，讓我們開始意識到腸道細菌的變化足以影響心智功能。其中一篇，研究者觀察數名因為肝臟衰竭而出現譫妄（又稱為肝性腦病變）的病患。肝性腦病變發生時，壞菌會產生毒素，該研究發現，當患者口服抗生素後，譫妄症狀就會消失。這清楚證實，腸道細菌的改變能同時改變心智功能。

從那時起，我們已經累積大量關於腸道微生物群系如何影響心理健康的知識，而這本書將帶你認識這些知識。舉例來說，你知道功能性腸胃疾病（例如腸躁症和發炎性腸道疾病）改變腸道細菌數量的同時，也會造成心情變化嗎？你知道有些醫生認為，在治療心理疾病的藥物中加入益生菌，可以幫助降低憂鬱和焦慮嗎？或者，你知道如果將思覺失調症患者腸道中的細菌轉移到實驗室老鼠的腸道，老鼠也會出現思覺失調的症狀嗎？

腸道的細菌之所以對心理健康影響深遠，主要的原因是它們負責生成許多前面討論過的腦部化學物質。假如缺乏正常的腸道細菌，多巴胺、血清素、麩胺酸鹽、γ－氨基丁酸（GABA）等神經傳導物質的生成就會受影響，而這些神經傳導物質對於調節情緒、記憶力和專注力都至關緊要。我們將會看到，許多心理疾病的根源，都是這類化學物質的缺乏和失衡，而心理疾病藥物的功能則是調控這類物質的濃度。

因此，假如腸道的細菌密切參與關鍵化學物質的生成，那麼當你的腸道菌群發生變化，自然會有傷害身體和腦部功能的風險。對於一群微生物來說，這可真是重大的責任啊！

不同的菌群會對腦部化學物質造成不同影響。舉例來說，假如埃希氏菌（Escherichia）、芽孢桿菌（Bacillus）、乳酸乳球菌（Lactococcus lactis）、乳酸桿菌（Lactobacillus）和鏈球菌（Streptococcus）的比例和功能改變，就可能造成多巴胺濃度的變化，並且提升帕金森氏症和阿茲海默症的機率。其他異常腸道細菌的組合，則可能會使乙醯膽鹼、細胞激素、內毒素和組織胺的濃度升高，造成腦部纖維損傷。

除了調控神經傳導物質之外，微生物群系還有許多影響腦部和腸道連結的方式。微生物群系參與其他重要化合物的生產，例如腦源性神經營養因子（BDNF），此因子會支持現存神經元的存續，並促進新神經元的生長及連結。微生物群系會影響腸壁的完整性和腸道的壁障功能，將特定物質侷限於腸道內，使大腦和身體其他部位不受到傷害。細菌對大腦和身體的發炎反應也有影響，特別是在氧化作用方面，而氧化作用可能會造成細胞的損害。

前面提過，腸和腦的連結是雙向的。因此，假如腸道細菌能影響腦部，那麼腦部也同樣能改變腸道的細菌。只要兩個小時的心理壓力，就足以完全改變腸道中的細菌。換句話說，氣氛緊繃的家庭聚餐或是特別混亂的交通，就足以破壞微生物群系的平衡。

背後的理論是自主神經系統和ＨＰＡ軸在承受壓力時，會向腸道的細菌傳送訊號分子，改變細菌的行為和結構，如此一來會帶來傷害性的後果。舉例來說，乳酸桿菌就會受到壓力改變。一般來說，乳酸桿菌會將糖分分解為乳酸，避免壞菌傷害腸壁，並保護身體不受真菌感染。然而，壓力會干擾乳酸桿菌的運作，使這些保護力失效，讓身體暴露在傷害中。

大腦同樣能影響腸道的生理活動（例如腸道蠕動），同時會控制酸液、重碳酸鹽和黏液的分泌，這些都是構成腸道保護壁的成分。在某些例子裡，大腦會影響腸道處理液體的方式。當你的大腦運作不佳（例如罹患憂鬱症或焦慮症），這些對於腸道的保護作用都會降低。因此，食物無法好好吸收，使身體其他部位得不到需要的養分，造成負面結果。

來複習一下：你的腦部需要讓腸道細菌保持平衡，才能生成適量的化學物質，以維持腦部的穩定和健康；腸道需要既穩定又健康的腦部，才能維持其中細菌的適當平衡。假如這樣的循環被擾亂，意味著腦部和腸道都會出問題。不健康的腸道微生物群系會使大腦失去健康，反之亦然。

米蕾雅・維拉斯－克羅莫（Mireia Valles-Colomer）和團隊在二〇一九年四月所做的一項研究，恰好說明上述的問題。他們調查超過一千位參與者的微生物群系特性，以及健康及憂鬱症的關聯。

他們發現會生成丁酸鹽的細菌和高生活品質的指標有著密切關係。即便在抗憂鬱藥物的影響結束後，憂鬱症患者仍會缺乏許多種細菌。他們也發現，當幫助腸道細菌生長的多巴胺代謝物3,4－二羥基苯乙酸濃度較高時，心理健康狀況就會改善。憂鬱症患者的γ－氨基丁酸生成也會受影響。

這都只是冰山一角。這本書的每個章節，我們都會藉由探討一種腸與腦之間的紊亂，分析微生物群系和個別心理疾病的關聯。接下來，我們會看到憂鬱、焦慮、創傷後壓力症候群、注意力不足過動症、失智症、強迫症、失眠、性慾降低、思覺失調症和躁鬱症，或許都和微生物群系的改變有關。針對每種病症，我會告訴你現今的研究進程，以及未來可能的發展方向。

讓大腦「幸福」的食物

除了探討腸道細菌的混亂如何造成心理疾病外，我們也可以學會透過飲食，幫助我們維持腸道和腦部健康的食物。

食物會直接和間接的影響我們的大腦。當食物由微生物群系分解為發酵且能消化的物質後，其成分會直接影響我們討論過的神經傳導物質，例如血清素、多巴胺和γ－氨基丁酸，而這些物質會進入大腦，影響我們的思考和感受。食物分解後的成分，也可以直接穿過腸壁，進入血液中，而某些代謝物質能用這種方式影響腦部。

前面已經討論過，食物對大腦最深遠的影響是透過其對於腸道細菌的影響。有些食物會促進益菌的生長，有些則會抑制。因此，**食物是最具潛力的心理疾病藥物之一**，有時飲食方面的介入，就能達到和特定藥物相似的效果，成本相較之下極低，幾乎沒有副作用。

另一方面，食物也可能讓我們情緒低落：特定類型的食物和飲食模式，可能會對腸道微生物群系和心理健康帶來負面影響。

在本書中，我們將檢視會幫助和傷害心理健康的食物。你將學會如何透過健康的原型食物，來幫助腦部維持在最佳狀態。在各章後方，我將提供一些能幫助你振奮心情、強化思考，還能提升整體活力的菜單和食譜範例。

利用食物作為藥物是營養精神醫學的中心概念，我認為，這也是為心理健康問題，找尋有意義且持久的解決方式。

我在本章的開頭說過，人們以前對心理疾病患者的痛苦並不了解，只將他們關在收容所或醫院，如今已經進步許多。然而，心理疾病仍是大問題。超過四千萬名的美國人都有心理健康的問題，這可是超過紐約州和佛羅里達州的人口總和。心理疾病是身心障礙最常見的原因之一，所需的醫療費用也非常昂貴。罹患憂鬱症和焦慮症的人口都在提高，無論在哪個年齡的人口中，自殺都高居前幾大死因。

無論被多少人忽視，我們都處在心理健康的混亂中。很難找到適當的治療方式來幫助人們控制情緒和壓力。在歷史上，人們採用的是以證據為基礎的藥物和談話治療，對於特定的情況能發揮效果。

舉例來說，對於容易恐慌的人，我們或許會採用認知行為治療（Cognitive Behavioral Therapy），這類療法至今依然廣泛使用，時常能帶來幫助。然而，對於某些人來說，正面的效果只能短期維持，而且無法完全排除症狀。有時患者會出現藥物的副作用，因而停止服藥。或者，患者可能因為害怕對藥物產生依賴而要求停藥。有些來看診的患者則是不符合憂鬱症或焦慮症的標準，他們雖然苦於某些症狀，卻不足以符合藥物介入的標準。

我認為，出錯的地方在於心理疾病的診斷沒有統計上的效果，而特定疾病也沒有特定的生物標記。「診斷」的標準只是一張症狀的清單，我們會假定一個人出現心理症狀時，問題完全來自腦部。但是看到這裡，你

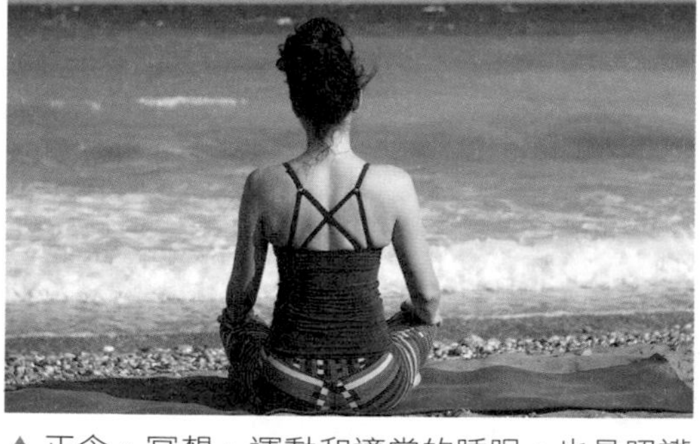

▲正念、冥想、運動和適當的睡眠，也是照護心理健康的重要關鍵。

應該很清楚腸子等其他器官，對於我們的思考和感受也扮演重要的角色。我們必須檢查患者全身和生活方式，才能妥善治療。

問題並不僅是心理學的範疇，而是延伸到整個醫學領域。雖然有許多健康問題都和飲食有關，但仍有許多病患不願聽取醫生的飲食建議，更別提心理醫生。醫學院和住院醫生的培訓，都沒有教學生如何和患者討論飲食的選擇，醫生接受的營養學教育也很有限。

值得慶幸的是，在現今的健康照護中，醫學已經不嚴格侷限於處方藥和單一的治療方式。多虧醫療知識的普及，患者擁有的資訊和選擇都遠勝以往。我的專科團隊似乎都有類似的經歷，發現病患會積極探索各種讓自己好轉的方式。我的營養學治療成功案例之一，是一位由感染科團隊轉介的患者，另一次則是骨科的團隊向我詢問薑黃抗發炎的相關數據，因為他膝蓋嚴重疼痛的患者希望能延遲手術，先嘗試這種營養學療法。

在心理學上，我們終於開始討論食物對於心理健康的治療效果。對於微生物群系和食物如何影響心理健康的研究數量不斷增加。二〇一五年時，傑羅姆．沙里斯（Jerome Sarris）和他的團隊確立「營養醫學」，成為心理學的主流。

營養精神醫學的目標是給予心理健康專業人士需要的資訊，讓他們能針對患者的飲食提供有力且實用的建議。在這本書中，我的目標是提供身為讀者的你相同的資訊。

然而，這並不代表不需要再和你的醫生討論，畢竟藥物和適當的治療仍是改善心理健康的一部分。較優良的飲食確實會帶來幫助，但這只是治療的一個面向。你沒辦法光靠吃東西就擺脫憂鬱或焦慮（事實上，這樣反而會帶來反效果）。食物不會緩解嚴重的憂鬱症或是自我傷害和傷害別人的想法，因此如果有類似的狀況發生，你還是必須尋求醫生的治療。

我在抗癌的過程中發現，正念、冥想、運動和適當的睡眠，同樣也是照護心理健康的重要策略。關於這部分的研究文獻很多，有各式古典和現代的方式（有時是兩者結合！）我不會在本書中太仔細探討這些主題，但我鼓勵你好好探索。

即便如此，除了接受醫生的領導並用其他方式提升心理健康外，你也應該特別注意自己的飲食內容和習慣。食物、情緒和焦慮之間的關係，引起越來越多的注意。在接下來的章節中，我將帶領你探索關於食物的有趣科學，以及其和各種常見心理健康問題的連結。

為了讓你更了解食物影響心理健康背後的科學，我將在這本書探索十種不同的心理疾病。臨床心理學家看得很多，但值得慶幸的是，即便是我也從未看過有哪位患者罹患全部的疾病。我希望讀者可以自由跳到最適用的章節，所以我盡量讓每個章節的內容完整且獨立。

假如你從頭開始讀，就可能會注意到我給予的建議有許多共通點，這是因為許多食物和飲食方式，對於不同的疾病會有相似的影響。畢竟我們將探討的所有症狀，都源自腦部和腸道的連結，在帶來改善和造成惡化的食物上，自然會有許多重疊之處，因此你會發現相同的建議反覆出現。在每個章節裡，我會提供一些研究的佐證，建議你在該特定疾病下應該食用或避免什麼食物。

閱讀這本書時，我希望你能保持開放的心胸。營養精神醫學只是複雜問題的一部分，而不同的食物相關的證據量也不相同。大部分顯示微生物群系能影響大腦的證據都來自動物實驗，但現今有些人體實驗也證實微生物群系和心理健康的關係。我會在討論中盡量加入人體的研究。

同樣值得注意的是，這本書提及的許多實驗中，研究者都是透過膳食補充劑來提供他們想研究的營養素。補充劑固然可以填補營養的缺口，但我相信應該先試著從每天的飲食得到營養素。假如你希望固定補充營養品，請先向醫生諮詢，以確保你得到正確的分量，且不會與你在服用的藥物發生互斥的作用。舉例來說，很多人不知道看似無害的葡萄柚和相關產品（例如葡萄柚汁），會與多種藥物發生化學作用，產生阻礙特定肝臟酵素的化合物。

傳統上來說，醫學上好的證據代表至少經過兩次雙盲臨床實驗，顯示特定治療方式和安慰劑控制組相

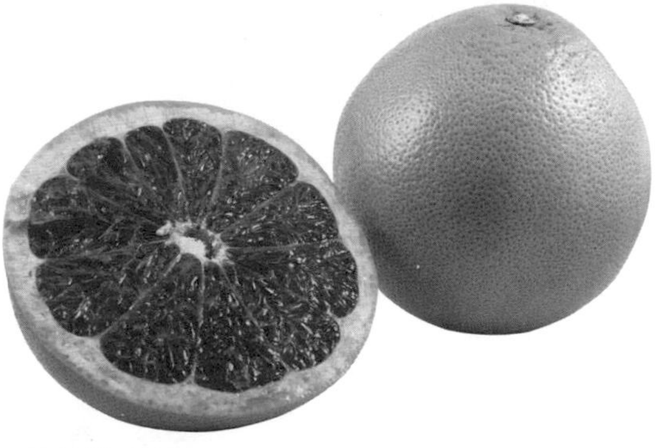

▲葡萄柚會和多種藥物發生化學作用，產生阻礙特定肝臟酵素的化合物。

比，有足夠的效益。雙盲安慰劑控制研究，指的是臨床實驗的參與者可能會得到真正的藥物，或是看起來和真正的藥物一模一樣的非活性物質（稱為安慰劑）。參與者和研究者都不知道他們接受的是哪種藥物（是真正的藥物還是安慰劑）。這是唯一可以確知藥物是否有效的方式。

雙盲研究的問題在於其產生的是參與者群體的數據，而不是個別的參與者。群體的特性或許無法反映出個別的獨特大腦。如果想要了解什麼方式對自己有效，唯一的方法就是親身嘗試。雖然你無論如何都不該在沒有諮詢醫生的情況下，就嘗試任何藥物或營養補充品，但若是健康的原型食物，我會鼓勵你嘗試不同的類型，看看怎樣的飲食能帶給你舒適的感覺。

這本書的目的是給予你嚴謹但務實的引導，幫助你根據當下的心理健康狀況選擇適當的飲食。在每個章節裡，我會告訴你每種食物或飲食方式的效果和安全性，並帶你認識近期研究和數據的相關佐證。

當然，這些資訊很可能會隨著時間改變，而新的研究也可能會讓醫學知識發生變化。更甚者，營養流行病學時常會出現有問題的數據判讀。舉例來說，在本書的寫作期間，《內科學年刊》（*Annals of Internal Medicine*）刊登一篇占據頭版的研究，指出降低紅肉的攝取對健康沒有任何益處。我無法贊同這篇研究得到的結論，但我也得重申，在寫下這本書中的飲食指南時，我盡可能避免過於聳動的營養學研究和結論。

最後，我想強調的是，心理學是極度複雜又個人化的領域。我們即將探討許多心理的問題和飲食方式，但我不認為每個患者都能純粹透過飲食就得到完全的緩解。在必要時，還是必須尋求心理健康專業人士的協助，接受適當的心理治療和抗憂鬱藥物。然而，你的食物無論如何都還是扮演著重要的角色。

俗話說，男人的胃通往他們的心（意即要抓住男人的心，得先抓住他們的胃）。我們或許在微調之後，誤打誤撞的發現真相：無論是男人或女人，進入胃部的食物都能溫暖我們的心，並改變我們的大腦。

願這本書能帶給你更平靜的心、無比的能量和快樂。開始探索吧！

第 2 章

想來點薯條、可樂解解悶？小心，你會越吃越憂鬱

「面對現實吧，醫生，沒有什麼是美好的一餐解決不了的吧？」在第一次約診時，泰德這麼對我說。他當時三十九歲，是個成功的企業家，卻覺得很抑鬱：對自己的體重不滿、被工作和家庭的諸多責任壓得喘不過氣。他利用食物幫助自己面對，讓自己開心一點。

雖然每天的生活沒什麼問題，但他的情緒很低落，而食物似乎能緩解他感受到的痛苦。每天晚上，經歷一天辛苦的工作，他會在吃完晚餐後，立刻吃一碗冰淇淋，然後坐下來看新聞，心不在焉的吃著從孩子的點心櫃裡找到的零食。同時，他會喝兩、三杯紅酒。

當他在每年的健康檢查和醫生討論這些症狀時，醫生建議他服用百憂解（Prozac）。雖然他對抗憂鬱藥物抱持開放的態度，但他希望先了解是否有其他營養學的策略能幫他改善，於是他找上了我。

當我說到用不健康的食物驅逐難受的心情有多誘人時，我想泰德有些驚訝。雖然我是醫生，但我也是個凡人，可以理解「美食撫慰」的誘惑。然而，我也明白即便食物當下讓你好過，用垃圾食物解決壞心情卻可能讓你在生理和心理都付出代價。泰德的飲食造成了憂鬱症，而後果很清楚：雖然主餐盡量吃得健康，但他的體重增加了十四公斤。然而，心理上的後果影響更深遠。雖然泰德認為他的飲食習慣是為了對抗憂鬱，但實際上卻是加深病症。

泰德有件事說對了：食物可以成為強效的藥物。假如你做出正確的飲食選擇，良好的一餐幾乎可以「修復」任何事，包含你對自己和人生的感覺。在本章中，我們將深入了解食物可以如何傷害或治癒你的心情，以及該如何吃才能快樂。

日子想好過一點，取決於你離垃圾食物有多遠

當壓力飆升，心情急速下墜時，想尋求食物的慰藉再自然不過。大多數的人應該都曾像泰德那樣，消沉的癱坐在沙發上，面對著電視，手裡拿著巧克力棒、冰淇淋或洋芋片。不意外的，一項二〇一八年針對大學生憂鬱的研究顯示，有三三・三%的學生會吃炸物，四九%的學生會喝含糖飲料，而有五一・八%的學生一週會吃兩到七次甜食。研究也發現，女性比男性更容易在憂鬱時吃進不健康的食物。

當然，並非每個憂鬱的人都會吃垃圾食物，因為憂鬱對食慾的影響因人而異。對某些人來說，憂鬱會降低食慾。許多憂鬱者會不吃正餐，並做出很糟的飲食選擇，這也很合理，畢竟憂鬱症和血清素等調節情緒的神經傳導物質低落有關。這可能會使自我照護（例如準備健康的餐點）成為困難的挑戰。你唯一能想到的是：我想要好過一點，而糖果或洋芋片等垃圾食物是當下最方便的選擇，似乎也能幫你達成目的。

但事實是這樣的：垃圾食物沒有任何幫助。接下來你將會看到，**高糖分攝取可能會使憂鬱狀況惡化，同時也提升憂鬱症在往後人生復發的機會**。值得慶幸的是，有些食物確實可以

提振和改善心情。怎麼辦到的？有一部分是多虧腸道和腦部間迷人而複雜的關係。當我和患者討論憂鬱症和腸道時，通常會使用「藍色腸子」（blue bowel）這個說法，讓憂鬱症和腸道之間的嚴肅關係變得稍微輕鬆一點。

正如我們在第一章討論的，食物會改變腸道微生物群系中的菌種。你的飲食可能會導致腸道細菌的多元性降低，使壞菌數量超過好菌，對健康帶來一連串負面的影響。食物也可能影響這些細菌，透過迷走神經從腸道傳送到大腦的訊息：這些訊號可能使你憂鬱、乏力，或是振奮而充滿動力。

起初，是動物研究讓科學家開始認為，憂鬱症患者腸道的細菌分布和非憂鬱者不同。舉例來說，假如老鼠大腦的嗅覺中心被移除，就會出現類似憂鬱症的行為，這些改變會伴隨著腸道細菌的變化。換句話說，在老鼠身上引起憂鬱症，也會改變牠們的腸道活動和細菌。

在人類身上的實驗似乎也證實這項假說。二〇一九年，心理學家史蒂芬妮・張

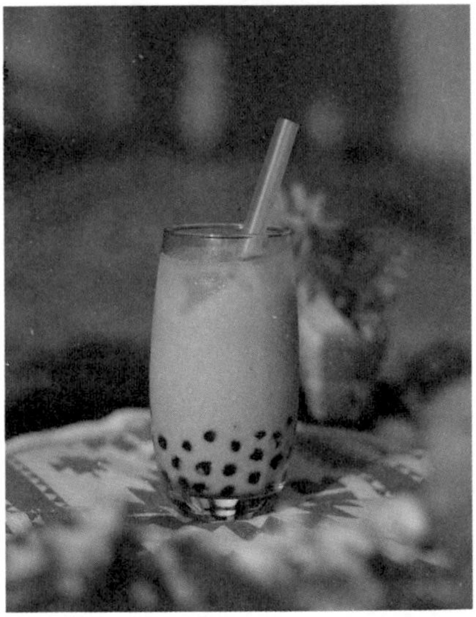

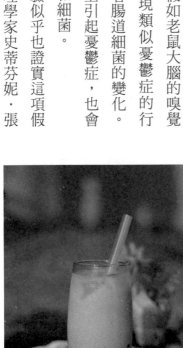

▲ 一項針對大學生憂鬱的研究顯示，有 49% 的學生會喝含糖飲料。

（Stephanie Cheung）和團隊統計六項針對憂鬱症患者腸道健康的研究。他們發現，嚴重憂鬱症患者腸道的微生物群系中，至少有五十種細菌和控制組合和非憂鬱症患者不同。近期研究也顯示，憂鬱症患者體內缺乏和較高生活品質相關的指標菌種，卻有較大量會造成發炎的細菌。這告訴我們，發炎和憂鬱症關係密切。

從日常飲食攝取益生菌，心情變開朗

假如你罹患腸道引起的憂鬱症，該如何改變腸道的微生物菌群，恢復健康的心理狀態呢？關鍵在於**提升飲食中的益生菌和益菌生**。

益生菌是活著的細菌，食用後可以帶來健康的益處。富含益生菌的食物含有能幫助身體和大腦的益菌。二〇一七年，美國維吉尼亞大學（University of Virginia）醫學院的動物實驗指出，優酪乳中常見的乳酸菌可以消除實驗室老鼠的憂鬱症。這種細菌通常會出現在益生菌保健品的成分之中。而最近的研究指出，在人類身上也有類似的發現。

益菌生本質上就是益菌的食物，是我們人類無法消化、但腸道中的益菌可以消化的一種纖維。若希望益生菌發揮效益，最好在腸道中提供它們可以消化的益菌生食物。益生菌會分解益菌生，形成短鏈的脂肪酸，減輕腸道發炎、阻礙癌細胞生長，並促進健康的細胞生長。

二〇一〇年，麥克．梅索迪（Michael Messaoudi）和團隊針對五十五名健康的男女進行研究，隨機分配他們在三十天中服用益生菌配方或安慰劑。在實驗前後，受試者都要填寫心情方面的問卷，並提供尿液樣本來檢查身體主要的壓力──荷爾蒙皮質醇的濃度。和安慰劑組相比，益生菌組回報較少的憂鬱症狀況，尿液中的皮質醇濃度較低，代表他們的大腦憂鬱和壓力的程度都較輕微。

為什麼會這樣？因為腸道中特定的細菌能提升大腦 γ －氨基丁酸等化學物質的濃度，加速憂鬱和其他心理狀況的緩解。

坊間雖然有許多益生菌的補充品，但最好還是透過飲食來提升益菌的數量。含有活性菌的優酪乳是益生菌最好的來源，但記得避免含糖量過高的水果調味優酪乳。其他富含益生菌的食物包含天貝（tempeh，又稱丹貝，一種源於印尼爪哇的發酵食品）、味噌、納豆、德式酸菜、克菲爾、韓國泡菜、康普茶（kombucha，一種發酵的茶飲）、白脫牛奶（buttermilk，酪漿），以及切達、莫扎瑞拉、高達等種類的起司。富含益菌生的食物則包含豆科植物、燕麥、香蕉、莓果、大蒜、洋蔥、蒲公英嫩葉、蘆筍、耶路撒冷朝鮮薊（Jerusalem artichoke，菊芋）和芹菜。

我的病人蘿莎的故事恰好可以說明益生菌的力量。蘿莎在《華爾街日報》（*The Wall Street Journal*）一篇益生菌的文章中，看到我對於營養精神醫學的研究，於是請她的胸腔科醫生把她轉介給我。

她有嚴重的氣喘，曾因細菌、病毒和真菌所造成的嚴重胸腔感染而數次住院，她的醫生沒辦法控制感染的狀況。她接受過多種抗生素和其他藥物治療，而她認為這擾亂了她的腸道微生物群系。

雖然蘿莎罹患的並不是什麼不治之症，卻陷入脆弱而情緒枯竭的心理狀態，覺得人生似乎沒有活著的意義。她喪失食慾、體重減輕，在治療時對醫院的餐點食不下嚥。由於肺部感染的藥物很可能已經破壞她的微生物群系，我和她討論在日常飲食中，加入富含益生菌和益菌生的食物，以及大量的新鮮水果和蔬菜。

她把早餐的巧克力可頌換成原味的希臘優格，上面放上莓果、肉桂和一滴蜂蜜。她參考我的食譜，用克菲爾製作如鮮奶油般濃稠的沙拉醬，再用豆子、蒲公英嫩葉和蘿蔔做成健康的綠色沙拉當午餐。她在所有的蔬菜配菜中都加上洋蔥和大蒜，並在湯裡加入芹菜。她開始喝康普茶，用我的食譜做出味噌番薯搭配烤鮭魚。事實上，她很喜歡我的味噌醬，甚至也拿來搭配青菜（她的最愛是烤蘆筍），因此又多了一種益生菌食物。

雖然治癒微生物群系需要時間，但在調整飲食的兩、三個星期後，她開始覺得心情更明朗，不再那麼容易疲憊和恍惚。令人開心的是，她現在的身體很健康，吃得也很健康，在這一年中都沒有因為感染而住院。更重要的是，她不再憂鬱，漸漸恢復自己原本的模樣。

想解除憂鬱，別碰這些食物

食物影響心情的方法還很多。二〇一九年，海瑟．法蘭斯（Heather M. Francis）和團隊的研究證實，不良的飲食和憂鬱症有關。無論你想擺脫當下經歷的憂鬱症狀，或是避免憂鬱症狀纏身，請把下列的食物留在商店的架上吧：

一、糖

雖然科學文獻支持長久以來的想法，也就是心情低落可能導致糖分成癮，但相反的觀點也成立：你吃的糖越多，就越可能感到憂鬱。二〇〇二年，亞瑟．衛斯多佛（Arthur Westover）和羅倫．馬朗吉爾（Lauren Marangell）發現，嗜糖者和憂鬱症患者之間有深遠的關聯。統計上來說，完美的關聯性是「一」，但研究者從未達到這個標準，因為總有例外。然而，在這項研究中，吃糖和罹患憂鬱症的相關係數是〇．九五，離「一」夠近了。這樣的數據在六個不同的國家，研究出來的結果都是如此！

二〇一九年的一項研究，彙整過去十項觀察性研究，其中參與者為三萬七千一百三十一名憂鬱症患者。分析的結果顯示，飲用含糖飲料會提高罹患憂鬱症的風險。

假如他們一天只喝一罐三百五十毫升的汽水（大約含有四十五公克的糖），會將憂鬱的風險提升五％。但假如他們一天喝兩罐半（大約含有九十八公克的糖），風險就會升高到二五％。換句話說，攝取的糖越多，憂鬱症的風險就越高。當你喝飲料時，要注意其中的含糖量。

為什麼糖會導致憂鬱呢？為了生存和運作，大腦仰賴我們吃的食物來提供葡萄糖。**在二十四小時內，大腦只需要六十二公克的葡萄糖就能運作**，這對於擁有至少一千億個細胞的器官來說，簡直有效率得不可思議。你可以輕易從健康的原型食物達到這樣的標準。不健康的加工食品（例如烘焙食品和麵包）充滿過多的精緻糖類，通常是高果糖玉米糖漿，食用後會帶給大腦過多的葡萄糖。這樣的「糖潮」可能導致腦部發炎，引發憂鬱。

研究也顯示，老鼠血液中的葡萄糖濃度越高，腦源性神經營養因子濃度就越低。腦源性神經營養因子可以在大腦、腸道和其他組織發現，對於大腦的成長和發展至關緊要，同時能幫助大腦調適壓力。研究顯示，女性憂鬱症患者的腦源性神經營養因子濃度較低，也就不太令人意外。腦源性神經營養因子也能改善抗憂鬱藥物的效果，代表其在憂鬱症的預防中扮演重要的角色。

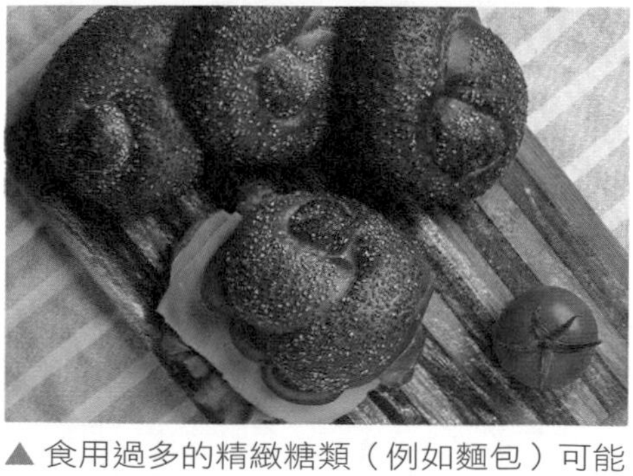
▲ 食用過多的精緻糖類（例如麵包）可能導致腦部發炎，引發憂鬱。

二、高升糖負荷的碳水化合物

雖然高碳水化合物的食物（例如麵包、義大利麵和其他精緻澱粉製品）嘗起來不甜，但身體處理它們的方式和糖分相似。這意味著它們也可能提高憂鬱症的風險。先別驚慌，我不是要你將碳水化合物完全排除在飲食之外！重要的是你吃下的碳水化合物品質如何。

二〇一八年時，研究者想要了解是否有哪一種碳水化合物與憂鬱症有關。他們對一萬五千五百四十六位受試者，進行稱為碳水化合物品質指數的問卷。「較高品質」碳水化合物的定義是全麥、高纖及低升糖指數（ＧＩ）的食物。升糖指數衡量的是食物在消化分解時，轉化為葡萄糖的速度。食物越快轉化為葡萄糖，升糖指數就越高。

所有的受試者中，有七百六十九人被判定為憂鬱。研究者發現，和食用高升糖指數食物的人相比，碳水化合物品質指數問卷分數高的人（代表他們食用較高品質的碳水化合物），罹患憂鬱症的風險低了三〇％。換句話說，高升糖指數似乎是憂鬱症的風險因子之一。

高升糖指數的碳水化合物包含馬鈴薯、白麵包和米飯；中升糖指數的食物則有蜂蜜、柳橙汁和全麥麵包；低升糖指數的食物則有綠色蔬菜、大部分的水果、生紅蘿蔔、腰豆、鷹嘴豆和小扁豆。

為了降低憂鬱症的風險，最好調整飲食來避免高升糖指數的食物，選擇中或低升糖指數的食物，並多攝取全穀和纖維，例如糙米、藜麥、條狀燕麥片（steel-cut oats）、奇亞籽和藍莓。

然而，還是得提醒你，不要過度執著於中、低升糖指數的食物。無論升糖指數如何，**大量的碳水化合物都會為身體帶來升糖負荷**（食物攝入後將如何升高人的血糖水平）。原理很簡單，某種食物的升糖負荷指的就是在食用後，會讓血糖提升程度的估計值。研究顯示，較高的升糖負荷也可能提升憂鬱症的風險。

重點呢？若想避免或改善憂鬱症狀，雖然不需要將碳水化合物完全排除，卻必須確保自己選擇的是適當的碳水化合物，並攝取合理的分量。我在附錄A提供低、中、高升糖負荷食物的表格，希望對你有幫助。

三、人工甘味劑，特別是阿斯巴甜

糖精（纖而樂〔Sweet'N Low〕）、阿斯巴甜（NutraSweet）、三氯蔗糖（Splenda）和甜菊糖（Truvia）只是現今食品工業所使用的人工甘味劑中，比較受歡迎的幾個品項。其他稍微沒有名氣的化合物則包含赤蘚醇（Erythritol）、乳糖醇（Lactitol）、麥芽糖醇（maltitol）、山梨糖醇（Sorbitol）和木糖醇（xylitol）。這些糖的替代品在食物中越來越常見，標榜的是健康和幫助降低卡路里。

這聽起來不太妙，因為科學證實，許多人工甘味劑都和憂鬱症有關：一項研究顯示，食用人工甘味劑的人（通常是透過健怡飲品）和不喝飲料的人相比，憂鬱程度更高。更糟的是，許多研究證實，人工甘味劑對腦部來說可能具有毒性，會改變大腦中調控情緒的神經傳導物質的濃度。

阿斯巴甜是許多受歡迎健怡飲品添加的甘味劑（包含健怡可樂），被證實造成的傷害特別嚴重。二〇一七年，一項阿斯巴甜相關研究的回顧發現，阿斯巴甜會提升腦部的一些化學物質，阻礙讓我們感到快樂的神經傳導物質，例如多巴胺、去甲腎上腺素和血清素的合成和分泌。

此外，阿斯巴甜會造成氧化作用，使腦部自由基增加，造成危害。在這本書裡，我們會多次探討氧化作用的傷害。氧化作用是一種化學反應，會釋放稱為活性氧類的粒子，包含自由基這種不穩定的分子，可能會在細胞中引起混亂。在中低濃度的情況下，活性氧類對於大腦來說很重要，會幫助維持腦內的化學平衡。然而，濃度較高時，抗氧化劑（對抗自由基）和自由基的失衡，會觸發稱為氧化壓力的情況，造成細胞死亡，甚至是腦部傷害，可能使腦部更容易出現憂鬱症狀。

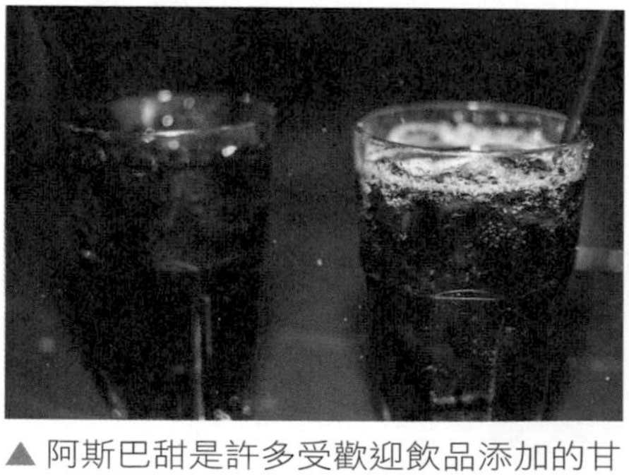

▲ 阿斯巴甜是許多受歡迎飲品添加的甘味劑（包含可樂）。

不是所有的人工甘味劑都會傷害我們。然而，有越來越多證據顯示，除了阿斯巴甜以外的人工甘味劑（例如三氯蔗糖）也可能引發憂鬱或使症狀惡化。二〇一八年的一項研究顯示，三氯蔗糖能顯著改變老鼠腸道的細菌，使特定類型的細菌數量增加，而其他研究則顯示，這類細菌在憂鬱症患者體內也會增加。三氯蔗糖也會促進骨髓過氧化酶活動。骨髓過氧化酶是一種發炎指標，研究顯示，有憂鬱症病史的雙胞胎，骨髓過氧化酶的濃度，比非患者高了三二％。

假如你罹患憂鬱症，我會建議你避免食用人工甘味劑。既然你連糖也該避免，戒掉甜食癮得花上一些時間，但換得的益處絕對值得。

四、炸物

天婦羅、炸餃子、印度咖哩餃、炸魚薯條、炸雞、炸牛排……你開始流口水了嗎？我懂。我常到位於日本的鱈魚岬，每年夏天，空氣中炸醃菜和薯條的氣味就會布滿我的鼻子，讓我無法抗拒。即便知道相關的健康風險，我仍無法想像不吃炸物會是什麼樣子。食物的滋味對於我的生活品質很重要！然而，在面對憂鬱症，減少油炸食物的攝取是有幫助的。

一項日本的研究，調查七百一十五名工廠的工人，測量他們的憂鬱程度和韌性，也記錄他們攝取的油炸食物分量。不意外的，研究團隊發現，攝取較多炸物的參與者比較有可能在人生中出現憂鬱症狀。

就像關於糖類攝取的研究，這樣的發現或許有些違反我們的直覺。我的意思是，你曾因為吃薯條覺得憂鬱嗎？從來沒有，對吧？至少吃的當下不可能有。但我敢打賭，在你上次享受油炸食物的幾個小時後，你一定感覺很糟，覺得自己吃太多。我們通常以為這樣的低落，單純是吃太多的罪惡感，但一段時間後，可能會造成更嚴重的憂鬱。

假如你從每天吃炸物，改成每個星期吃一次；假如習慣每個星期都吃，就試著改成每個月吃一次。假如你不吃炸物，那麼你已經走在通往快樂的路上！

五、不好的脂肪

炸物就像心情殺手，因為油炸時用的油脂通常不是好油。近年來，關於脂肪的論點已經從「所有的脂肪都不健康」，轉變為更清楚區分會造成心血管疾病的「壞脂肪」（例如人造奶油、酥油和氫化油）以及幫助預防疾病的「好脂肪」（例如酪梨、杏仁和橄欖油）。

二〇一一年，雅姆迪那．桑切斯－維拉格思（Almudena Sánchez-Villegas）和她的團隊進行研究，想知道脂肪和憂鬱症之間是否有關。他們找來了一萬兩千零五十九名沒有憂鬱症的西班牙大學畢業生，請他們填寫共一百三十六題關於食物的問卷，計算他們對特定食用油的攝取量（橄欖油、種子油、奶油和人造奶油），進而判斷他們對於不同種類油脂的攝取：

飽和脂肪酸、多元不飽和脂肪酸（簡稱PUFA）、反式脂肪酸，以及單元不飽和脂肪酸（簡稱MUFA）。

在接下來的追蹤裡，參與者被要求回報任何憂鬱的症狀。大約六年過後，有六百五十七人被診斷出憂鬱。研究者發現，參與者飲食中反式脂肪酸的含量越高，出現憂鬱症的機率就越高。相反的，多元不飽和脂肪酸和單元不飽和脂肪酸攝取得越多，憂鬱的狀況就越輕微。以食用油的種類來說，該研究認為主要由單元不飽和脂肪酸構成的橄欖油，能顯著降低憂鬱症的風險。

為了預防或降低憂鬱症的風險，請避免所有反式脂肪。雖然美國的食品藥物管理局在二〇一八年禁止食物添加反式脂肪，但食品製造商有一段轉型期來做調整，因此還是有些市售食品含有反式脂肪，包括微波的爆米花、冷凍披薩、冷藏的餅乾麵糰、速食、蔬菜酥油，以及一些人造奶油。

飲食中的脂肪應當以單元不飽和脂肪酸為主。除了橄欖油外，單元不飽和脂肪酸也出現在堅果（杏仁、核桃）和堅果奶油（杏仁和開心果奶油），以及酪梨。

雖然多元不飽和脂肪酸比反式脂肪好，但並不是所有的多元不飽和脂肪酸都是防範憂鬱的好選擇。舉例來說，飲食中適量的玉米油、葵花籽油和紅花油或許還能接受，但過量就可能造成 Omega-3 和 Omega-6 脂肪酸的失衡，可能會影響情緒的調節，導致憂鬱症（後面會深入討論這點）。

六、添加硝酸鹽

硝酸鹽通常用於食品的保存防腐，也能讓熟食、培根、火腿和香腸等食物的顏色更鮮明。然而，硝酸鹽卻可能與憂鬱症有關。一項近期的研究顯示，硝酸鹽可以改變腸道的細菌，提高躁鬱症的風險。假如你真的沒有火腿或香腸就活不下去，那麼就找含有蕎麥粉這種填充物的食物吧。蕎麥粉中包含重要的抗氧化劑，能中和這類加工肉品對健康的部分負面影響。

帶來好心情的超級食物

現在，你已經知道飲食中常見的憂鬱症元凶，也就是會讓你感到罪惡、沒有食慾、失眠、難以專心、體力不足、對事物失去興趣的食物。如果想趕走憂鬱、一勞永逸，你應該吃以下這些食物：

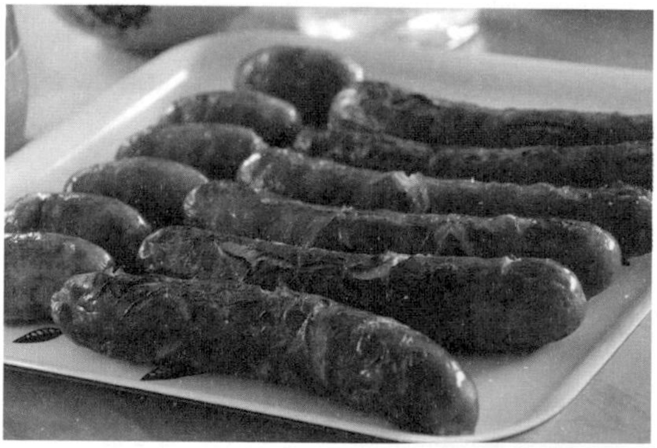

▲ 硝酸鹽能讓熟食、培根、火腿和香腸等食物的顏色更鮮明，卻可能提高憂鬱症的風險。

一、富含 Omega-3 脂肪酸的食物

我們在這個章節已經討論過好脂肪和憂鬱症的關係，但我特別關注 Omega-3 脂肪酸的重要性。Omega-3 對於心理健康至關緊要，在這本書裡會不斷看到它的益處。

Omega-3 對於身體的新陳代謝很重要，是細胞膜的一部分，也會輔助荷爾蒙的分泌，藉以調節凝血、動脈壁的收縮和舒張，以及發炎反應。然而，**我們無法自主生成 Omega-3，因此必須從飲食中獲得**，這就是為什麼我們稱之為必需脂肪酸。

Omega-3 脂肪酸的三種主要類型是次亞麻油酸、二十碳五烯酸（EPA）和二十二碳六烯酸（DHA）。這三種脂肪酸對身體來說都很重要，特別是在細胞膜中負責許多功能。二十碳五烯酸和二十二碳六烯酸，在情緒疾病中扮演重要角色，因此我們應該確保自己攝取充足的分量。

雖然對於 Omega-3 對抗憂鬱症的重要性尚有一些爭議，但大部分的研究都認為其有助益，其中一項是二〇一六年的整合分析，針對十三項隨機對照試

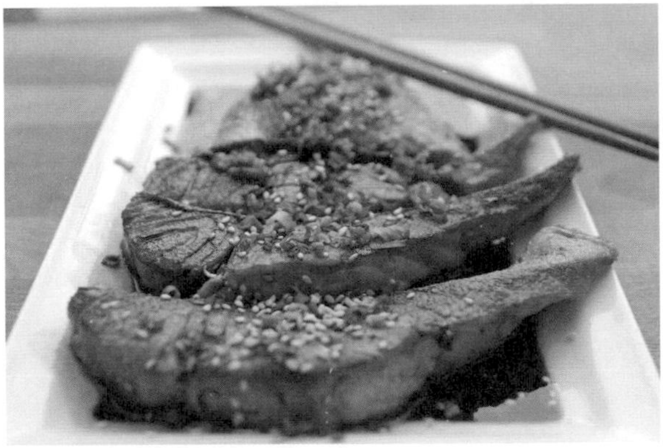

▲ 脂肪高的魚類，是 Omega-3 的最佳來源。

驗，共一千兩百三十三名嚴重的憂鬱症患者所做的研究。結果發現，Omega-3 對於重度憂鬱症患者來說，整體的效果是有益的，特別是攝取較高二十碳五烯酸和服用抗憂鬱藥物者。

Omega-3 能降低發炎、提升腦部健康，並保護神經不過度發炎。關鍵在於維持 Omega-3 和 Omega-6 的平衡。這兩種脂肪酸來自不同的食物。在典型的西方飲食中，Omega-6 相當常見，而 Omega-3 較為罕見，因此讓兩者的比例大約維持十五比一。然而，理想的比例應該是四比一．二七。這意味著多數的美國人都應該減少 Omega-6 的攝取，並吃更多的 Omega-3。

事實上，研究顯示，食用富含 Omega-6 食物的人，罹患憂鬱症的風險是食用較多 Omega-3 者的四倍以上。這代表如果吃下富含 Omega-6 的食物，例如全脂起司、高脂肪紅肉、玉米油和棕梠油，就可能提高憂鬱症的機率。相反的，富含 Omega-3 的食物，例如高脂肪的魚類、核桃、蔬菜油和深色葉菜類，就可能防止憂鬱症發生。

二十碳五烯酸和二十二碳六烯酸這兩種 Omega-3 最好的來源是魚類，特別是寒冷水域中高脂肪的魚類，例如鮭魚、鯖魚、鮪魚、鯡魚和沙丁魚。鱸魚、非洲鯽、鱈魚和貝類等脂肪較少的魚類雖然 Omega-3 含量不高，但也算充足了。人工飼育的魚類通常比野生的含有更多二十碳五烯酸和二十二碳六烯酸，但會因為餵食的內容而有差異。這是因為魚類本身不會生成 Omega-3，這種脂肪酸實際上會在微藻類中發現。當魚類吃下以微藻類為食的植物性浮游生物，就會在身體組織中累積 Omega-3。

其他食物也含有 Omega-3，但是**脂肪高的魚類**還是最好的來源。比起高級牛肉，草飼牛的 Omega-3 含量更高。次亞麻油酸的植物來源包含毛豆、核桃和奇亞籽，市面上也有越來越多強化補充 Omega-3 的食品，特別是雞蛋、牛奶和優格。

你也可以在煮菜時使用特定的食用油，來改善 Omega-6 和 Omega-3 的比例。舉例來說，與其使用 Omega-6 含量極高的植物油，不如使用芥花油。芥花油雖然算不上是完美的 Omega-3 來源，但其中 Omega-6 和 Omega-3 的比例大約是二比一，所以會是類似油品中比較健康的選項。

二、富含健康維他命的食物

許多微生素都是預防和緩解憂鬱症的關鍵，而最重要的是葉酸（B_9）和 B_{12}。這兩者在體內的功能密不可分：維他命 B_{12} 的缺乏會導致葉酸缺乏，最終使腦細胞缺損，而缺損主要會發生在海馬迴。憂鬱症相關的腦細胞缺損又稱為「海馬迴萎縮」。海馬迴是腦部的重要構造，在學習和記憶中扮演重要角色，因此憂鬱症患者通常沒有能力學習新的壓力應對方式。

缺乏葉酸的患者最容易出現憂鬱症狀。研究顯示，一個人的葉酸濃度越高，憂鬱的程度就越低。除了影響海馬迴外，葉酸也可能影響血清素的合成，而憂鬱症患者的血清素濃度通常較低。因此，**適時補充維生素B12和葉酸才能避免或治療憂鬱症**。多吃充足的葉菜類、柑橘科水果、香蕉、酪梨、十字花科蔬菜、蘆筍、堅果、種子、魚類和貝類吧。

維生素B_1（硫胺）和B_6（吡哆醇）同樣也是避免和緩解憂鬱症的關鍵，可以幫助大腦產生調控心情的神經傳導物質。這些維生素在上一段提到的食物中都含量豐富，而在黃豆和全穀類中也是。

維生素A會鞏固大腦的許多功能，例如神經的生長和調適。和維生素B_{12}一樣，缺乏維生素A會造成腦部特定區域萎縮，擾亂腦部對於壓力的反應。一項二〇一六年的研究發現，維生素A可以顯著改善多發性硬化症患者疲憊和憂鬱的情況。然而，視黃醇（維生素A的代謝物質）過量，和憂鬱症及自殺有關。不過，如果要造成這樣的負面影響，需要的維生素A分量會遠超過健康多元飲食所能提供的，所以放心吃富含維生素A的食物吧，例如番薯、紅蘿蔔、菠菜和米豆。

維生素C對於大腦的正常運作很重要，因為維生素C的功能是調節神經傳導物質的合成。許多研究指出，維生素C

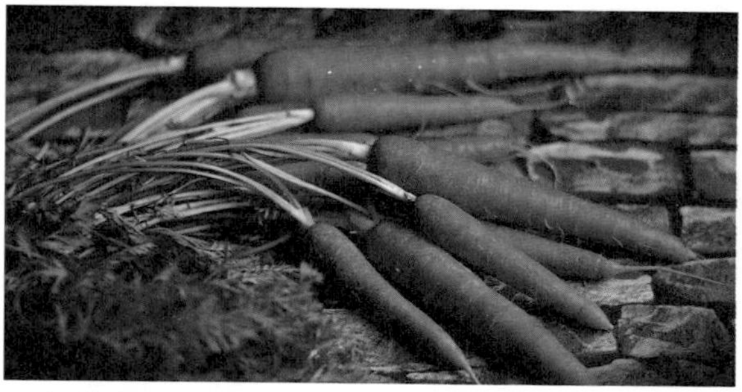
▲ 紅蘿蔔富含維生素 A，可以增加腦部對於壓力的反應能力。

的缺乏，和憂鬱症有關。可以從柑橘類水果、哈密瓜、草莓，以及花椰菜、白花椰菜和球芽甘藍等十字花科的蔬菜類中得到維生素C。

我們會不斷討論維生素，因此，如果你需要複習一下不同維生素對於大腦的功能，以及食物中含有的維生素，可以參考附錄B。

三、富含鐵質及其他有益礦物質的食物

鐵質在腦部會形成神經元的保護層，幫助控制情緒相關化學物質的合成及流通。事實上，在基底核中就可以發現高濃度的鐵質。基底核是腦部與憂鬱症關係緊密的區域。許多臨床研究顯示，鐵質濃度低與憂鬱症相關。食物中良好的鐵質來源包含貝類、紅肉的瘦肉、適量的內臟、葉菜類、南瓜子、花椰菜和黑巧克力（但任何甜食都該適量）。

鎂對於大腦的正常運作也很重要。第一篇用鎂來治療激動型憂鬱症的研究在一九二一年出版，在兩百五十名患者中成功治療兩百二十人。後來，無數的研究都顯示，憂鬱症和鎂的缺乏相關。許多個案研究用一百二十五到三百毫克的鎂來治療患者，患者都能快速從重度憂鬱症痊癒，通常會在一個星期內見效。如何從飲食中得到足夠的鎂？你可以吃更多酪梨、堅果、種子、葉菜、全穀類，以及富含油脂的魚類（例如鮭魚和鯖魚）。

至於鉀的部分，目前我們知道的還不夠清楚，但有些研究顯示，鉀離子濃度較高可以改

善心情。番薯、香蕉、蘑菇、柳丁、豆類和小黃瓜都富含鉀。

大部分的證據都顯示，鋅缺乏和憂鬱症風險呈現正相關，而鋅補充品可以降低憂鬱症狀。一份關於十七項研究的整合分析發現，和控制組相比，憂鬱症受試者血液中鋅離子的濃度較低。鋅能降低大腦的發炎狀況，這就是為什麼有可能對憂鬱症有幫助。海鮮（特別是煮熟的牡蠣）、牛肉的瘦肉和家禽類都富含鋅，豆類、堅果類和全穀類的鋅含量則較低。

最後，一些研究也顯示，富含硒的飲食會顯著改善心情。在巴西堅果中，這種營養素的含量很高。

假如你需要快速查閱哪些食物含有哪些礦物質，可以參考附錄B。

四、調味料、香料及香草

該用什麼來為營養豐富的烤魚或炒蔬菜調味呢？接下來要介紹的香料和調味料能幫助對抗憂鬱症，請搭配前面分享的抗憂鬱食物一起使用，達到雙倍提振精神的效果。

一般來說，香料其中一項重要的益處就是抗氧化的效果，換句話說，香料能幫助大腦對抗造成傷害的自由基，因此能避免造成組織損傷的氧化壓力。衡量香料抗氧化能力的標準稱為氧自由基吸收能力（Oxygen Radical Absorbance Capacity，簡稱ＯＲＡＣ），我在附錄Ｃ放上氧自由基吸收能力的表格，說明哪些香料的抗氧化能力最強。在烹飪時，請盡量使用這些香料。

五、番紅花

二〇一三年，一份對於先前五項隨機控制試驗的整合分析，探討番紅花補充品對於重度憂鬱症受試者症狀的影響。在所有的試驗中，研究者發現，和服用安慰劑的控制組相比，番紅花補充品能顯著降低憂鬱症症狀。二〇一七年的研究顯示，**十五毫克的番紅花對降低憂鬱症狀的效果，竟等於二十毫克的百憂解！**

顯然，十九世紀的香草學家克里斯多福．卡頓（Christopher Catton）很清楚番紅花的神奇力量。他曾說：「番紅花能提振精神，其中的力量進入心裡時，就會激發笑聲和喜悅。」雖然確切的機制還是個謎，但番紅花在動物身上能提升振奮心情的神經傳導物質，例如麩胺酸鹽和多巴胺。

一磅（約四百五十三公克）的番紅花比一磅的黃金更昂貴，而番紅花的風味會蓋過其他食物，因此，稍微灑一些就好，不要大把的加下去。可以浸泡一些番紅花，加到蔬菜或米飯的料理，製作成番紅花燉飯或印度香飯等料理。你也可以找番紅花補充品或萃取精華，不過就像所有的飲食補充品，食用前請先與醫生討論。

六、薑黃

一份二〇一七年的整合分析，評估四項臨床試驗，想了解薑黃中的活性物質薑黃素對於憂鬱症的影響。他們發現，和服用安慰劑的試驗組相比，薑黃對於減輕憂鬱症狀有顯著的效果。為什麼能有如此深遠的影響力？簡單來說，**薑黃能調整大腦的化學反應，並保護腦細胞不因為毒素傷害而造成憂鬱症**。

有效的劑量是每天五百到一千毫克。你或許會查到一茶匙的薑黃含有大約兩百毫克的薑黃素，但這個數字不完全正確。由於薑黃素的重量大約是薑黃的二％，一大匙（或三茶匙）的薑黃重量為六．八公克，大約有一百三十六毫克的薑黃素。

對任何菜餚來說，加超過一茶匙的薑黃可能就過頭了，因此，可以考慮每天做幾道加進一、兩茶匙薑黃的料理：在湯或燉菜裡加些薑黃的風味，甚至加到果昔裡；用薑黃泡熱茶，或是加一小撮到沙拉醬裡。要注意的是，胡椒中的胡椒鹼能提升二十倍的薑黃素吸收和生物利用程度，因此使用薑黃時，也別忘記加一些新鮮現磨的胡椒。

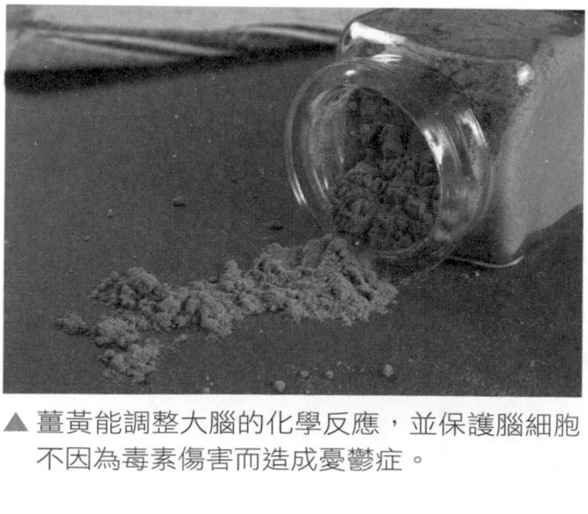

▲ 薑黃能調整大腦的化學反應，並保護腦細胞不因為毒素傷害而造成憂鬱症。

七、牛至

研究發現，牛至（奧勒岡葉）中的活性成分香芹酚在老鼠身上有對抗憂鬱的效果。其他研究也證實香芹酚在動物身上有保護神經和對抗憂鬱的效果。然而，目前仍沒有針對人類的研究。即便如此，我相信香芹酚能保護腦部組織。許多美食都使用牛至調味，牛至也是我最喜歡的希臘沾醬中的主要成分，用來醃漬橄欖、菲達乳酪以及美味的烤蔬菜。

在第三章討論焦慮時，我會再仔細討論薰衣草、西番蓮和洋甘菊，現在只要知道這些香草對於憂鬱症也有幫助就夠了。它們都很適合拿來泡茶。

我知道光是想像自己站在擁擠的超市走道，試著想起哪種食物擁有怎樣的營養價值，就讓人覺得身心俱疲。要知道自己對抗憂鬱時該吃什麼、不該吃什麼，比較簡單的方式，是遵循一套會使你自然轉向有益腦部健康的食物，並避開對情緒造成負擔者的飲食方式。算你好運，這樣的飲食方式已經存在了！

什麼是地中海飲食？

雖然地中海飲食（按：源自於環地中海地區及國家的傳統飲食型態）形成時，並沒有特別考量心理健康，卻融入上述所有對抗憂鬱症的食物，比例也很恰當，能幫助你達到維持大腦最佳功能和情緒調控的營養均衡。當然，地中海食物對健康的益處不只如此。

生理學家安瑟爾・凱斯（Ancel Keys）和法蘭西斯柯・格蘭德・克維恩（Francisco Grande Covián），首先在一九五七年描述地中海飲食對健康的影響，之後也有許多更進一步的研究。原始的地中海飲食每天應該包含的食物如下：

- 三到九份的蔬菜。
- 一又二分之一至兩份的水果。
- 一至十三份穀類（麵包和其他穀類，最好是全麥）。
- 最多八份橄欖油。

雖然這些分量看起來很大（特別是穀類，現代營養學可不會建議每天攝取十三份穀類），大約是每天兩千兩百大卡，有二七%的脂質（一八%是單元不飽和脂肪，九%是飽和脂肪），以及三十三公克的纖維。

我不會建議患者嚴格遵守傳統地中海飲食的分量，而是希望他們能依循地中海飲食模式（Mediterranean eating pattern，簡稱ＭＥＰ），如此便能達到同樣預防憂鬱風險的效果。我有時會形容這是「地中海生活風格」，因為我的患者覺得「飲食」（英文 diet 也有「節食」

的意思）有時帶有負面意涵。「飲食」有時讓人想到「限制」，但**地中海飲食方式的重點是在生活中加入美味的食物，讓用餐的過程更享受**。此外，如果你不覺得自己被迫放棄食物，就可以避免節食注定會發生的反撲：復胖，以及暴飲暴食本來應該避開的食物。

地中海飲食以植物為主，富含當地、當季的蔬果和其他食物（例如豆類、堅果、全穀類），加工食品占的比例極低，甜食也很有限，只接受高品質的脂肪，而橄欖油是這類脂肪的主要來源。

地中海飲食的乳製品分量約低至適中，蛋白質主要來自海鮮，食用紅肉和雞蛋的頻率較低，分量也較少。用餐時會搭配低至適中分量的紅酒，調味時使用的是香草和香料，而不是鹽巴。

事實上，在調味方面有很大的彈性。我總是試著依照患者的文化和口味調整地中海飲食。舉例來說，我會建議用南亞地區的方式來烹煮鷹嘴豆，或是在鷹嘴豆泥中加入墨西哥牛至和墨西哥烤肉的香料。

值得一提的是，有些人認為地中海區域的飲食方式，無法配合世界其他地方調整，因為食物的準備方式和來源都不同。然而，我相信事實剛好相反，因為飲食的組成方式比起準備和風味重要多了。畢竟，地中海飲食對抗憂鬱的機制，主要來自對於蔬果和橄欖油的重視；前者含有大量抗氧化成分，能減輕氧化壓力，進而緩解神經傷害，後者也富含抗氧化成分及其他有益於腦部健康的化合物。

營養豐富的水果和蔬菜，以及高品質的橄欖油，如今都可以輕易在超市或網路上購買。當然，魚類、堅果和全穀類也可以在許多商店或農夫市集買到。

吃對食物，能吃飽又擺脫憂鬱

我的患者約瑟芬是地中海飲食的成功例子。她當時五十五歲，已婚，苦惱於體重和糖尿病控制的問題，甚至因此罹患憂鬱症。我們的第一次會面雖然是早上九點，她看起來卻精疲力竭，雙眼透露著憂傷和疲憊。她告訴我，她覺得自己糟透了，總是選擇不對的食物。

雖然她很努力，體重卻沒有減輕，也沒辦法控制血糖。當我問她最大的壓力來源時，她直接回答：試著吃正確的食物。她認為自己無法控制飲食，因而感到難受，甚至考慮開始服用抗憂鬱症藥物。

我請她記錄近幾天的飲食內容，發現許多飲食的警訊：她通常會吃早餐（玉米片和低脂牛乳），但她到上班地點時還是感到憂鬱和飢餓。她稍晚會再吃一片花生吐司，然後一整天都處於飢餓邊緣，從不覺得滿足或精力充沛。最重要的是，她上班時沒有準備任何午餐或點心，而是仰賴工作地點的販賣機和自助餐廳所提供的選項。

接下來幾次會面中，我們討論地中海飲食方式。我教她如何做出健康的沙拉午餐，放入營養豐富的綠色蔬菜（花椰菜、豌豆和紅椒），上面再加上富含蛋白質和脂質的烤鮭魚、鷹嘴豆、杏仁或酪梨。

此外，她也會加上奇亞籽，提供更多纖維和蛋白質，以及手工的油醋醬（新鮮檸檬汁、橄欖油、鹽巴和胡椒）。我還記得她開心的說：「我不知道可以吃得這麼飽。現在，我每天吃完午餐後都覺得精力充沛，下午也不會再找花生醬和餅乾。」

她開始做隔夜全穀燕麥當早餐，加上杏仁奶、肉桂和莓果。她會用玻璃罐分裝五天份的早餐，放在冰箱裡。每天早上，她會拿一瓶燕麥，帶到火車上吃。這可以節省不少時間，而正確的食物選擇也讓她覺得更健康。她的心情慢慢脫離憂鬱和無力。

第三次會面時，她減輕二．二公斤，糖尿病檢查的相關數值，也在多年來第一次降低。她很享受自己的三餐，不再覺得委屈。她注意到，如果一整天都吃得健康，晚上就不會特別想吃巧克力或冰淇淋。事實上，她晚上只會吃一小片黑巧克力和幾顆草莓，就感覺好極了。

總體來說，她的能量恢復了，丈夫和團隊也注意到這些變

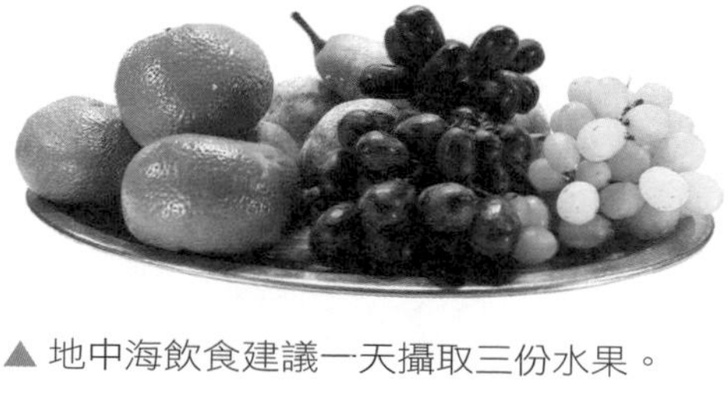

▲地中海飲食建議一天攝取三份水果。

化。她甚至有足夠的體力重新開始運動，並練習冥想課程中學到的正念方法。她之所以可以如此，是因為憂鬱和低落的心情被消除，彷彿憂鬱症不再壓在她的肩膀上。

研究怎麼說？

許多研究都證實地中海飲食能幫助對抗糖尿病、預防心臟疾病，並延長壽命。而文獻回顧也支持我的臨床發現，地中海飲食能幫助防範憂鬱症，並讓憂鬱的相關症狀緩和。

或許最有名的研究之一，是簡稱為SMILES的低落情緒狀態支持性生活方式調整研究。我的團隊，同時也是澳洲迪肯大學（Deakin University）食物與情緒中心主任的費里斯・傑卡（Felice Jacka），帶領團隊進行十二週的實驗，想知道刻意的飲食干預對中度至重度憂鬱症患者的效果，是否和輔助性治療相同。他們採用的飲食方式就是地中海式飲食，定名為「ModiMed Diet」。具體來說，他們專注於「提升飲食的品質，加強下列十二類關鍵食物的攝取」，推薦分量如下：

- 一天五到八份全穀類。
- 一天六份蔬菜。

- 一天三份水果。
- 一週三到四份豆類。
- 一天兩到三份低脂無糖的乳製品。
- 一天一份未烘烤的無鹽堅果類。
- 一週至少兩份魚類。
- 一週三到四份紅肉的瘦肉。
- 一週兩到三份雞肉。
- 一週最多六顆雞蛋。
- 每天三大匙橄欖油。
- 食物之外的葡萄酒類（紅酒為佳）：隨餐一天最多兩杯。
- 一週不超過三份：甜食、精緻麥片、炸物、速食、加工肉品、含糖飲料。

十二週過後，研究者發現，飲食干預組接近三分之一的受試者，憂鬱症狀都有改善，而控制組只有八％有改善。地中海飲食果然有效！

二〇一九年，一項曾追蹤一萬五千九百八十名成年受試者的研究顯示，他們在研究一開始或兩年內都沒有憂鬱症。研究者測量他們的飲食基準後，記錄接下來的一段時期內，他們採取地中海或其他類型的飲食，並加以比較。

實驗開始的十年後，有六百六十六位受試者出現憂鬱症。而密切遵循地中海飲食的受試者，出現憂鬱症狀的機率明顯降低許多。

要注意的是，關於地中海飲食的研究，大部分屬於觀察中的性質，意思是研究者只能推論。雅姆迪那．桑切斯－維拉格思和團隊的實驗，進一步證實地中海飲食對憂鬱症有益。

其他對抗憂鬱的飲食策略

研究顯示，還有其他傳統的飲食方式也是預防憂鬱症的有效策略，例如挪威式飲食（也稱為北歐飲食）。就像地中海飲食，北歐飲食重視植物性食物，而非肉類、動物性食物，以及來自海洋、湖泊與野外的食物。

北歐飲食和地中海飲食最大的差別，是北歐飲食以芥子油為主，而非橄欖油。二〇一三年，一份針對二十五項研究的統計研究，檢視飲食對憂鬱症的影響，發現北歐飲食和地中海飲食都和較輕的憂鬱程度有關，不過相關的證據有限。

有限的證據也顯示，傳統的日式飲食能降低憂鬱症風險。日式飲食的內容和挪威及地中海飲食相似，只是多加進一些醃漬和發酵食品，而這些食物都富含益生菌。

問診過後，我的患者泰德認真遵循個人化的飲食計畫，以地中海飲食為基礎。工作時的午餐，他會準備健康的葉菜類沙拉，放上烤鮭魚或雞胸肉。他不再吃販賣機的食物當點心，而是吃抹上杏仁奶油的新鮮蘋果片、核桃搭配黑巧克力、鷹嘴豆泥加上芹菜和小番茄，或是一顆柑橘加上葡萄。

他覺得好多了，因為帶著午餐去上班，他知道自己不會因為飢餓而有壓力，以至於選擇錯誤的食物。他甚至學會在旅行時也選擇健康的食物，不再吃機場的披薩和熱狗。

晚上回家時，他會享受烤鮭魚搭配羽衣甘藍青醬，以及營養豐富的美味蔬菜沙拉。因為白天時選擇飽足的食物，他不再渴望晚餐後的冰淇淋和餅乾。雖然他不確定自己是否減重成功，但他注意到自己的褲子更合身了。團隊都說他的身材變好，還問他是不是去上健身房。

更重要的是，他慢慢感受到飲食對心情的正向影響，自己覺得更開朗、更有活力，也成功不靠百憂解就治療情緒上的症狀。三年過後，他已經處於理想的體重，也不再憂鬱。

泰德的例子告訴我們該如何應用營養精神醫學的原則，訂定營養和生活方式的計畫，以自然的方式預防或緩解憂鬱症。

當然，憂鬱只是心理健康的面向之一，且通常會伴隨焦慮出現。在下一章，我們將探索如何透過健康美味的食物來克服焦慮。

憂鬱症備忘錄

地中海飲食是對抗憂鬱、保持腦部健康的良好守則。

該選擇的食物：

- 益生菌：活菌優格、天貝、味噌、納豆、德式酸菜、克菲爾優格、韓式泡菜、康普茶、酪漿，以及起司。
- 益菌生：豆類、燕麥、香蕉、莓果、大蒜、洋蔥、蒲公英嫩葉、蘆筍、菊芋和大蔥。
- 低升糖指數碳水化合物：糙米、藜麥、鋼切燕麥，以及奇亞籽。
- 中升糖指數食物（適中分量）：蜂蜜、柳橙汁和全麥麵包。
- 健康油脂：單元不飽和脂肪酸，例如橄欖油、堅果、堅果醬和酪梨。
- Omega-3 脂肪酸：魚類（富含油脂者為佳），例如鮭魚、鯖魚、鮪魚、鯡魚，以及沙丁魚。
- 維生素B_9、B_{12}、B_1、B_6、A和C。
- 礦物質和微量營養素：鐵、鎂、鉀、鋅、硒。
- 香料：番紅花和薑黃。

- 香草：牛至、薰衣草、西番蓮和洋甘菊。

該避免的食物：

- 糖：烘焙食品、糖果、汽水，或是任何添加糖或高果糖玉米糖漿的食物。
- 高升糖指數碳水化合物：白麵包、米飯、馬鈴薯、義大利麵，以及精緻澱粉製品。
- 人工甘味劑：阿斯巴甜的傷害性最大，但糖精、三氯蔗糖和甜葉菊也應當酌量食用。
- 炸物：薯條、炸雞、炸海鮮類，或是任何油炸食品。
- 不好的脂肪：應該完全避免反式脂肪，例如人造奶油、酥油和氫化油。Omega-6 脂肪酸應該酌量攝取，例如蔬菜油、玉米油、葵花油和紅花油。
- 硝酸鹽：用於培根、火腿、香腸等加工肉品的添加物。

食譜　遠離憂鬱症的菜單

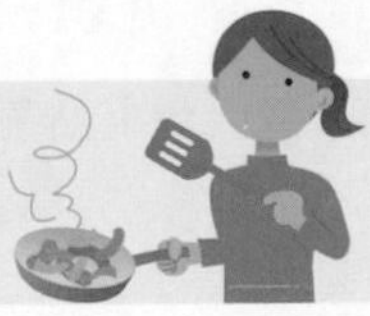

⊙ 早餐：綠豆芽拌豆腐

（蔬食／素食／無麩質／無乳製品）

綠豆芽是飲食中增加維生素 B_{12} 和葉酸的好方法。大蒜、洋蔥和蘆筍都富含益菌生。薑黃有薑黃素的好處，並且能為豆腐染上鮮明的黃色，看起來就像炒蛋一樣。柑橘則能提供維生素 C。

分量：4 人份　準備時間：10 分鐘　烹飪時間：10 分鐘

材料： 有機嫩豆腐一塊（約 450 公克）、1 大匙芥花油、¼ 的中型洋蔥切塊、½ 瓣的大蒜剁碎、2 株蘆筍，清洗、剝皮，每段切成 3 公分、1 茶匙薑黃粉、½ 茶匙的猶太鹽、¼ 茶匙黑胡椒、1 袋（約 340 公克）綠豆芽、½ 顆檸檬榨汁。

做法：

❶ 豆腐大略切塊，用食物處理機的間歇模式處理（使用間歇模式才不會把豆腐打成液體）。

❷ 用鑄鐵鍋開中火加熱芥花油。加入洋蔥、大蒜、蘆筍、薑黃、鹽和胡椒，炒 2 到 3 分鐘。

❸ 加入豆腐和綠豆芽，炒 3 到 5 分鐘，直到豆腐看起來像炒蛋的色澤為止。

❹ 上桌之前加入鮮榨的檸檬汁。

⦿ 午餐：開心蔬菜湯
（蔬食／素食／無麩質／無乳製品）

這道湯品的碗豆富含鎂，花椰菜提供鐵質，番薯提供維生素 A。其飽和脂肪含量很低，富含纖維及抗氧化劑。

分量：4 人份　準備時間：15 分鐘　烹飪時間：30 分鐘

材料： 2 大匙橄欖油、1 份芹菜切片、1 瓣大蒜剁碎、1 杯新鮮或冷凍碗豆、2 杯新鮮或冷凍花椰菜花、1 顆帶皮番薯，切成 1.5 公分的小塊、1 大匙猶太鹽，或根據個人需求調整、1 茶匙黑胡椒，或根據個人需求調整、½ 茶匙乾燥百里香、½ 茶匙乾燥巴西里、4 至 6 杯熱蔬菜高湯或過濾水、新鮮的巴西里切碎（選擇性）。

做法：
❶ 用鑄鐵鍋以中火加熱橄欖油。加入芹菜和大蒜炒 3 到 5 分鐘，直到芹菜變軟，變得幾乎透明。

❷ 加入碗豆、花椰菜花、番薯、鹽、胡椒、百里香和乾燥巴西里繼續煮 3 到 5 分鐘，期間攪拌一、兩次。當蔬菜看起來半熟後，加入蔬菜高湯。鍋蓋半蓋，用中火繼續煮大約 20 分鐘。

❸ 可以根據個人喜好，加入鹽、胡椒調味，並加上新鮮巴西里裝飾。

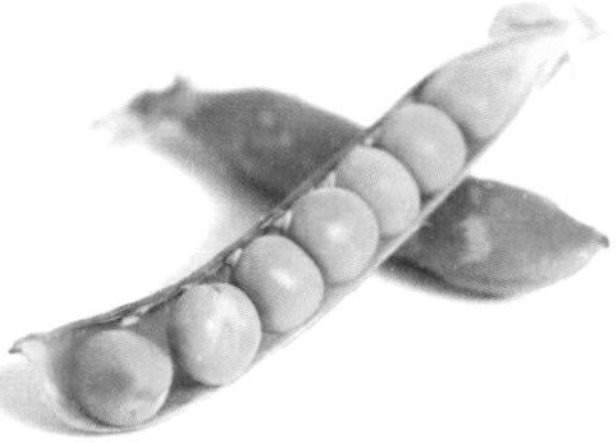

◉ 點心：香料綜合堅果
（蔬食／素食／無麩質／無乳製品）

這份綜合堅果中的南瓜子提供鐵質，巴西堅果提供硒，也加入卡宴辣椒和薑黃。

分量：8 人份　準備時間：10 分鐘　烹飪時間：10 分鐘

材料：1 茶匙薑黃粉、¼ 茶匙黑胡椒、¼ 茶匙大蒜粉、¼ 茶匙卡宴辣椒、2 茶匙猶太鹽、1 大匙橄欖油、½ 杯烤南瓜子（未調味）、1 杯巴西堅果。

做法：❶ 烤箱預熱至攝氏 150 度，烤盤鋪上烤盤紙。

❷ 在中型不鏽鋼碗中混合薑黃、黑胡椒、大蒜粉、卡宴辣椒粉、鹽和橄欖油。

❸ 加入南瓜子和堅果。將南瓜子和堅果平鋪在烤盤上。烘烤大約 10 分鐘。

❹ 冷卻後即可食用。放在密閉的玻璃罐中，室溫下可以保存大約兩個星期。

⦿ 晚餐：烤鮭魚佐核桃羽衣甘藍青醬（無麩質）

這道菜提供豐富的 Omega-3，羽衣甘藍也富含葉酸，核桃則能提振心情。

分量：1 人份　準備時間：5 分鐘　烹飪時間：15 分鐘

材料：鮭魚部分：1 塊鮭魚菲力（約 113 至 170 公克），去骨、去皮、2 大匙橄欖油、½ 茶匙猶太鹽、¼ 茶匙黑胡椒。青醬部分：¼ 杯橄欖油、¼ 杯帕馬森起司粉、1 瓣大蒜，剝皮後微波 30 秒、2 杯羽衣甘藍幼苗，洗淨切塊、¼ 杯核桃、1 茶匙檸檬汁、½ 茶匙鹽。

做法：
❶ 烤箱預熱到攝氏 180 度，烤盤鋪上烤盤紙。將鮭魚刷上橄欖油，並且以鹽及胡椒調味。鮭魚放上烤盤，烘烤 8 到 12 分鐘，或是直到鮭魚煮熟。鮭魚內部的溫度應該達到攝氏 60 度。

❷ 用攪拌機攪拌青醬的材料，或使用食物處理機的中轉速。必要時可以加入冷水稀釋醬汁。根據個人需要加入鹽巴調味。鮭魚淋上 1 到 2 大匙的青醬即可上桌。

祕訣：青醬用玻璃罐盛裝，可以在冰箱中保存大約一週。可以試試看青醬加上全麥義大利麵沙拉，或是無麩質的蕎麥麵沙拉佐蔬菜。青醬也可以搭配烤雞胸肉。

第3章

逃離焦慮，大腦希望你這樣吃

波士頓美好涼爽的秋天總是讓我感到愉悅。樹上的葉子是泛紅的金黃色，而城市裡到處妝點著蘋果和南瓜。當陽光從窗戶灑進來時，三十九歲的瑪莉索走進我的辦公室。她有兩個兒子，分別是約書和費南多。雖然天氣很晴朗，她的心情卻是陰天，在坐下不久之後就痛哭失聲。她的焦慮已經超過忍耐的極限。

她說：「我再也受不了了。每天起床時，我的胃都會揪成一團，擔心約書會不會在上學路上被公車撞？費南多會不會再留級一年？學校會不會發生槍擊案？我的意思是，這類的想法會一直冒出來。即使孩子都在家，我還是會不停咬指甲。更糟的是，我的肚子經常會痛，而且還會便祕。感恩節快到了，但一點幫助也沒有，我得快點把狀態調整好，因為有二十個人要來我家吃晚餐。」

她還跟我說，她因為心臟劇烈跳動，晚上都睡不著。我立刻就知道瑪莉索描述的是廣泛性焦慮症的症狀。這種疾病會使得普通日常的擔憂變得難以忍受。

瑪莉索的狀況並不罕見。焦慮症有許多不同的形式：廣泛性焦慮症、恐慌症、廣場恐懼症（agoraphobia）、社交焦慮症，以及許多不同的恐懼症。雖然這些症狀的起因和發展都不同，但都會將大腦鎖定在不健康的模式中，並可能導致恐慌發作、令人癱瘓的恐懼感，進而無法擁有快樂且滿足的生活。

焦慮症是美國最常見的心理疾病，有將近三分之一的美國人，一生中都至少得過一次。

這個數據或許還低估了，因為焦慮症時常沒有受到診斷和治療。有種趨勢認為，焦慮症是充滿壓力的現代生活中無法避免的部分，而某種程度上來說，我們的確不可能逃離所有的憂慮。然而，這不代表我們該讓焦慮妨礙我們追求最美好的人生。

雖然治療焦慮症的方法很多，但僅有五〇%至六〇%的人對於藥物和心理治療有反應，而只有四分之一的患者能讓症狀完全消失。**對抗焦慮的關鍵之一，是確保你的飲食充滿安撫效果，避開讓人焦躁的食物**。

瑪莉索已經進行好幾輪的焦慮症藥物治療，卻效果不彰。我們還有一些藥物可以嘗試，但光是這樣絕對不夠，我們也必須討論她的飲食狀況。

心情一旦焦慮，腸道也會跟著不安

即便你並未罹患焦慮症，應該也能理解焦慮感和腸道有關。想想你在緊張時，胃部有什麼感覺。或許你會發現自己在學校的重大考試前，總是不斷跑廁所；或是為了工作報告感到焦慮時，會感到噁心和乾嘔。這樣的連結也反映在英文中，在輕度緊張時會說「胃裡有蝴蝶」（butterflies in your stomach），在恐懼時則說「胃裡有個坑」（a pit in your stomach）。這些俗諺可不是巧合。無論我們是否意識到，這些俗諺都來自腸道和大腦之間複雜的雙向關係。

二〇一八年，吉拉德・拉赫（Gilliard Lach）和團隊點出焦慮症和腸道問題間的生理連結。他們的研究以腸胜肽為中心，腸胜肽是一種短鏈胺基酸，作為身體的信號分子，在腸道和大腦間傳遞訊息。腸道中有一種細胞稱為腸內分泌細胞（enteroendocrine cell），會生成超過二十種信號分子，其中也包含胜肽。這些特定信號分子的生成會由腸道細菌決定。拉赫和他的團隊透過控制實驗老鼠的腸道細菌，進而監控其腸道和腦部相對應的胜肽變化，並追蹤腸道微生物群系的變化如何影響焦慮的症狀，證實兩者間存在深遠的關聯。

雖然他們還無法確定這些知識如何應用在人類焦慮症中，以微生物群系為根基的治療方式，但這個切入點在未來充滿可能性。

大腦中最容易受到腸道微生物群系變化影響的部位是杏仁核，這個結構位於大腦深處，在人們焦慮時會陷入混亂。微生物群系和杏仁核的連結很堅固，甚至有些研究者認為，我們應該透過微生物群系鞏固杏仁核的活動，藉以減輕焦慮。

研究顯示，和一般的老鼠相比，無菌的實驗鼠（意思是缺乏所有微生物，因此沒有腸道微生物群系的老鼠）杏仁核體積較大，同時也以不健康的方式活躍運作。以杏仁核來說，體積較大或較活躍絕對不是好事；在人類身上，過度活躍的杏仁核會使情緒難以控制，就像大腦中隨時警鈴大作一樣。假如腸道細菌的缺乏，對杏仁核的形態和功能影響甚鉅，就證實微生物群系在大腦的健康扮演相當重要的角色。

二〇〇四年，辻井須藤（Nobuyuki Sudo，音譯）和團隊發現，無菌實驗鼠的ＨＰＡ軸面對壓力時會過度反應。不可思議的是，光是在無菌鼠的腸道微生物群系中引入一種細菌，就足以反轉一切。想想看，只要一種細菌（而腸道中原有無數種的細菌）就能改善生物體對壓力的反應。

假如你懷疑老鼠的大腦和人類壓力大的生活到底有何關係，不用太擔心，因為近年人類身上的研究也發現相似的結果。二〇一八年，一項研究比較廣泛性焦慮症患者和一般人的微生物相。他們發現**焦慮症患者的腸道細菌和一般人差異甚大，除了更稀少，多元性也較低**。其中，生成的短鏈脂肪酸（例如我們剛才討論的胜肽，就是健康腸道的象徵）特別稀少，而壞菌卻過度生長。這是腸道健康影響大腦的另一個例子。

這個研究另一個有趣的發現是，光是透過非飲食的方式來治療焦慮症，並不會帶來腸道細菌相對應的改變。換句話說，雖然腸道對腦部的影響甚鉅，腦部對腸道的影響卻並非如此：用抗焦慮的藥物或心理治療來治療心理症狀，並不代表腸道的不平衡會自動修復。若想治本，還是必須聚焦在細菌上才行。

最後，微生物群系的異常可能會破壞腸壁，而腸壁是阻止細菌代謝產物及分子進入血液的屏障。由於脆弱的腸壁會讓細菌滲透，進入血液循環（甚至是大腦），因此這種狀況稱為腸漏症（Leaky Gut Syndrome）。雖然確實有些物質必須進出腸道，但一般來說還是希望將微生物群系限制於腸道中。當細菌自腸道脫逃，就可能對整個身體造成傷害，當然也包含大腦。舉例來說，證據顯示細菌的細胞壁上，有一種稱為脂多醣（lipopolysaccharide）的物質，會在老鼠身上引發類似焦慮的症狀。

既然腸道和大腦間互動頻繁，那麼焦慮和腸道症狀關係緊密也就不令人意外。有超過六〇%的焦慮症患者同時也罹患腸躁症，而這種慢性疾病會造成腹部疼痛，改變排便習慣，卻沒有明顯的生理肇因。舉例來說，瑪莉索的便祕就是腸躁症的症狀，但其他可能的症狀也包含排氣、脹氣、腹瀉，或是以上皆是。更糟的是，**焦慮的狀況越嚴重，腸躁症也會隨之惡化**。這意味著當你面對壓力來源，你的症狀就很可能大爆發。

腸躁症患者的大腦也會出現變化。研究顯示，腸躁症患者大腦中，負責日常活動、情緒感受和痛苦管控的部分，運作得不如一般人那麼順暢。這些腦部的異常也出現在恐慌症和廣泛性焦慮症等焦慮症患者身上。這樣的關聯性，意味著腸躁症和焦慮症對於大腦和腸道的影響很相似。

焦慮症同樣也比較容易發生在發炎性腸道疾病（ＩＢＤ）患者身上。發炎性腸道疾病會對腸道結構造成傷害，其中包含克隆氏症（Crohn's disease）及潰瘍性結腸炎（ulcerative colitis）。超過四〇%的發炎性腸道疾病患者，同時也深受焦慮所苦。

會造成焦慮惡化的食物

現在，我們已經知道腸道和大腦間會造成腸道敏感的關係，下一步來看如何透過飲食緩解焦慮的症狀。首先，我們得知道該避開哪些食物：

一、西式飲食

雖然聽起來像是在形容牛仔在營火邊煮東西，但西式飲食指的是標準的美式飲食。雖然許多美國人和其他國家的人一樣重視健康，但西式飲食就是一般會在速食餐廳看到的餐點：主要的成分是不好的脂肪（飽和脂肪、反式脂肪）、不健康的多元不飽和脂肪酸（油炸時使用的蔬菜油），以及高升糖指數的碳水化合物等。

這代表西式飲食包含大量的炸物、含糖飲料（特別是添加高果糖玉米糖漿），以及許多紅肉。這樣的飲食當然對身體有害，但透過本書，你會發現心理健康也會受威脅，焦慮症當然不例外。

許多動物實驗都指出，高脂肪和高碳水化合物的飲食會使焦慮惡化。舉例來說，神經科學家蘇菲・杜希爾（Sophie Dutheil）和團隊在二〇一六年證實，高脂肪飲食的老鼠更容易罹患糖尿病和焦慮症。二〇一七年，一個研究小組證實高飽和脂肪飲食，會提升老鼠焦慮相關的症狀，而低卡路里的飲食也證實能減輕老鼠的焦慮，並改善其大腦的血流。人類的相關實驗也有類似的發現，許多研究都顯示，高碳水化合物的飲食會導致肥胖和焦慮。

雖然將高脂肪和高碳水化合物飲食，與焦慮症連結的腦部化學機制相當複雜，但不健康的飲食很可能造成腦部某些區域的血清素降低，因而提高焦慮症的可能性。我不希望過度簡化，畢竟焦慮症還包含其他基因和化學方面的因子。然而，血清素濃度顯然扮演重要的角色。或許最重要的一點是，高脂肪和高碳水化合物的飲食會改變腦部的化學物質，並可能導致焦慮症。

另一個該避免西式飲食的理由是，這種飲食方式是體重增加和肥胖的主要元凶。肥胖和焦慮惡化有關，一項研究發現，**肥胖者罹患情緒和焦慮相關病症的機率，比一般人高出二五%**。焦慮症相關的慢性壓力，則可能使內臟脂肪（囤積於腹腔和內臟周邊的脂肪）增加，並提升第二型糖尿病和其他代謝疾病的風險。

肥胖也會導致腸道細菌變化，使得焦慮症狀惡化。動物研究顯示，肥胖本身未必和焦慮症相連。舉例來說，肥胖的老鼠不一定會特別焦慮。然而，如果讓體重正常的老鼠進行高脂

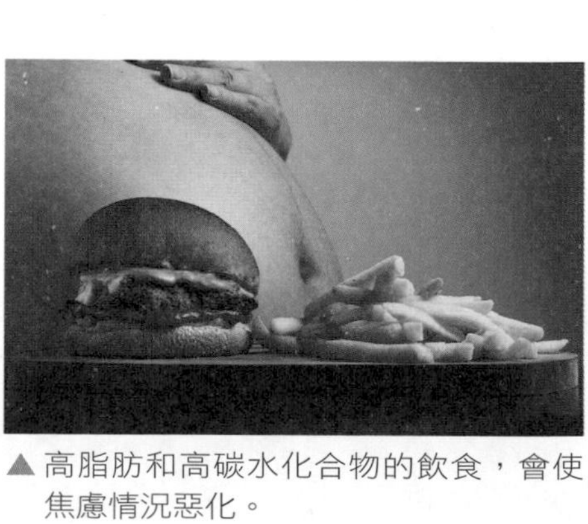

▲ 高脂肪和高碳水化合物的飲食，會使焦慮情況惡化。

肪飲食，就算牠們不變胖，也會變得焦慮。由此可見，肥胖造成的腸道細菌變化是焦慮惡化的主因。我們再次看到日常飲食對維護腸道細菌以及腸－腦平衡的重要性。

假如你深受焦慮所苦，或許透過減少脂肪和碳水化合物的攝取來減輕體重，會是個好點子，但要注意不要過度。有些患者來找我之前會吃得很少，甚至每天低於八百大卡，焦慮的症狀卻達到高峰。恐慌症或廣泛性焦慮症的患者，如果因為忘記進食，造成血糖驟降，也可能引起強烈的焦慮。

至於該如何規畫自己的飲食，維持健康的體重？我鼓勵你參考第二章討論地中海飲食時提到的原則。當我說要避免高脂肪、高碳水化合物飲食，不是要你戒掉所有的脂肪或碳水化合物。前面已經提過，還是必須確保自己攝取高品質的單元不飽和脂肪酸和多元不飽和脂肪酸（特別是等一下會談到的Omega-3），而低升糖指數的碳水化合物也沒問題。最重要的是透過分量控制，取得合理的卡路里攝取量，並嚴格限制不好的脂肪（例如反式脂肪和飽和脂肪），以及高升糖指數的碳水化合物（例如精緻麵粉和糖）。

如果想知道西式飲食如何造成焦慮，可以想想我的患者海倫。海倫是一位孕婦，一向冷靜的她竟然恐慌症發作。她的心臟會突然劇烈跳動，感到呼吸困難、全身冒汗，甚至頭暈到不得不坐下。雖然她曾成功安撫自己，但這樣的恐慌發作還是把她嚇壞了。

問到飲食習慣時，海倫說她在懷孕前，早餐都吃麥片，午餐是沙拉，晚餐則是魚類、雞肉或其他肉類搭配蔬菜。她偶爾會享受漢堡、義大利麵或點心。總體來說，這樣的飲食聽起來很均衡，也相對健康。然而，在懷孕期間，她迷上苦椒醬這種韓式辣醬，以及韓式的烤牛小排。

如果你曾嘗過苦椒醬，就會理解為什麼這種醬汁如此令人上癮。苦椒醬就像韓國番茄醬的進化版，又辣、又甜、又美味，幾乎和每種食物都很搭。遺憾的是，這不代表苦椒醬對身體很好。雖然製作方式很多，但海倫喜歡的醬汁是由米粉、小麥粉、玉米糖漿和一大堆糖調製而成，這些原料都該避免大量食用。再加上她喜歡搭配由七一％脂肪構成的韓式牛小排，飲食的品質當然會嚴重受到破壞。

海倫錯誤的飲食選擇是恐慌發作的根源，卻也同時威脅她孩子的心理健康。動物研究表示，當母親飲食的脂肪過高，可能會對孩子造成生理的影響。舉例來說，妲里雅．佩拉格－雷布斯坦（Daria Peleg-Raibstein）和團隊在二〇一二年的研究發現，當老鼠的母親攝取高脂肪飲食，下一代的老鼠就會表現出更嚴重的焦慮感。在人類的身上，流行病學研究也顯示，母親的肥胖和小孩的焦慮以及其他心理狀況有關。學者認為，其背後的原因是母親懷孕時，肥胖所造成的發炎，進而影響孩子腦部的發展。

海倫體重的劇烈增加已經超過懷孕的正常標準，因此需要在飲食上做出重大的改變。當我們拿掉苦椒醬和牛小排，回到以蔬菜和健康脂肪為主的飲食，她的恐慌就緩解了，孩子出生時也很健康。

二、咖啡因

在繁忙的現代生活中，咖啡因有時就像救生圈。然而，我們必須了解，飲食過量的咖啡因可能會引發焦慮，或使焦慮惡化，咖啡因會過度刺激大腦中處理威脅的區域。一項二〇一一年的心理學研究，找來十四名健康的男性受試者，每天給他們兩百五十毫克的咖啡因或是安慰劑膠囊。

接著，他們讓受試者觀看具威脅性的臉和比較中性的臉，並觀察其腦部不同區域的血液流動。實驗發現，咖啡因會刺激中腦導水管周圍灰質，這個區域一般會在掠食者逼近時啟動。更糟的是，咖啡因會使腦部平常控管焦慮的區域停擺。

假如你感到焦慮，不需要完全戒掉咖啡因，但可以考慮少喝一點。只要確保自己慢慢減少攝取就好。有些患者會在突然戒掉咖啡時，出現明顯的恐慌症狀，只好來我的診間報到。

攝取多少咖啡因會造成問題？大部分的研究顯示，一百毫克以下的咖啡因對焦慮幾乎不會有影響。一百毫克到四百毫克之間的影響則未有定論，有九項研究顯示對焦慮沒有影響，卻有另外十二項研究顯示，焦慮明顯增加。大部分的研究都顯示，**如果每天攝取超過四百毫克，焦慮會大幅提升**。

一天盡量不要攝取超過四百毫克的咖啡因。為了讓你更了解，一杯星巴克特大杯的容量就會超標，因此應該選擇少一點的分量。另一方面，一顆雀巢的咖啡膠囊，可以泡出每三十毫克的咖啡，僅含五十到八十毫克咖啡因，假如你希望整天喝咖啡卻不超標，這會是個好選擇。假如你想減少咖啡因攝取，卻還是想品味咖啡，你仍然可以選擇低咖啡因的咖啡，雖然低咖啡因的咖啡還是含有咖啡因。

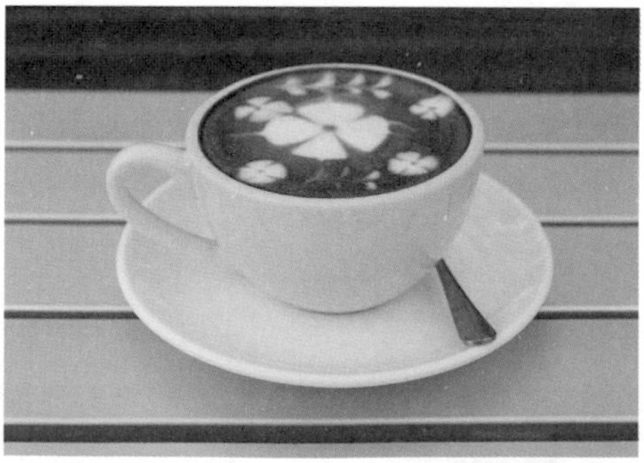
▲ 想品味咖啡，你可選擇低咖啡因的。

三、酒精

我常遇到同業的醫生認為生活壓力沉重。因此，抱持著「認真工作，盡情享受」的心態，週末藉由過量飲酒來紓壓。雖然喝酒的當下能讓人放鬆，隔天早上卻必須付出代價，起床時會充滿罪惡感、頭暈目眩、神經兮兮，這些都是輕至中度的酒精戒斷症狀。

此外，焦慮者如果有喝酒的習慣，睡眠品質就會下降。更甚者，酒精（以及酗酒）是美國最重大、但可預防的死因。可以說酒精所帶來的放鬆，伴隨著無比沉痛的代價。

對於社交焦慮症患者來說，這樣的惡性循環更難以脫離。在社交情境中感到焦慮的人，通常會用酒精自我治療。他們覺得酒精能幫助他們社交，卻可能帶來更深層的問題：社交焦慮會讓酒精上癮的風險提升四倍以上。

一般來說，男性假如一週喝超過十四份酒或一天超過四份，就會被認為是酗酒者，女性的標準則是一週七份或一天三份。

然而，不同人（以及腦袋）對於酒精濫用的反應也不同。如果我的焦慮症患者會喝酒，我會要他們思考造成自己不健康飲酒的情境（舉例來說，喝酒幫他們面對想逃避的事物），並試著減少喝酒的量。

當然，對於已經出現酒精成癮症狀的患者來說，必須注意酒精戒斷也可能造成焦慮惡化。如果想制訂安全的酒精戒斷計畫，就必須仰賴心理醫生或其他醫生的幫助。

四、麩質

雷克思當時四十五歲，是個電工人員，性情樂觀。然而，在初次看診的前幾週，他的恐慌症開始發作，特別是在身處公共場所的時候。他會突如其來的心悸和呼吸困難，覺得自己好像快要昏倒。

我排除了所有生理上造成他焦慮的原因（例如甲狀腺激素過剩和嚴重的心臟問題），開了抗焦慮的藥給他。不幸的是，藥物只帶來輕微的改善。

某次，雷克斯在連假後直接來找我，我問他有沒有好好享受假期。他告訴我，雖然身邊圍繞著親戚和朋友，他的焦慮卻還是持續發作。我問他都吃什麼，他回答香腸、烤豆子，以及熱狗加番茄醬，還喝伏特加。聽到這裡，我發現這些食物都含有麩質。

我將他轉介給腸胃科醫生，幾週之內，他被診斷出乳糜瀉（celiac disease）。這個診斷令他很驚訝，因為他從未出現過任何常見的腸胃症狀。然而，乳糜瀉也可能是「沉默」的，在沒有明顯徵兆的情況下就造成傷害。當他停止食用含有麩質的食物後，他就開始好轉，焦慮也在五個月內完全消失。

雖然無麩質飲食對於雷克斯來說絕對是正確的選擇，但對於乳糜瀉患者的焦慮狀況，學界還有一些爭議。二〇一一年，唐納德．史密斯（Donald Smith）主導一項研究，分析乳糜瀉患者和一般人相比，焦慮的比例是否較高。結果發現，和健康的成年人相比，焦慮症在乳糜瀉的成年患者身上，既沒有比較常見，也沒有比較嚴重。

有一項研究顯示，採取無麩質飲食一年後，乳糜瀉患者的焦慮症狀就會減輕。然而，還有一項研究認為，無麩質飲食對於女性乳糜瀉患者的幫助，小於對男性患者的幫助。

不是所有對麩質敏感的人都有乳糜瀉，即便罹患乳糜瀉，對於腦部的影響也很複雜。然而，如果你受焦慮所苦，我會建議你去檢查乳糜瀉，或是暫時嘗試無麩質的飲食，看看是否能減輕症狀。我的患者嘗試無麩質飲食後，焦慮症狀很快就改善，讓他們決定做更多檢查。

五、人工甘味劑

我們在第二章已經提過，**人工甘味劑沒有任何營養價值，卻會使腸道的壞菌增生**，因此對心情和焦慮會造成負面的影響。研究指出，像阿斯巴甜這類的人工甘味劑，和焦慮有直接的連結，因此應該要避免，或至少酌量使用。

舒緩焦慮的食物

有些食物會讓焦慮惡化，也有些食物能幫助舒緩焦慮。記得在飲食中加入這類食物：

一、膳食纖維

二〇一八年，安德魯・泰勒（Andrew Taylor）和漢娜・賀雪（Hannah Holscher）發現，富含膳食纖維的飲食可能會降低憂鬱、焦慮和壓力的風險。膳食纖維是食品成分的一大類，無法被腸道的酵素消化、吸收。

雖然腸道本身無法分解纖維，不同類型的腸道細菌卻可以分解。若腸道細菌可以分解膳食纖維，我們就稱之為「可發酵」。可發酵的膳食纖維能促進腸道好菌的生長。

舉例來說，當膳食纖維分解成較小的特定糖類分子時，好菌雙歧桿菌（Bifidobacterium）和乳桿菌就會增加。這會啟動大腦的神經傳導路徑，傳送信號使壓力減輕，對心情帶來正向的影響。

纖維同時能透過許多機制，幫助我們保持輕盈的體重，達到對抗焦慮的效果。由於富含纖維的食物需要咀嚼的時間較長，我們進食的速度通常較慢，身體也有較多的時間能感覺到飽足感。纖維可以填滿胃部，卻沒有太多卡路里，使我們用較少的食物就能得到滿足感。纖維通過胃部和小腸的時間較長，飽足感延續的時間也比較久。

膳食纖維可以幫助減緩全身的發炎，也包含腦部。有足夠的證據顯示，焦慮症患者的大腦和身體，發炎狀況會加重。瓦希里奇・米秋波拉思（Vasiliki Michopoulos）和團隊在二〇一六年發現，焦慮症患者體內特定的數個發炎指標會較高。研究也顯示，腦部的發炎會影響焦慮相關的區域（例如杏仁核），而膳食纖維能幫助緩和大腦和身體的發炎反應。

你可以在「五B」食物中找到膳食纖維：豆子（beans）、糙米（brown rice）、莓果（berries）、麥麩（bran）和帶皮的烤馬鈴薯（baked potato with the skin on）。假如你的早

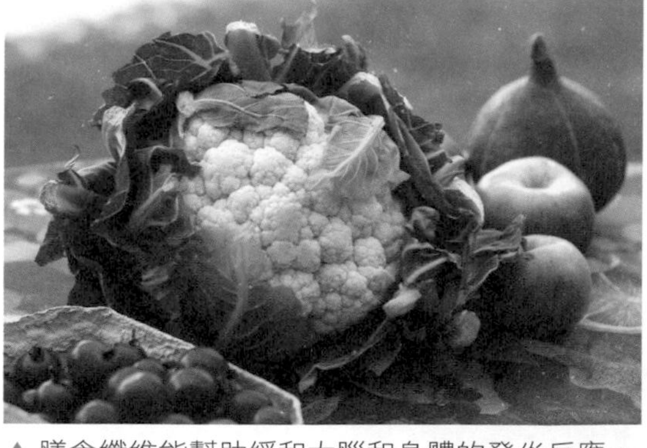

▲ 膳食纖維能幫助緩和大腦和身體的發炎反應。

餐吃麥麩和水果，午餐吃糙米配豆子，那麼攝取的量就足夠了。要酌量的五B食物是烤馬鈴薯，因為馬鈴薯的碳水化合物含量高，而且通常會搭配高油脂的調味醬。前面就提過，高碳水化合物和高油脂的飲食對焦慮都沒有好處。

其他高纖維的食物包含西洋梨、蘋果、香蕉、花椰菜、羽衣甘藍、紅蘿蔔、朝鮮薊、杏仁、核桃、莧菜、橡實、蕎麥和洋薏仁。

二、Omega-3

我們在第二章討論 Omega-3 對抗憂鬱的力量，而 Omega-3 在對抗焦慮中也扮演重要的角色。二〇一一年，臨床心理學家珍妮斯・凱柯特－葛蕾瑟（Janice Kiecolt-Glaser）和團隊，在六十九位醫學生身上測試 Omega-3 的影響，檢查他們在壓力比較低時的焦慮指數，然後在考試前再檢查一次。

他們發現，和控制組相比，接受高劑量 Omega-3 的受試者，焦慮指數低了二〇％。更甚者，高 Omega-3 組體內的發炎反應，比控制組低了一四％（參照的是白細胞介素-6〔interleukin-6〕這項發炎指標）。

一項二〇一八年的研究發現，假如人們攝取的 Omega-3 脂肪酸（尤其是二十碳五烯酸）越多，焦慮的程度就越低。他們也發現，Omega-6 與 Omega-3 的比例越高，焦慮的程度也越高。同樣在二〇一八年，一些學者針對十九項臨床研究進行統計分析，其中包含來自十一個國家的兩千兩百四十位參與者。結果顯示，Omega-3 和焦慮症狀減輕有關。

總體來說，Omega-3 所帶來的焦慮減輕，被認為是由於其抗發炎的神經化學作用對腦部造成影響。Omega-3 對大腦帶來益處的其中一項潛在作用，可能是透過大腦的多巴胺傳導路徑。大腦發炎時，白介素-1（IL-1）這項發炎指標，可能會使伏隔核（nucleus accumbens）的多巴胺濃度增加。伏隔核是涉及人類焦慮的腦細胞集合。研究指出，Omega-3 可以抑制人類和動物身上的此種影響。

我第一次看到 Omega-3 這種神奇的效果，是在患者安柏的身上。當時安柏二十三歲，患有社交焦慮症，總是逃避員工會議、上臺報告和社交活動。藥物只帶來部分的幫助而已。在她的例子中，光是在飲食加入更多魚類和富含 Omega-3 的海鮮，並從蔬菜油換成芥花油，來降低 Omega-6 的攝取和平衡 Omega-3 與 Omega-6 的比例（就如第二章所討論的），就足以改變一切。不到三個月，她的焦慮症狀就有了顯著的改善。

三、熟成及發酵食品

發酵食品（例如原味活菌優格和韓式泡菜）是良好的活菌來源，可以強化健康的腸道功能，並減輕焦慮。發酵食品對腦部益處良多，有許多研究顯示其能改善認知功能。一份近期的研究，回顧過去四十五項的研究，發現發酵食品或許能保護動物的大腦、改善記憶力，並減緩認知退化。雖然背後的作用還不清楚，但可能的效應有三種：腸道細菌的化學產物和生物活性胜肽，可能對神經系統有保護作用；腸道細菌的改變，可能透過HPA軸抑制壓力反應；神經傳導物質和「腦組織建造者」，例如腦源性神經營養因子、γ－氨基丁酸和血清素增加。

你或許聽過許多人將「神經質」當作批評他人的形容詞，但在醫學文獻指出，神經質的人比一般人更容易憤怒、焦慮、自我意識強烈、暴躁、情緒不穩定及憂鬱。神經質被視為一種通常是由父母繼承而來的特質。

在二〇一五年，馬修・哈里米爾（Matthew Hilimire）和團隊研究七百一十位受試者的發酵食物攝取、社交焦慮和神經質特質。研究發現，食用發酵食品，經常和神經質社交焦慮症患者的症狀減輕相關。與先前的研究一起檢視，會發現含有益生菌的發酵食品，對於基因風險較高的人來說，或許有預防社交焦慮症狀的效果。

富含益生菌的優格或許能成為飲食中重要的角色，但必

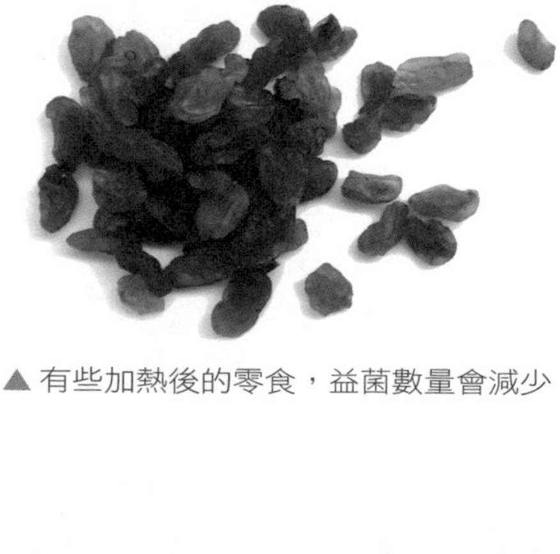

▲有些加熱後的零食，益菌數量會減少。

須注意的是，經過加熱處理的優格並沒有同樣的益處。其中一個例子是優格葡萄乾，這類零食沒辦法幫你對抗焦慮，因為加熱處理後的優格已經不含任何益菌。同時，你也必須確保食用的優格沒有加糖。標榜「使用真正優格」的燕麥棒，可能只含有極少量的優格粉，對焦慮也不會有幫助。

回到我熱愛韓式苦椒醬和牛小排的患者海倫身上。我倒是告訴她一件事：可以繼續吃泡菜。韓式泡菜是美味的發酵白菜，由乳酸菌製成，像克菲爾和德國酸菜一樣，與較低的社交焦慮有關。

其他發酵食物的來源，包含康普茶、味噌、天貝和蘋果醋。也可以將胡蘿蔔、白花椰菜、四季豆、白蘿蔔和綠花椰菜等蔬菜加以發酵。

四、色胺酸

或許你無法舉出任何能救你一命的胺基酸，但我打賭你一定聽過色胺酸。每年的感恩節大餐，一定會有人提到，火雞中的色胺酸將讓每個人在餐後好好睡上一覺。然而，對於醫學研究者來說，色胺酸可不只是節慶的老生常談而已。

由於色胺酸是血清素的前體之一，科學家認為富含色胺酸的飲食，或許能提升焦慮者大腦中低迷的血清素濃度。在動物實驗中，色胺酸能進入大腦負責提升或減輕焦慮的區域。在人類身上，服用純化的色胺酸補充品，則可以提升腦部的血清素。

二〇一四年，葛蘭達．琳德賽思（Glenda Lindseth）和團隊進行研究，想測試含有高色胺酸含量的飲食，如何在四天內影響受試者的焦慮程度。二十五位健康的受試者食用兩種飲食，其中間隔兩個星期。第一種飲食包含每公斤五毫克的色胺酸（美國目前推薦的每日攝取量），維持四天；第二種則是在四天內攝取雙倍的分量。結果發現，攝取色胺酸分量較多的參與者，憂鬱、暴躁和焦慮的程度都比較低。

當你下定決心要對抗焦慮之前，還有個小問題：雖然純化的色胺酸可以提升腦部的血清素，含有色胺酸的食物卻沒辦法。這是因為色胺酸其實是蛋白質中最稀少的胺基酸，而將色胺酸輸送到腦部的系統，總是以其他胺基酸為優先。因此，吃下含有蛋白質的一餐後，色胺酸會受到排擠，無法順利進入腦部。

假如真是如此，那琳德賽思的實驗又該怎麼解釋呢？證據顯示，蛋白質搭配碳水化合物食用，可以提升腦部能利用的色胺酸。當你吃下碳水化合物（例如馬鈴薯泥）時，身體會分泌胰島素，而胰島素會將色胺酸以外的其他胺基酸導向肌肉。因此，色胺酸就能進入大腦。

雖然聽起來符合邏輯，但有些專家還是質疑此一論點。假如你想要提升色胺酸，還是需要吃補充品。一項研究顯示，純化的色胺酸只需要十五天，就能讓參與者（尤其是男性）更好相處，也能幫助他們心情變得更好。

雖然常見的晚餐到底有沒有色胺酸還有待討論，但有其他的色胺酸來源會讓你大吃一驚。舉例來說，可以試試鷹嘴豆。有些人會說鷹嘴豆是百憂解的祖先。若要幫助色胺酸的吸收，可以將鷹嘴豆磨成泥，再搭配提供碳水化合物的全麥皮塔餅（口袋餅）。你可以嘗試我附在後面的酪梨鷹嘴豆泥食譜（詳見第一〇八頁），塗抹在健康的全麥吐司上當早餐或點心。

五、維生素D

研究顯示，罹患憂鬱和焦慮症的成年人，血液中維生素D的濃度較低。二〇一九年，席雅瓦許．費思黎安（Siavash Fazelian）和團隊，找來五十一名罹患糖尿病和缺乏維生素D的女性，想知道假如每兩週服用一顆維生素D錠，是否會對其焦慮程度帶來改變。十六週過後，和安慰劑組相比，服用維生素D的受試者，焦慮程度顯著降低了。另一項研究則針對超過八千位憂鬱和焦慮者，將維生素D作為微量營養素介入計畫的一部分，發現保持高濃度的維生素D，具有對抗焦慮的效果。

維生素D逐漸被視為人體必要的神經類固醇，能穿過血腦障壁，進入腦細胞中。然後，維生素D會降低腦細胞的發炎和毒性破壞，並控制神經生長因子的分泌，這對海馬迴和皮質神經元的生存也至關重要。海馬迴在面對壓力時，會對HPA軸產生反應，同時也和杏仁核緊密連結。皮質同樣也涉及我們對焦慮和壓力的反應。這些區域只要出現異常，就可能導致焦慮，而維生素D扮演著保護這些區域的重要角色。

我們大約有**八〇%的維生素D來自太陽對皮膚的直接照射**，要記得的是，**透過窗戶灑落的陽光沒有相同的效果**，因為玻璃會吸收所有的紫外線B輻射。當室內的生活型態越來越普及，我們的皮膚會缺乏陽光照射。因此，維生素D缺乏幾乎成為全球流行病。

除了陽光照射外，營養強化牛乳、蛋黃、鮭魚、日晒香菇和鱈魚肝油等食品，也都是良好的維生素D來源。這代表如果你是嚴格的素食者，或是對牛奶過敏，就很可能缺乏維生素D，因此必須格外注意飲食的攝取和陽光的照射。

六、其他維生素

維生素D不是唯一對大腦健康很重要的維生素。事實上，細胞若要生存或呼吸，就需要相當多元的維生素。這些維生素，是許多維繫生命活力和良好心情的化學反應中，密不可分的部分，對於神經傳導物質合成和大腦脂質的代謝很重要，也會保護大腦不受毒素侵害、提升免疫力，並調控許

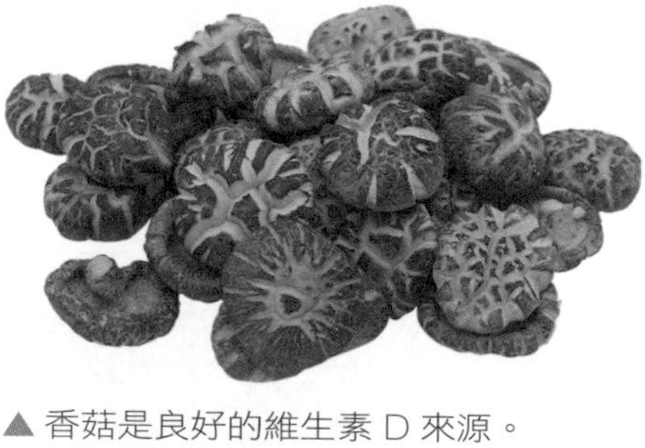

▲香菇是良好的維生素D來源。

多讓我們的焦慮惡化或減輕的化學物質。

當時三十五歲的亞當是我的患者，他有嚴重的焦慮症和暴飲暴食的問題。雖然平日維持正常的飲食，週末卻總是醉醺醺的回家，大吃爆米花、餅乾和冰淇淋。久而久之，他出現慢性疲憊、失眠、惡夢、憂鬱、焦慮惡化和反覆頭痛，還伴隨頻繁的噁心、嘔吐、腹瀉和腹痛。進行全身的健康檢查後，我們無法找出他的病因，但他的焦慮、暴食和酒精濫用的問題，讓我懷疑他嚴重缺乏硫胺素（Thiamine，維生素B_1的另一種說法）。我建議他規律的補充硫胺素，並搭配其他治療。六個月之內，雖然還是偶爾有飲酒過量的問題，但他的症狀急遽改善了。

研究顯示，低於兩百五十毫克的硫胺素對焦慮有益。動物實驗顯示，硫胺素似乎能保護海馬迴，減緩壓力反應。其他維生素B也有抗焦慮的特性。在年長女性或經前症候群的女性身上，維生素B_6可以帶來相當程度的緩解。許多研究也顯示，維生素B群可以降低焦慮，背後的原因，或許是因為降低腦部的氧化壓力。

維生素對焦慮的正面影響並不只限於維生素B群。二〇一二年，科學家測量廣泛性焦慮症患者血液中，抗氧化維生素A、C和E的濃度。他們發現這三者的濃度都很低，在六個星期的補充後，焦慮的症狀便改善。其他研究也證實，綜合維他命可以在二十八天後降低壓力和焦慮。另外有一項研究，調查三百名受試者在服用維他命補充品後的三十天，發現壓力確實減輕了。二〇一三年，一項統計分析更證實綜合維他命減輕壓力的效果。

綜合以上的資訊，在每日飲食中加入綜合維他命，可以幫助對抗焦慮。

七、鎂

人體內缺乏鎂，與較高的焦慮程度有關。當人們對於考試感到焦慮時，就會在尿液中排出比平常更多的鎂，當鎂的濃度過低，會使焦慮惡化。

尼爾・博納・包伊（Neil Bernard Boyle）和團隊，在二〇一七年回顧鎂補充品對焦慮的影響。他們發現在面對難以負荷的壓力時，鎂補充品能帶來幫助，很可能是因為鎂能減輕壓力的反應，改變腦部造成傷害的化學物質濃度。

西方人在飲食中相當缺乏鎂的攝取。舉例來說，有六八%的美國人和七二%的法國中年人，飲食中的鎂含量不足。富含鎂的食物包含杏仁、菠菜、開心果和花生。煮熟的黑豆、毛豆、花生醬和酪梨的鎂含量也相對較高。

大部分的研究顯示，在補充鎂後的六到十二週，焦慮的程度就會改善。更棒的是，鎂能幫助肌肉細胞在收縮之後放鬆。當鎂的濃度較低時，肌肉或許會過度收縮，而使得身體出現抽筋、痙攣或緊繃。

八、營養和草本補充品

特定的營養和草本補充品能幫助我們控制焦慮。二〇一〇年，沙辛・拉罕（Shaheen Lakhan）和凱倫・維埃拉（Karen F. Vieira）表示，有強烈的證據指出，包含特定藥草萃取物的草本補充品能減輕焦慮，例如西番蓮或卡瓦醉椒，以及不同胺基酸（離胺酸或精胺酸）的組合。西番蓮會使γ－氨基丁酸這種神經傳導物質增加，進而減輕焦慮。和傳統抗焦慮的藥物相比，西番蓮的優勢在於其造成的鎮定效果相對較低，而鎮定是藥物治療常見的副作用。研究也顯示，西番蓮能幫助降低手術後的焦慮。

每天補充四十五滴的西番蓮萃取液，或是九十毫克的配方藥錠就能達到效益。然而，如果你正在服用抗凝血藥物（可邁丁或保栓通），或是單胺氧化酶抑制劑類的抗憂鬱藥物（通常會稱為ＭＡＯＩｓ，例如腦定安），就應該要避免吃西番蓮。

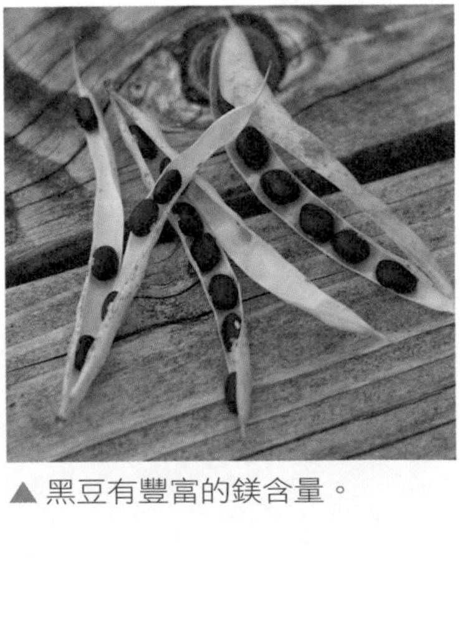

▲黑豆有豐富的鎂含量。

其他能減輕焦慮的食物和營養素包含硒（例如巴西堅果）、富含鉀的食物（例如南瓜子）、類黃酮（例如黑巧克力）以及茶氨酸（例如綠茶）。離胺酸含量較高的食物，例如牛肉的瘦肉、羊肉、天貝、小麥麵筋、扁豆、黑豆和藜麥也同樣有幫助。另一方面，應該要避免麥麩，因為麥麩含有植酸，會阻礙鋅的吸收並造成焦慮。

談到能降低焦慮的香料，非薑黃莫屬。薑黃的活性成分薑黃素可以減輕焦慮，並改變相對應腦部的化學物質，對海馬迴有保護作用。薑黃素對焦慮的正面影響，已經在動物實驗和三項人類臨床試驗中證實。

洋甘菊屬於菊科植物，與雛菊相似，數個世紀以來一直被用於治療一些健康狀況。許多研究顯示，洋甘菊可以幫助降低焦慮。雖然洋甘菊有膠囊，但我推薦用傳統的方式來攝取：洋甘菊茶。一般來說，一天一到三杯都是安全分量，除非你有使用抗凝血藥物或即將要動手術。懷孕的女性在飲用洋甘菊茶之前，應該先洽詢醫生。

口服薰衣草製劑同樣在許多研究中證實能減輕焦慮。薰衣草油可以透過補充品來攝取，但也可以飲用薰衣草茶或使用香精治療。若是補充品，則建議先與醫生諮詢再使用。

最後，**焦慮時絕對不能忽略水分的補充**。雖然以下的建議還需要更多證據來支持，但我有些患者在無意識的脫水狀態經歷加劇的焦慮，甚至是嚴重的恐慌症發作。因此，為了整體的身體健康和對抗焦慮，最好保持足夠的水分攝取。

我的病人瑪莉索努力和我一起改變飲食習慣，專注在能安撫焦慮的食物，並避免會使狀況惡化的食物。此外，我們規畫的食譜營養豐富，對於她的家庭也很有益處。減輕焦慮並改善睡眠品質後，她就有足夠的精力來規畫每天、每週的飲食和家庭活動。她很愛自己的小孩，不再承受鋪天蓋地的焦慮後，她總算能全心全意的享受孩子的陪伴。六個月之後，她吃得更好、睡得更好、生活更平靜，起床時胃也不再揪成一團。

即便你的焦慮還不到瑪莉索的程度，我相信若是遵循本章的守則，就能幫助你的內心平靜，不再為日常的焦慮所苦。

焦慮備忘錄

該選擇的食物：

- 高纖維食物：豆類、糙米、莓果、麥麩、西洋梨、蘋果、香蕉、花椰菜、羽衣甘藍、紅蘿蔔、朝鮮薊、杏仁、核桃、莧菜、燕麥、蕎麥和洋薏米。
- 熟成、發酵食品：優格、康普茶、味噌、天貝、蘋果醋和醃漬蔬菜。
- 色胺酸：火雞、其他肉類、鷹嘴豆（與碳水化合物搭配為佳）。
- 維生素：D、B_1、B_6、A、C和E。
- 礦物質：鎂、鉀和硒。
- 香料：薑黃。
- 草本：薰衣草、西番蓮和洋甘菊。

該避免的食物：

- 西式飲食的成分：壞脂肪含量高的食物（紅肉、炸物），還有高升糖指數的食物（白麵包、白米飯、馬鈴薯、義大利麵和其他精緻澱粉的食品）。
- 咖啡因：每天的攝取量應該低於四百毫克。
- 酒精：男性一週不超過十四份，一天不超過兩份；女性一週不超過七份，一天不超過一份。慢慢減少分量，就能減輕焦慮。
- 麩質：假如你罹患乳糜瀉，或是非乳糜瀉的麩質敏感，就該避免所有的小麥製品，例如麵包、披薩、義大利麵和許多酒精飲料。
- 人工甘味劑：阿斯巴甜的傷害特別嚴重，但也該避免糖精。三氯蔗糖和甜菊糖的使用則應當審慎酌量。

食 譜　遠離焦慮症的菜單

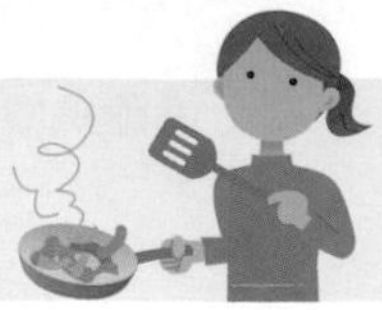

◉ 早餐：酪梨鷹嘴豆泥

（蔬食／素食／無麩質／無乳製品）

鷹嘴豆富含色胺酸，酪梨和橄欖油是健康的脂肪來源，也含有 Omega-3（酪梨也有豐富的纖維和各種維生素）。可以用這種美味的抹醬搭配低升糖指數的吐司（例如黑麥麵包），或是作為新鮮蔬菜的沾醬。

分量：6 人份　準備時間：10 分鐘

材料： ½ 個大型成熟酪梨，剝皮去籽、2 杯煮熟或罐頭鷹嘴豆、⅓ 杯中東芝麻醬（tahini paste）、¼ 杯新鮮萊姆汁、1 瓣大蒜、1 茶匙猶太鹽，可根據個人口味調整、¼ 茶匙黑胡椒、½ 茶匙薑黃粉、¼ 茶匙煙燻紅椒粉（paprika）、½ 杯新鮮香菜、3 大匙橄欖油，再加上一些作為淋醬、1 大匙烘烤杏仁切片、¼ 杯切片平葉巴西里。

做法：
❶ 除了橄欖油、杏仁和巴西里外的食材，用食物處理機混合約 1 分鐘。調理機設定中等轉速，一邊淋上橄欖油，一邊持續攪拌直到鷹嘴豆泥呈現淡色奶油狀，然後再攪拌約 1 分鐘。依照個人喜好加入鹽巴調味。

❷ 將鷹嘴豆泥以淺碗盛裝，放上杏仁和切碎的巴西里，淋上橄欖油。

❸ 假如沒有馬上吃完，則用保鮮膜覆蓋，避免豆泥變黃。鷹嘴豆泥在冰箱中大約可以保存一天。

⦿ 午餐：蘑菇及菠菜義大利烘蛋
（蔬食／素食／無麩質／無乳製品）

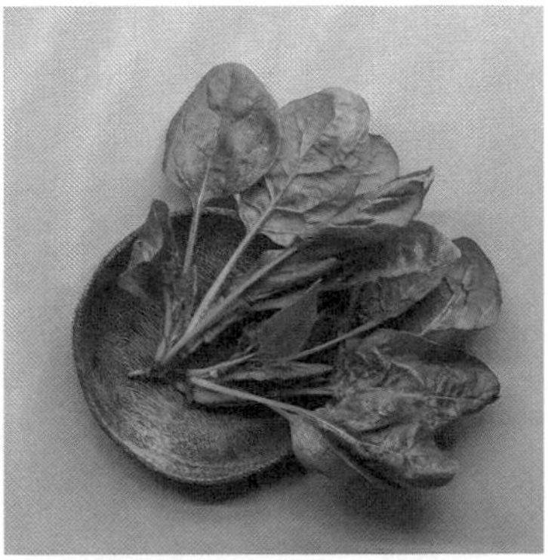

這道義大利烘蛋做法簡單，蘑菇提供了維生素 D，菠菜則含有鎂。你可以留幾片當作接下來數天的午餐，在冷凍庫中則可以保存長達一個月。

分量：6 人份　準備時間：10 分鐘　烹飪時間：18 分鐘

材料： 5 顆雞蛋、1 杯杏仁奶、½ 茶匙猶太鹽、¼ 茶匙黑胡椒、½ 茶匙乾燥巴西里、1 大匙橄欖油、1 杯菠菜（新鮮或冷凍解凍）、1 杯切塊蘑菇。

做法：
❶ 烤箱預熱至攝氏 150 度，在玻璃器皿鋪上烤盤紙。

❷ 在中型的碗中打入雞蛋，加入杏仁奶、鹽巴、胡椒和巴西里攪拌，先放置一邊。在中型鑄鐵平底鍋中加入橄欖油，中火加熱。假如使用冷凍菠菜，則用紗布（或乾淨的抹布或紙巾）包起，擠壓去除多餘的水分。

❸ 橄欖油中加入菠菜和蘑菇慢炒約 3 分鐘，直到蘑菇變成淡褐色，再冷卻。將冷卻後的蘑菇／菠菜混合倒入玻璃器皿中，將調好的蛋液倒入，蓋上錫箔紙，烘烤 15 到 18 分鐘，直到蛋液凝固。每臺烤箱都有所差異，所以在取出烘蛋之前，請確定蛋液已經凝固。切成六等分即可上桌。

⊙ 晚餐：火雞秋葵濃湯佐糙米飯
（無麩質／無乳製品）

飲食中的色胺酸很難被身體吸收，但火雞還是良好的色胺酸來源。不應該搭配馬鈴薯泥等高升糖指數的碳水化合物，而是要選擇低升糖指數者，例如糙米，來幫助更多的色胺酸進入腦部，也避免攝取過多營養價值較低的卡路里。

分量：4 人份　準備時間：20 分鐘　烹飪時間：25 分鐘

材料： 1 大匙芥花油、¼ 杯切段韭菜、¾ 杯切丁芹菜、1 根紅蘿蔔，磨成泥、2 瓣大蒜，磨成泥、450 公克的火雞肉泥、½ 茶匙猶太鹽、½ 杯切段秋葵（每段約 3 公分）、3 杯低鈉雞高湯或開水、1 茶匙辣醬、2 杯煮熟的糙米飯。

做法：
1. 以荷蘭鑄鐵鍋中大火加熱芥花油。加入韭菜、芹菜、紅蘿蔔和大蒜炒大約 6 分鐘，或是直到食材變軟。
2. 加入火雞和猶太鹽，燉煮大約 6 分鐘，或是直到火雞稍微變成褐色。一邊煮，一邊攪拌和壓碎火雞。加入秋葵，在高湯中攪拌。煮沸後降溫，不加蓋燉煮約 10 分鐘。
3. 加上辣醬，搭配糙米飯一起上桌。

◉ 甜點：西瓜與藍莓冰棒
（蔬食／無麩質／無乳製品）

這道簡單的手工冰棒沁涼微甜，能安撫人心。西瓜富含抗氧化劑和維生素 A、B_6 及 C。這道甜點也可以添加杏仁奶，帶來比較濃稠的口感，或是加入椰奶增添風味。

分量：6 到 8 支冰棒　準備時間：10 分鐘

材料：2 杯西瓜去籽切塊、1 杯杏仁奶或椰奶（選擇性）、½ 茶匙新鮮萊姆汁、1 大匙萊姆皮磨粉、¼ 茶匙蜂蜜、½ 杯新鮮或冷凍藍莓。

做法：❶ 將西瓜以果汁機打成泥，可以加入杏仁奶或椰奶。加入萊姆汁、萊姆皮和蜂蜜攪拌，倒入不鏽鋼冰棒模型至 ⅔ 滿，留一些空間加入藍莓。每個格子大約加入 2 到 3 顆藍莓。

❷ 模型密封後放入冷凍庫約 3 小時，或是放置隔夜。

第4章

心靈受傷了，怎麼辦？這些食物能幫你療傷

我的病人莉蒂希雅是位律師，致力於保護受到家暴的年輕女性的權利。她的工作充滿壓力，除了法律界的高壓環境之外，壓力也來自在當事人最艱困、脆弱時，要伸出援手的情緒負擔。

某天，她的生命差點來到盡頭。她前去拜訪當事人的住處，但還沒進屋。對方的丈夫開了門，看到她便勃然大怒，掏出槍，射中她的腿。

幸運的是，她的身體在傷後得以完全復原，但那恐怖的一天卻留下情緒上的傷疤。她的工作受阻，因為她再也不敢到當事人家中拜訪。即使是進入自己的辦公室，她還是懼怕當事人的伴侶會潛伏其中，伺機攻擊她。

在理性方面，她知道這不太可能，但她還是受到恐懼的支配。雖然一開始的藥物治療有效，再加上每週的心理治療，她卻還是有遺留的症狀，而當天的記憶仍不斷侵擾她的生活。

莉蒂希雅的情況是典型的創傷後壓力症候群（ＰＴＳＤ）。雖然創傷後壓力症候群沒有完全有效而迅速的治療方式，但良好的飲食和心理及藥物治療，卻能在許多方面帶來症狀的改善。當然，不佳的飲食也可能使症狀惡化，讓恢復之路更艱辛。在本章，我們將探索創傷如何影響身體及大腦，以及創傷後壓力症候群的患者如何透過飲食來控制症狀，穩定朝復原之路邁進。

細菌健康生長，能增加身體反應力

大部分的人一生都經歷過一些創傷。摯愛的死亡、天災、性侵或慘痛的分手都可能留下傷痕。無論傷害是來自單一事件，或是緩慢發生，受到傷害的個人都面臨創傷後壓力症候群的風險。幸運的是，大部分經歷創傷的人不會發展成創傷後壓力症候群。但是不幸罹患病症的人，卻必須花漫長的時間與之奮鬥。症狀或許終將消失，但在許多案例中，卻會拖超過十年。更甚者，創傷後壓力症候群的症狀不一定會立刻顯現，有時甚至在創傷後幾年才會突然觸發。

正如我們在莉蒂希雅的故事所見，創傷後壓力症候群的症狀很多元。舉例來說，有些人或許會反覆出現事件的記憶，或是夢境受到干擾；有些人甚至會重新經歷創傷的當下。他們或許會有過度的驚嚇反應，對於突如其來的聲音過度反應，表現出強烈的震驚和恐懼。

這些症狀都和杏仁核的過度活化，以及前額葉與海馬迴的活動不足有關。杏仁核、前額葉與海馬迴都是腦部對恐懼反應、創傷處理和記憶的重要區域。大腦恐懼和記憶迴路會互相對話和傷害，使大腦陷入反覆經歷創傷事件的迴圈。

創傷的情境會透過HPA軸，自然觸發腦部的戰或逃反應，而你的直覺會幫助身體決定該如何面對壓力。由於創傷後壓力症候群會使創傷情境反覆浮現，因此會使HPA軸持續受到干擾。

前面已經看到，ＨＰＡ軸是腸道和腦部相連的路徑之一，這意味著創傷也會影響到腸道。**本書所討論的所有心理症狀中，創傷後壓力症候群的腦部和身體關聯是最緊密的，因為反覆的創傷循環會在脆弱的組織上不斷磨損**。創傷後壓力症候群帶來的生理症狀，從胃潰瘍到膽囊和腸道的疾病都有可能。

舉例來說，二〇一八年的一份統計研究，分析八項關於創傷後壓力症候群的研究，發現患者和正常人相比，更容易罹患腸躁症。雖然這些生理的症狀曾被駁斥為情緒異常造成的想像，但研究證實其關聯性確實存在，這讓我的患者覺得受到認同和肯定。

就像我們在其他心理狀況看到的，要逆轉創傷的影響，最重要的就是確保腸道的細菌都是健康生長的。當你餵食創傷的老鼠兩種特定的正常腸道細菌之一（鼠李糖乳桿菌或比菲德氏龍根菌），老鼠就會平靜下來。這類腸道細菌的調整，也會改變腦部的化學物質，特別是改善腦源性神經營養因子和Ｎ－甲基－Ｄ－天冬氨酸受體的反應，讓這些管理腦部生長和調適的受體再次正常運作。

可以把腸道的細菌想像成是對抗創傷的軟墊。假如細菌健康生長，就能幫助身體做出適當的反應。假如缺少細菌，壓力就會失去控制，並傳到身體其他部位。

錫安．海明斯（Sian Hemmings）在二〇一八年和團隊發現，無論是否發展為創傷後壓力症候群，暴露於壓力中的人都擁有相似的腸道細菌。然而，細微的不同之處在於，創傷後壓力症候群患者的放線菌、黏膠球形菌和疣微菌都較少。這三種細菌一直被認為是我們的「老朋友」。

老朋友的假說認為，在過去的社會中，人類的生活模式會促進特定的細菌生長，保護我們不受過敏或氣喘等發炎性疾病的傷害。隨著社會都市化發展，這些細菌的數量隨著我們和土地、動物及戶外環境的互動減少而顯著降低，導致發炎性疾病逐漸盛行（這個觀點又稱為「衛生假說」）。或許這些疾病中最令人困擾的類型就是心理疾病，從自閉症或思覺失調等發展型疾病，一直到焦慮症或創傷後壓力症候群等壓力相關的疾病。

假如這些細菌缺席，發炎狀況會失控，危害我們的大腦，並使我們暴露於創傷後壓力症候群的危險。更甚者，創傷後壓力症候群可能會造成大腦更嚴重的發炎，產生惡性循環。

舉例來說，即便騎在摩托車發生意外後的六個月，罹患創傷後壓力症候群的孩童或青少年，體內的白細胞介素-6和皮質醇濃度依舊很高，這兩者都是身體過度發炎反應的指標。

換句話說，當你感受到情緒上的痛苦，你的大腦就必須加以對抗，但過度的反應會造成發炎，反而對腦部帶來傷害。雖然這三種細菌的數量不如以往，但它們仍是控制大腦反應的重要因素。一旦缺席，你的大腦就必須獨立面對情緒痛苦的復原，這往往超出負荷。

除了限制腦部的發炎，這些細菌同時也是腸壁的守門員。然而，當壓力將它們擊倒，腸道和大腦的壁障就不再有效，而許多體內的化學物質也會因此改變（就如我們在第三章看到的「腸漏症」）。根據個人的脆弱程度，憂鬱、焦慮和創傷後壓力症候群是三種可能的後果。脆弱程度絕大部分取決於你吃或不吃的食物。在本章接下來的部分，我們將探索會使創傷後壓力症候群和壓力反應惡化的食物，以及能幫助強化腸道和大腦來對抗壓力的食物。

使創傷惡化的食物

想知道罹患創傷後壓力症候群的適當飲食，可以參考我的患者莉蒂希雅的例子。她第一次看診時，我就直覺認為她沒有針對自身的狀況正確飲食。詢問她的飲食習慣後，我注意到她最近才確診糖尿病。就像許多忙碌的職業婦女一樣，她沒有什麼時間煮飯，通常只能外食，而她的首選是連鎖速食餐廳福來雞（Chick-fil-A）。

她一週至少會外帶三次這間餐廳的豪華版三明治當晚餐，再搭配大份的薯條和一杯將近六百毫升的健怡可樂。雖然豪華版三明治的熱量是五百大卡，但其中四一％是脂肪、三四％是碳水化合物，只有二五％是蛋白質。大份的薯條有四百六十大卡，超過九〇％是脂肪和碳水化合物。總合起來，一餐大約一千大卡，是標準的兩倍，對糖尿病患者來說特別傷身。

莉蒂希雅知道自己的晚餐選擇不是最健康的，卻很難改變這項方便又令她滿足的習慣。

無論她是否意識到，但我懷疑創傷後壓力症候群也是造成她飲食問題的元凶。當你不需要面對創傷時，會有足夠的腦力花時間做出健康的選擇，但承受恐懼和痛苦回憶的大腦，就是全然不同的情況。那樣的大腦只想休息而已，而速食和汽水可以帶來一些安撫的效果，讓人無法自拔。

既然莉蒂希雅沒辦法完全戒掉福來雞，我建議她改點只有三百大卡的烤雞三明治（其中僅一七％是脂肪）。我也建議她不要吃超過五根薯條，嘗嘗味道就好，然後再完全戒掉。雖然一杯六百毫升的健怡可樂聽起來無害，其中卻含有超過一百毫克的咖啡因。我們在第三章讀過，咖啡因會使焦慮惡化，因此我建議她減少成三百五十毫升，或是換成氣泡水。我希望她慢慢戒掉咖啡因，才不會出現戒斷症狀，讓焦慮惡化。

莉蒂希雅遵循這個計畫，完全接受自己必須改變飲食習慣。她開始購買只用鹽和胡椒調味的烤雞，也為家人製作各式各樣的料理。舉例來說，她會端上半隻烤雞，搭配水煮花椰菜或切片的雞胸肉，以及健康美味的綠色沙拉、核桃，和孩子們愛吃的柑橘片。假如烤雞有剩，她會用生菜包起來當午餐。從店裡購買的健康烤雞，是轉換成逐漸在家自煮的第一步，慢慢排除不健康的油脂，並加入健康的碳水化合物，例如生鮮或水煮蔬菜中所含有的。

不到幾個月，莉蒂希雅發現自己焦慮的症狀顯著減輕。又過了幾個月，她覺得自己冷靜多了，也不會在半夜時全身盜汗。因此，她在早晨時能得到充分的休息。換成新的飲食，再搭配與治療師的固定對話治療，大約六個月後，她就能恢復良好的工作狀況，不再為創傷而恐懼。

一、高脂肪飲食

你或許注意到，莉蒂希雅的速食習慣符合兩項我們在第三章中討論的西式飲食特徵：高脂肪及高升糖指數碳水化合物。西式飲食對創傷後壓力症候群的患者造成的傷害特別嚴重，因此，就先來看看過多的脂肪帶來的影響（當我提到高脂肪飲食，指的都是飽和脂肪酸、反式脂肪、油炸物等不健康的脂肪含量較高者，而不是Omega-3、橄欖油等健康的脂肪）。

當動物食用典型的西部高脂肪飲食，就比較容易罹患創傷後壓力症候群。佩雅・凱妍－瑪希（Priya Kalyan-Masih）和團隊在二〇一六年證實這點。他們讓老鼠暴露在貓的氣味中，藉以模擬出「創傷」。他們餵食其中一組老鼠高脂肪的西式飲食，控制組則是脂肪含量較低的食物。一個星期過後，和控制組相比，高脂肪飲食的老鼠表現得更焦慮，而牠們的海馬迴體積也顯著縮小。

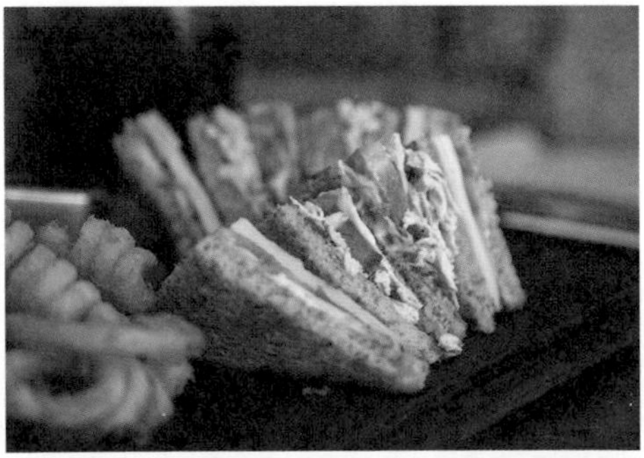

▲如果無法完全戒掉速食，可以改點卡路里較少的餐點。

既然已經有研究證實創傷後壓力症候群的患者，腦部的海馬迴會萎縮，這項研究顯示，高脂肪飲食會使情況惡化。在萎縮的狀態，海馬迴無法有效控管壓力荷爾蒙和大腦的恐懼反應。其他的動物實驗，也證實高脂肪飲食和創傷後壓力症候群的關聯性。

在人類的研究中，創傷後壓力症候群很明顯會影響代謝，導致過度進食和肥胖。舉例來說，美國男性的越戰退役軍人，有八四％都過重或肥胖，和一般人口比起來，是相當驚人的比例。我在臨床上也親眼看到許多退伍軍人的狀況。二〇一七年，我有幸擔任某間醫院的顧問，能直接和退伍軍人互動。我為他們開發一套烹飪課程，包含實際教學，以簡單而健康的食譜鼓勵他們在家下廚。

學者約翰．瓦藍帝（John Violanti）專研警察的壓力，本身也擔任紐約州的警長達二十三年。二〇〇六年，他和團隊針對警察的代謝症候群進行研究。代謝症候群指的是許多同時發生的症狀，會提升心臟疾病、中風和第二型糖尿病的風險。其症狀包含血壓升高、高血糖、腰部脂肪過多、膽固醇或三酸甘油酯異常以及肥胖。研究結果顯示，罹患嚴重創傷後壓力症候群的警察和較輕微者相比，得到代謝症侯群的比例幾乎提高三倍。

二〇〇七年，維客多．奇維格（Victor Vieweg）和團隊也進行相似的研究，發現和非患者相比，罹患創傷後壓力症候群的男性退伍軍人，有較高的身體質量指數（ＢＭＩ），通常都達到肥胖的程度。

二〇一六年，艾莉卡・吳爾芙（Erika Wolf）和團隊，研究創傷後壓力症候群和代謝症候群的關聯，想知道其對大腦的影響。團隊研究三百四十六位曾駐紮伊拉克或阿富汗的美國退伍軍人的腦部構造，他們想知道腦部皮質層的厚度，是否與創傷後壓力症候群和（或）代謝症候群有關。檢視數據後，他們發現代謝症候群患者的皮質層較薄，而創傷後壓力症候群則會使風險增加。

因此，假如你患有創傷後壓力症候群，那麼代謝症候群和腦部提早老化的風險就會提升。高脂肪的飲食或許能在短期緩解你的症狀，卻只會使健康問題更加惡化。面對退伍軍人的患者時，我常會感受到他們的妥協或無力，似乎戰爭的創傷已經削弱他們活下去的意志。他們不只深受身歷其境和焦慮的折磨，有些人甚至連自己的身體也放棄了，還有些人則苦於心理治療藥物的副作用，例如體重增加。某方面來說，我不希望建議他們減少攝取能帶來慰藉的食物。為什麼要剝奪他們少數的安慰？另一方面，攝取過多的脂肪形同自我毀滅，會從許多層面對腦部造成傷害。

創傷後壓力症候群的患者如果想要改善飲食，最好的方法或許是**把安撫的食物想成是某種味覺成癮**，**必須加以戒除才能紓解焦慮和保護大腦**。治療創傷後壓力症候群的患者時，我總是請他們把飲食中的脂肪想像成是大腦裡的淤泥，會堵塞在灰質的皺摺和縫隙中。這樣的畫面通常夠生動，能幫他們減少脂肪的攝取。

二、糖分和高升糖指數碳水化合物

糖分和高升糖指數碳水化合物對於受到創傷的大腦來說，同樣充滿毀滅性。二〇一〇年，貝蒂娜・諾瓦特尼（Bettina Nowotny）和團隊，檢視急性的心理壓力對葡萄糖代謝的影響，受試者是十五名罹患創傷後壓力症候群、經歷波希尼亞戰爭的難民。他們發現，急性的壓力會使餐後血液中的皮質醇和血糖升高。

這個結果與另一項研究相符：和罹患創傷後壓力症候群的女性和健康女性相比，罹患第二型糖尿病的機率高出兩倍。

類似的研究也證實，**創傷後壓力症候群可能是第二型糖尿病的風險指標**。事實上，創傷後壓力症候群和肥胖之間的關聯相當常見，讓研究者開始懷疑創傷後壓力症候群和糖尿病一樣，都屬於代謝疾病。或許這就是為什麼像莉蒂希雅這樣，同時罹患糖尿病和創傷後壓力症候群的患者並不罕見。

正因為創傷後壓力症候群患者也有罹患糖尿病的風險，飲用汽水和其他含糖飲料就會是問題。不幸的是，賈桂琳・赫斯（Jacqueline Hirth）和團隊在二〇一一年發現，在三千一百八十一名女性受測者中，罹患創傷後壓力症候群者，更可能在一天之內喝下超過一杯汽水。

高血糖會影響海馬迴對於壓力的應變能力。因此，當人們面對創傷，食用含糖的食物會削弱大腦應對壓力的能力。然而，正如我們在第二章讀到的，甜食並不是唯一會使血糖飆升的食物。高升糖指數的碳水化合物，例如馬鈴薯、白麵包和白飯，都可能有類似的效果。低升糖指數的食物則能避免血糖飆升。

因此，我們必須了解哪些食物容易使血糖升高。舉例來說，香蕉和蘋果的碳水化合物含量相同，卻比蘋果更容易使血糖升高，而水煮的番薯比起水煮的紅蘿蔔更容易使血糖升高。

雖然知道個別食材的升糖指數是好的開始，但我們會將食材組合成餐點，食材在組合後，對血糖的影響就會有所不同。舉例來說，金知英（Jiyoung Kim，音譯）和團隊在二〇一九年發現，雖然白飯是高升糖指數的食物，但若與雞蛋、麻油和豆芽混合食用，會讓米飯的升糖指數降低。對於將白飯這類碳水化合物當成主餐的文化而言，這點格外重要。

我在患者克舒爾（Kushal）身上親眼見證這點。他是來自斯里蘭卡的醫生，罹患創傷後壓力症候群。二〇〇四年，印度洋的地震在斯里蘭卡南部海岸引發海嘯，造成超過三萬人死亡。災難過後，克舒爾搬到波士頓，並因為諸多症狀求助於我。最輕微的地震都會使他陷入恐慌。他堅持要盡可能遠離海邊，而這影響到他的家庭生活。

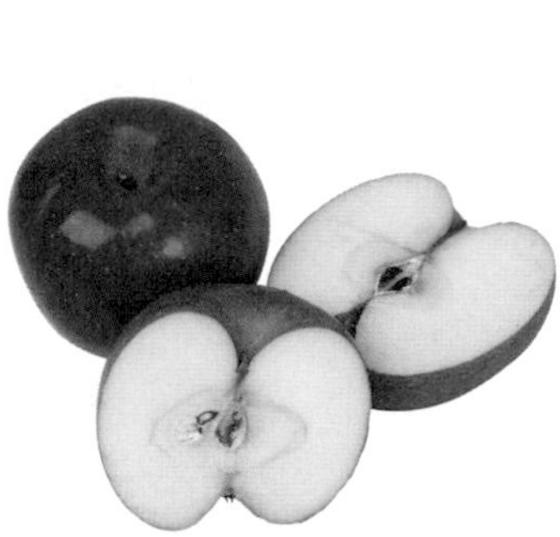

▲蘋果和香蕉的碳水化合物含量雖相同，但蘋果較不易使血糖升高。

身為醫生，他對創傷後壓力症候群很熟悉，但在藥物和心理治療上得到的成效卻相當有限。當他來找我時，我詢問他完整的飲食習慣，發現他很努力想遵循地中海飲食，這也反映出他的迫切程度。我問他為什麼要避開傳統斯里蘭卡食物，他說是因為創傷後壓力症候群和糖尿病之間的關聯，所以他盡量不吃白飯。斯里蘭卡食物的味道比較濃郁、辛辣，如果不配飯就很難入口。我很欣賞他對於改變飲食的決心，但這顯然沒有達到想要的效果。

當我告訴他不同的食材組合後，個別食材的升糖指數可能會改變，他的心情振奮了起來。我解釋道，**可以透過加入富含膳食纖維的食物、醋、豆類或乳製品，來降低米飯等食物的升糖指數**。事實上，一項研究發現，如此可以降低米飯二〇％到四〇％的升糖指數。

鬆了一口氣的他回到家中，烹煮自己最喜歡的斯里蘭卡料理。他也開始煮糙米。有時候，他會按照我的食譜準備花椰菜飯，在飲食中加入更多蔬菜。你無法想像我們再次見面時，他看起來有多快樂。

他一個星期會吃幾次傳統的家鄉菜，並驚訝的發現焦慮和創傷後壓力症候群都得到舒緩。接下來的三年回診，他的體重也都保持得很穩定。

雖然要知道每種食材組合的升糖指數並不容易，但我希望你理解為什麼光是把每種食材的升糖指數累加起來是不夠的。當然，即便是組合食材，你也必須注意碳水化合物的攝取量，並做出健康的選擇。

然而，克舒爾的故事也再次提醒我們，食物真的是重要的慰藉來源，對於受到創傷的人來說更是如此。只要你認真了解食物會如何影響你的身體和大腦，考慮自己身體的過敏狀況，並酌量食用不健康的食物，那麼找到合適的方式將喜歡的食物融入飲食，就會帶來正面的影響。

三、麩胺酸鹽

一千兩百多年來，人們都會使用麩胺酸鹽來提升食物的風味。麩胺酸鹽會為食物帶來「鮮味」。雖然鮮味不像酸、甜、苦、鹹那樣容易辨識，但也是舌頭能感知的五種基本味覺之一。麩胺酸鹽自然存在於許多食物中，但**最常用來為食物增添鮮味的方式，是烹煮時加入味精（MSG）這種添加物**。

關於味精是否有毒性，多年來爭議不斷。然而，在當代的營養學圈子裡，這個問題幾乎已經達成共識：大量的科學研究顯示，味精在正常分量使用時是安全的，有些研究甚至認為，它可以幫助食物在腸道中的消化和代謝。對於一般的成人來說，十公克的味精並不會提高麩胺酸鹽的濃度。因此，許多專家認為味精的風險，不過是危言聳聽。

然而，對於體質比較敏感的人來說，味精可能造成的問題包含腦部中毒。創傷後壓力症候群的患者，更可能受到過量味精的傷害，導致腦部發炎惡化，以及腦細胞破壞。麩胺酸鹽是刺激性神經傳導物質，會在神經細胞產生電脈衝。假如電脈衝過多，神經細胞間的連結就會受到干擾，而這種現象在海馬迴及內側前額葉皮質特別顯著，這兩個區域都和壓力反應的調控有關。

二〇一九年，伊莉莎白．布蘭德莉（Elizabeth Brandley）和團隊發現，低麩胺酸鹽飲食會對創傷後壓力症候群帶來影響。他們針對罹患創傷後壓力症候群、經歷波斯灣戰爭的退伍軍人進行研究，讓一半的受試者採取低麩胺酸鹽飲食，另一半的受試者則採取正常飲食。初步分析指出，低麩胺酸鹽飲食能有效降低焦慮和創傷後壓力症候群的症狀。

包含味精和其他麩胺酸鹽的食物，有魚露、蠔油、番茄醬、味噌、帕瑪森起司、鹹點、薯片、即食食品、蘑菇和菠菜。麩胺酸是麩胺酸鹽的前體，也有類似的效果，存在於海苔、起司、醬油、發酵豆類、番茄和肉類、海鮮等高蛋白的食物（要注意的是，許多高麩胺酸的食物都含有酪胺酸，可能會和單胺氧化酶抑制劑類的抗憂鬱藥物發生干擾，更詳細的資訊可以參考第九章）。

我們不該假定這些食物都會使症狀惡化，但創傷後壓力症候群的患者可以排除某些食物，看看症狀是否因此改善。即便你沒有受到創傷影響，不需要完全避開麩胺酸鹽，但還是可以遵循原則：不要太多，不要太少，適量就好。

吃這些，安撫受創的大腦

幸運的是，創傷的食療法並不只是應該避開什麼食物。接下來，就來看看可以幫助創傷大腦恢復正常功能的食物吧！

一、藍莓

二〇一六年，菲利浦・伊班奈瑟（Philip Ebenezer）和團隊研究藍莓的抗發炎效果，實驗的對象是因為創傷後壓力症候群而出現發炎反應，腦部前額葉和海馬迴也有自由基損傷的老鼠。其中一組在老鼠的食物中加入藍莓，控制組則採用正常無添加藍莓的飲食。研究發現，加入藍莓的食物會使腦部的血清素濃度提高，降低自由基和發炎狀況。

研究小組進一步探討實驗結果，發現藍莓的抗發炎作用或許比我們想像的更神奇。研究中被引發創傷後壓力症候群的老鼠，其 SKA2 基因表現較弱，而同樣的基因在自殺者身上的表現也較弱。雖然我們無法詢問老鼠自殺的意圖，但這樣的相似很可能不是巧合。值得注意的是，當研究者每天讓老鼠食用藍莓後，血液和腦部的 SKA2 濃度都有提升，甚至超過正常飲食的老鼠。

換句話說，藍莓或許會影響基因的負調控。我們需要更多的人類實驗才能確認，但在飲食中多加一些藍莓不會有壞處，因為藍莓本身就富含營養。我會建議每天加入半杯到一杯的分量。冷凍的藍莓和新鮮的一樣好，但要注意不能加糖、果汁或防腐劑。

二、Omega-3 脂肪酸

我們已經看了一些 Omega-3 對於心理健康的助益，而創傷後壓力症候群也不例外。許多研究都證實 Omega-3 對抗創傷後壓力症候群的效果。

二〇一九年，蕾莉．艾克蘭（Laiali Alquraan）和團隊發現，Omega-3 會保護罹患創傷後壓力症候群老鼠的大腦，特別是海馬迴的部分。

一項實驗發現，魚油的 Omega-3 能減輕東日本大地震搜救隊員的創傷後壓力症候群。

二〇一三年，松岡豐（Yutaka Matsuoka）和團隊，針對三百位因為機車意外而罹患創傷後壓力症候群的受試者進行研究，想知道血液中的 Omega-3 濃度是否和創傷後壓力症候群相關。結果，他們發現 Omega-3 的濃度越高，創傷後壓力症候群的症狀就越輕微。

我在患者萊思莉身上看到 Omega-3 對抗創傷後壓力症候群的力量。第一次見面時，我不知道她有創傷後壓力症候群，只知道她的焦慮達到最高點。她在一間忙碌的餐廳中擔任副主廚。假如你曾在那樣的廚房工作，就知道裡面的環境有多吵雜。鍋子和平底鍋滋滋作響，還有工作人員之間的吵鬧交談。盤子被用力放在桌上，杯子也是用摔的。對萊思莉來說，在那樣的環境工作很痛苦，所有的聲音變得難以忍受，任何突如其來的聲響都會讓她嚇一跳。

談話時，我意識到問題不只是工作的壓力而已。她回憶起八歲到十三歲間父親對她的性虐待，讓她痛哭失聲。雖然到大學後，她可以從父親身邊逃離，卻從未與他對質，也沒有向治療師以外的人提過這個創傷。她開始透過吃越來越多不健康的食物來撫平焦慮，讓體重不斷增加。每個星期總是會經歷幾次回憶閃現和惡夢，使她夜晚難以成眠，這又使她白天沒辦法工作。雖然藥物和心理治療有些幫助，但她還是痛苦不已。

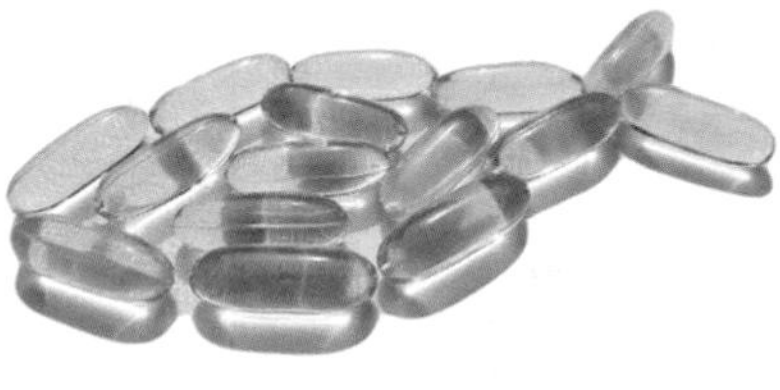

▲魚油的 Omega-3 可以減輕創傷後壓力症候群。

萊思莉的經歷讓人心碎，但不幸的是，童年的性虐待比人們想像的更常見。全世界有八～三一％的女孩以及三～一七％的男孩遭受過性虐待，這些受害者最後都會出現創傷後壓力症候群。

詢問萊思莉的飲食習慣時，她說自己是「肉和馬鈴薯女孩」，因為討厭魚類的氣味，所以很少吃魚。這是個問題，因為我知道她需要 Omega-3，而我們已經知道，魚類是 Omega-3 最棒的來源。

我推薦她多攝取**亞麻籽油、芥菜籽油和黃豆油**，並告訴她α－次亞麻油酸這種關鍵的Omega-3可以從植物中獲得，例如毛豆、核桃、奇亞籽和萊菔子。然而，在這些植物中不會找到其他類型的 Omega-3，例如二十碳五烯酸和二十二碳六烯酸。我鼓勵她選擇草飼牛，因為草飼牛的 Omega-3 含量較高（雖然牛肉不是好的來源）。我也建議她多吃 Omega-3 強化的食物，例如雞蛋、牛奶和優格。

假如你希望提高 Omega-3 的攝取，重點的法則如下：

- 多吃魚，特別是人工飼養、富含脂肪、來源可靠的魚類。
- 假如你是素食者，使用有機的芥菜籽油，並尋找 Omega-3 強化的食物。

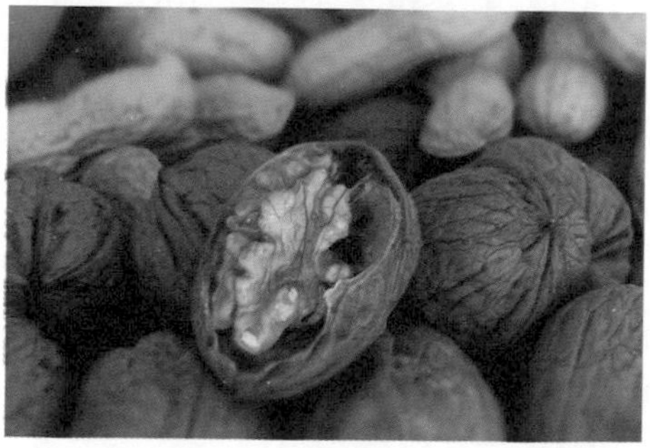
▲ α－次亞麻油酸這種關鍵的 Omega-3 可以從植物中獲得。

三、維生素E

在第二章中，我說明自由基對大腦帶來的傷害，造成的氧化壓力。自由基可能源自於正常的心理歷程、壓力或發炎，但也可能來自X光、臭氧、香菸、空氣汙染或暴露在工業化學物質中。

想想看，每次壓力滿載，對身體的傷害就和環境中強烈的汙染源一樣。慢性的創傷後壓力症候群，意味著你的大腦持續承受壓力，因此充滿自由基。

維生素E是身體對抗自由基的防禦機制之一。二〇一九年，卡蜜拉·帕奇妮（Camila Pasquini de Souza）和團隊發現，維生素E可以幫助罹患創傷後壓力症候群的老鼠，顯著降低牠們的焦慮程度，方式很可能是透過清除自由基。

我們在人體實驗也看到令人振奮的結果。許多針對腦部創傷患者的研究都顯示，**維生素E可以避免腦部受到進一步的損害**。這麼看來，真的應該推薦創傷後壓力症候群的患者攝取維生素E。

只要每天一大匙的小麥胚芽油，就可以帶給你足夠的維生素E。其他的維生素E來源包含葵花子、烘烤杏仁、榛果、花生醬、菠菜、綠花椰菜和生的番茄。

四、香料和自然補充品

銀杏是來自銀杏樹的果實，其中一項重要的效果，是避免細胞受到自由基的傷害。因此，銀杏對大腦的保護效果和維生素E相似。

賈莫·宣姆斯（Jamal Shams）和團隊進行為期十二週的研究，比較銀杏和安慰劑對符合創傷後壓力症候群診斷標準的受試者的影響。

受試者都經歷伊朗巴姆市六．三級的地震。他們發現和安慰劑相比，兩百毫克的銀杏更能減輕焦慮、憂鬱和創傷後壓力症候群的症狀。

由於沒有辦法從正常的食物得到銀杏的活性化學物質，所以必須在醫生的同意下服用補充品，補充品可以在藥局或健康食品的商店中購入。

或許可以把薑黃結合到飲食中，得到活性物質薑黃素的益處。當老鼠服用薑黃素後，就比較不會形成和恐懼相關的記憶，也比較不會觸發這類型的回憶。

雖然還沒有任何薑黃對人類創傷後壓力症候群的研究，但從我們目前探討過的益處來看，可說是值得一試。別忘了**在薑黃烹煮的食物中加入一撮黑胡椒**，因為前面提過，胡椒可以幫忙活化薑黃。

創傷後壓力症候群備忘錄

應該選擇的食物：

- 藍莓：一天二分之一到一杯。
- Omega-3 脂肪酸：魚類，特別是脂肪含量高的魚，例如鮭魚、鯖魚、鮪魚和沙丁魚。
- 維生素 E。

- 香料：薑黃。
- 補充品：銀杏。

應該避免的食物：

- 西式飲食的元素：壞脂肪含量高（紅肉、炸物、加工食品）和高升糖指數碳水化合物（白麵包、米飯、馬鈴薯、義大利麵和其他精緻澱粉製品）。
- 糖：烘焙食品、糖果、汽水，或是其他以糖或高果糖玉米糖漿調味的食品。
- 味精、麩胺酸鹽和麩氨酸：魚露、蠔油、番茄醬、味噌、帕馬森起司、鹹點、薯片、即食食品、蘑菇、菠菜、海苔、起司、醬油、番茄和高蛋白食物（肉類和海鮮）。

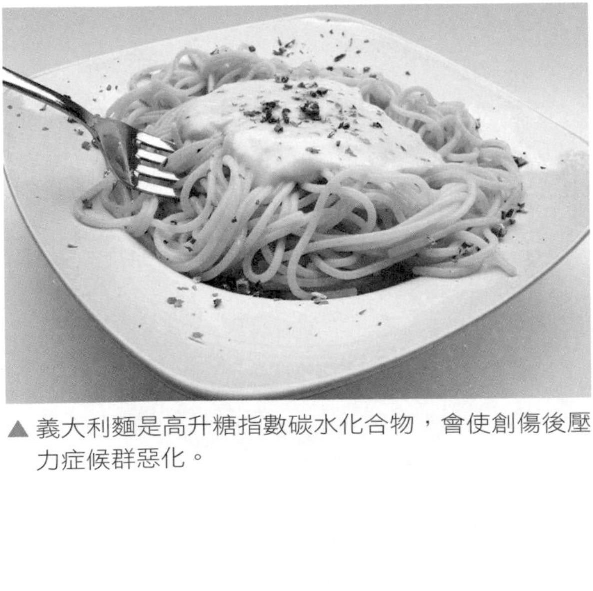

▲ 義大利麵是高升糖指數碳水化合物，會使創傷後壓力症候群惡化。

在前面的章節，我們也看到上列某些食物會帶來正面的效果。因此，我們必須規畫出個人專屬的營養計畫。

食譜　有效治療心靈創傷的菜單

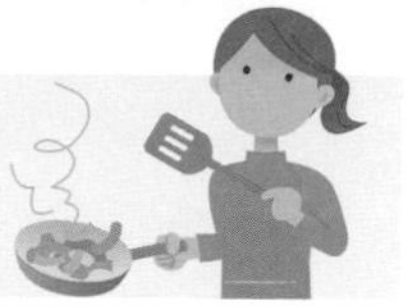

◉ 早餐：奇亞籽布丁佐堅果及莓果
（蔬食／無麩質／無乳製品）

用奇亞籽布丁為一天揭開序幕再好不過了，而且不需要任何早起的準備。由於成品必須在冰箱靜置隔夜，你可以前一天晚上做好，早上吃了就走。

分量：2 人份　準備時間：10 分鐘

材料： ½ 杯有機淡椰奶、½ 茶匙蜂蜜、½ 茶匙香草萃取物、¼ 茶匙肉桂粉、2 大匙奇亞籽、蔓越莓、藍莓、核桃或是其他水果及堅果。

做法：
❶ 椰奶倒入玻璃罐中，加入蜂蜜、香草和肉桂攪拌，上方撒上奇亞籽。
❷ 蓋上瓶蓋，仔細攪拌，直到奇亞籽與椰奶充分混合。
❸ 放入冰箱靜置隔夜。
❹ 放上堅果和莓果即可食用。

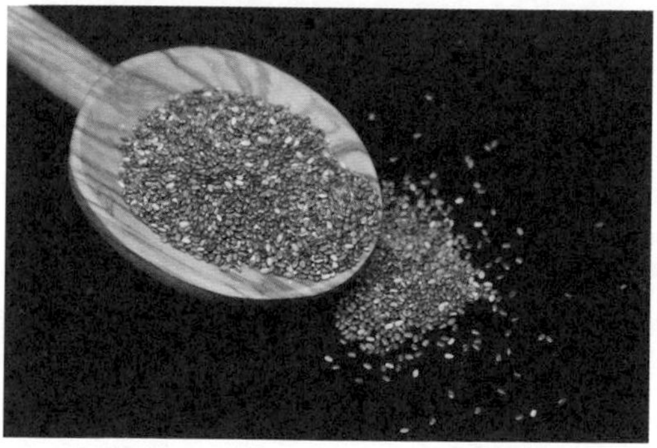

⊙點心：沙丁魚點心

（無麩質／無乳製品）

沙丁魚是良好的營養來源，特別是富含 Omega-3。購買時，最好選擇以橄欖油醃漬的，且一次食用不超過半罐（剩下的可以放在玻璃罐中隔天再吃）。

分量：分量：2 人份　準備時間：10 分鐘

材料：1 罐（約 113 公克）橄欖油沙丁魚、½ 顆番茄切丁、¼ 茶匙猶太鹽、½ 茶匙黑胡椒、½ 顆檸檬榨汁、1 大片蘿蔓生菜葉，切半。

做法：❶ 將沙丁魚罐頭的橄欖油瀝掉一些。

❷ 在小碗中混合沙丁魚、番茄、鹽巴、胡椒和檸檬汁。

❸ 以蘿蔓生菜葉盛裝，菜葉可以當成可食用的杯子。

⦿ 午餐：檸檬蒸花椰菜
（蔬食／素食／無麩質／無乳製品）

無論使用新鮮或冷凍花椰菜，這道配菜都十分簡單，不需要費什麼功夫。你可以用同樣的食譜做碗豆、白花椰菜、甜豆、紅蘿蔔、蘆筍和荷蘭豆。

分量：2 人份　準備時間：2 分鐘　烹飪時間：5 到 8 分鐘

材料：2 杯新鮮或冷凍花椰菜、1 顆檸檬、½ – 1 茶匙猶太鹽。

做法：
1. 花椰菜放入玻璃烤盤中，加入幾大匙清水。不加蓋放入微波爐中蒸大約 4 分鐘。花椰菜應會充分煮熟，沒有仍冰冷或未解凍的部分。接著瀝乾多餘的水。
2. 檸檬皮磨泥後均勻灑在花椰菜上，並擠一些新鮮檸檬汁。加入鹽巴調味即可上桌。

⦿ 午餐：香料烤雞胸肉
（無麩質／無乳製品）

雖然雞胸肉是健康的瘦肉蛋白質，但有時可能少了點味道。因此，加入香料不只對大腦有益，也可以增添風味。如果有多，也可以作為健康的沙拉佐料。

分量：2 人份　準備時間：5 分鐘　烹飪時間：40 分鐘

材料： 1 茶匙卡宴辣椒、1 茶匙薑黃粉、¼ 茶匙黑胡椒粉、½ 茶匙香菜末、½ 茶匙茴香粉、1 茶匙猶太鹽、½ 茶匙大蒜粉、¼ 杯橄欖油、2 份去骨去皮的雞胸肉（1 份約 170 公克）。

做法： ❶ 在小碗中混合香料，與橄欖油一起倒入大碗中。靜置幾分鐘讓香料與油混合。將醃料倒入雞胸肉，可以醃製 30 分鐘，或在冰箱放置隔夜。

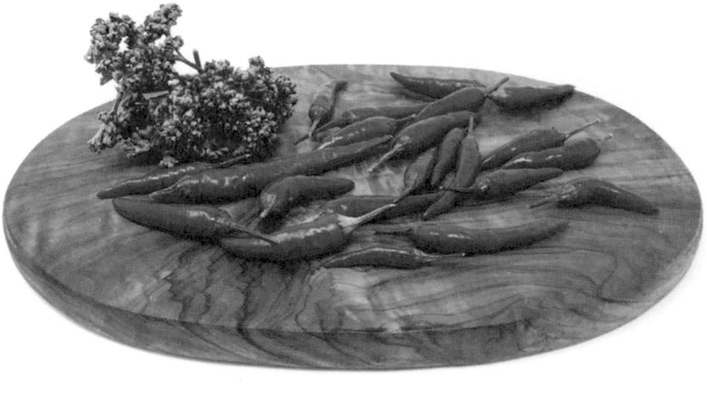

❷ 準備烹煮時，烤箱預熱至攝氏 200 度，在烤箱中央放入烤架。烤盤鋪上烤盤紙，放上雞胸肉，烘烤大約 30 分鐘，或是直到雞胸肉最厚的部分中心溫度達到攝氏 73 至 76 度。

❸ 烤好的雞胸肉靜置 10 分鐘即可上桌。

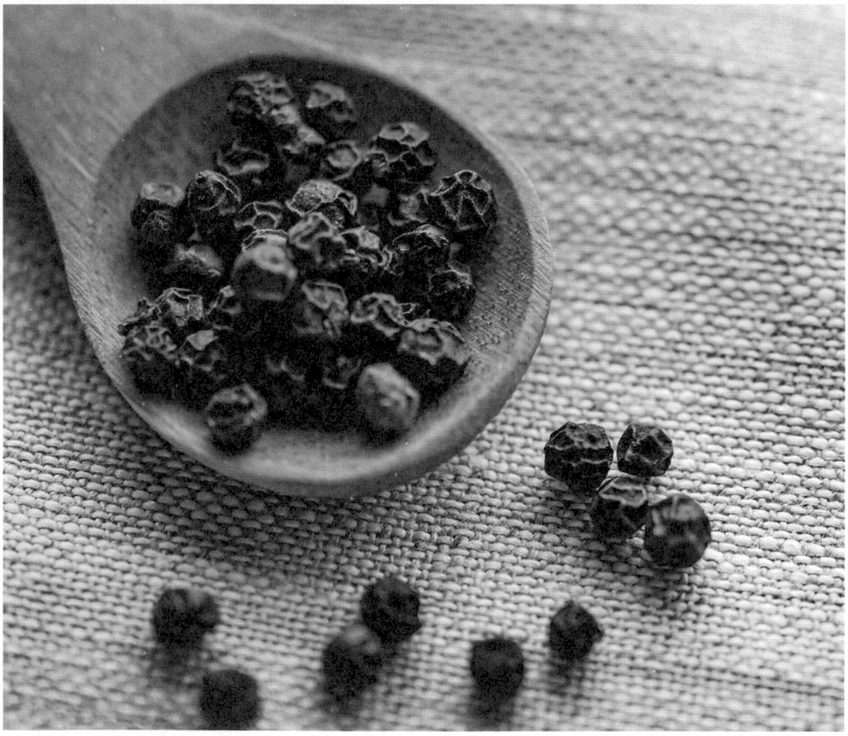

⊙ 晚餐：黑胡椒菲力牛柳佐嫩菠菜阿根廷青醬——（無麩質／無乳製品）

既然我們不該吃太多牛肉，菲力就是個好選擇，可以讓我們在最小的分量嘗到最多的美味。先炙燒再放入烤箱，可以得到焦黃的外觀和滑嫩、熟度均勻的內部。這道牛排可以搭配簡單的葉菜類沙拉，作為特殊的慶祝晚餐。

分量：1 人份（醬汁 6 份）　準備時間：20 分鐘
烹飪時間：40 分鐘

材料：牛排部分，1 份（六盎司、兩英吋厚〔按：1 盎司＝28.35 公克、1 英吋＝2.54 公分〕）菲力牛柳、1 茶匙猶太鹽、1 茶匙黑胡椒、1 大匙芥花油。

醬汁部分，1 杯新鮮平葉巴西里、1 杯新鮮嫩菠菜、½ 杯新鮮牛至、2 瓣大蒜、1 顆檸檬皮磨粉、1 大匙新鮮萊姆汁、1 大匙白酒醋、½ 杯橄欖油、¾ 茶匙猶太鹽，可依據個人偏好調整、¼ 茶匙黑胡椒，可依據個人偏好調整。

做法：

❶ 牛排蓋好後靜置於室溫 30 分鐘，至其溫度達到室溫。每個面都抹上鹽巴及胡椒，烤箱預熱至攝氏 218 度。

❷ 鑄鐵鍋中火將油加熱，牛排放入熱鍋中炙燒，每面約兩分鐘。

❸ 將熱鍋放入烤箱。三分熟烤大約 7 分鐘，直到肉內溫度達到攝氏 57 度；五分熟烤大約 10 分鐘，直到肉內溫度

達到攝氏 62 度。

❹ 將巴西里、菠菜、牛至、大蒜、檸檬皮、萊姆汁和白酒醋加入果汁機，用低至中轉速打到帶塊狀的濃稠狀態。淋上橄欖油，中轉速繼續攪拌。依個人喜好加入鹽和胡椒調味。

❺ 牛排達到理想的溫度後，從烤箱中取出，靜置 10 到 15 分鐘。淋上 2 大匙的醬汁即可上桌。

祕訣：青醬在冰箱中以密封玻璃罐存放，可以保存至少一星期。可以用青醬來調味烤雞或豬排。也可以搭配烤蔬菜。

第5章

注意力不足，要減少麩質和乳製品攝取

桑傑當時三十歲，是個電腦程式設計師，因為過度強烈的憂慮和恐慌發作，被轉介到我的診間。他在工作時不斷陷入麻煩，錯過幾次截止期限，別人詢問他的表現時，他又不敢說出自己的心理問題。因此，他時常會翹班，而曠工的狀況只會讓一切更糟。他的團隊主管認為問題出在他的惰性，並質疑他盡本分的能力。他隨時都有可能會丟掉飯碗。

藥物雖然有幫助，但面對必須完成的任務時，他還是時常拖延。和他討論工作和生活的狀況時，我開始懷疑他罹患注意力不足過動症（ＡＤＨＤ）。從了解他的過去開始，我們發現他似乎從高中就開始出現症狀，但老師和團隊都認為他是因為固執、不服從，或是不夠聰明的關係。

他開始進行興奮劑藥物治療（利他能，Ritalin），並對於飲食做出一些調整，終於成功保住工作，甚至可以說是拯救他的人生。他不再衝動飲酒，憂鬱和沮喪的程度降低，世界似乎開始得到控制。他不再吃垃圾食物、加工食品和汽水，而是開始吃原型食物。他可以專注在工作的任務上，成為團隊不可或缺的一分子。最重要的是，人們不再認為他「愚蠢」，讓他鬆了一口氣。

像桑傑這樣的例子並不罕見。在這個時代，我們的注意力不斷受到攻擊。手機跳出的訊息提示、社群網站永無止境的嘈雜，以及工作和私生活連環轟炸的各種資訊，都讓我們很難保持專注。手機能接收電子郵件，代表工作一天二十四小時都能找上門。就算對大腦非常健康的人來說，這都夠讓人挫折。假如你罹患注意力不足過動症，又必須面對這些令人分心的事物，就很容易感到崩潰、被孤立。

注意力不足過動症的特徵包含難以集中注意力、過動和衝動，但每個患者表現出來的模式都不同。對某些人來說，學習變得格外困難，另一些人的主要症狀則是情緒不穩定、焦慮和反抗行為。

注意力不足過動症越來越常見，大約每二十五人中就有一人被診斷出此症狀。注意力不足過動症通常在幼年發作（雖然有些人發作時間較晚），但通常會持續數年。幼年時發作的患者，有六五％的症狀會持續到成年。就像我們在桑傑身上看到的，注意力不足過動症會影響一個人的工作能力、日常生活和社交活動。

雖然注意力不足過動症可以透過藥物或心理治療來處理，但通常不容易治療。因此，治療再加上飲食的介入會很有幫助。在這個章節裡，我們將探討注意力不足過動症，檢視腸道和大腦的互動，並認識會帶來幫助或傷害的食物。

注意力不足過動症和我們其他討論的病症不太一樣，其中一項特色是通常在幼年時就被診斷確診。雖然我也看過許多像桑傑這樣的成年患者，但注意力不足過動症時常在幼年時發作，為罹患此症的孩童帶來許多考驗。同樣的情況也發生在下列這兩種密切相關的疾病上：感覺統合障礙和自閉症類群障礙。

我之所以能與你分享這本書，主要是因為治療成年患者的臨床經驗。雖然本章引用的一些研究是以孩童為主，但我畢竟不是兒童心理學家，所以不會太深入討論幼年的注意力不足過動症或是其他病症。不過，原型食物和健康的飲食，對兒童和成人都同樣有益。

注意力不足過動症患者，腸胃症狀多

假如你有注意力不足過動症，你的大腦不同區域間的連結就會發生混亂，尤其是負責「思考」的前額葉皮質和紋狀體。此外，腦部的化學也會受到影響，特別是腦部的化學物質多巴胺，以及負責戰或逃反應的荷爾蒙去甲腎上腺素。

雖然治療注意力不足過動症的藥物，通常會提升多巴胺和去甲腎上腺素的濃度，但我們漸漸了解到，治療此病症不只是提升這些化學物質的濃度那麼簡單，還牽涉其他的腦部化學物質，例如γ－氨基丁酸和血清素。雖然要完整解釋大腦化學物質如何影響注意力不足過動症，會超過本書的範疇，但我們可以清楚知道，注意力取決於這些因子間精密的平衡。

那麼，假如注意力不足過動症會造成腦部化學物質的失衡，腸道又扮演怎樣的角色？多巴胺或去甲腎上腺素等較大的分子無法穿越血腦障壁，代表這些分子被侷限於腦部。然而，它們是由前體分子所構成，而前體分子可以穿越屏障。前體分子在何處生成？你應該猜到了：腸道。

腸道細菌在注意力不足過動症扮演重要的角色，負責合成許多化學前體。腸道不同的細菌會產生不同的化學物質，意思是假如細菌改變，大腦的化學穩定性就會受到干擾。就如其他病症的情況，腸道細菌的多元性如果降低，就可能造成很大的問題。

二〇一七年，伊瑟・雅特（Esther Aarts）和團隊，探討注意力不足過動症患者和健康的人，其腸道微生物群系的不同。和控制組相比，注意力不足過動症患者的腸道，負責生成苯丙胺酸的細菌數量較多，而苯丙胺酸是合成多巴胺和去甲腎上腺素的基石。

研究者接著檢視兩組受試者的大腦對於獎賞的反應。注意力不足過動症的一項特性，就是大腦對於獎賞的期待性較低。換句話說，就是患者受到誘因吸引，而出現特定反應的動機較為低落。不意外的，研究者發現注意力不足過動症患者的腦部，在接受獎勵時較不活躍。更甚者，大腦對獎勵的反應越少，腸道中生成苯丙胺酸的細菌數量就越少。研究的結論是，注意力不足過動症的患者，必須有更多生成苯丙胺酸的細菌，才能代償腦部的反應。

這是化學與細菌反應高度簡化的說明，卻可以幫助我們大概了解關於注意力不足過動症的重要科學研究。即使是在這些重大研究中，研究者也明白，他們唯一得到的肯定答案是：腸道的「混亂」和腦部的「混亂」相關。

除了研究的神經性問題之外，注意力不足過動症也可能造成生理症狀。二〇一八年，一項研究發現，和控制組相比，兒童注意力不足過動症的患者較常出現兩種腸胃道症狀：便祕和脹氣。此研究將患者的腸胃道功能障礙和微生物群系的改變做連結。

對抗注意力不足過動症，需要結合適當的醫療和飲食。接下來，就來看看哪些食物會對努力恢復注意力的患者帶來傷害吧。

造成注意力不足過動症惡化的食物

我最近為一名二十歲的大學生蘇西進行評估。蘇西很聰明也很努力，但即便她負責任又活潑，成績卻在大四那年開始下滑，人也變得憂鬱、低落。她的胃也時常感到不適，而她只認為這是人生的一部分。她更小的時候就被診斷出注意力不足過動症，雖然利他能這款藥物在過去幫助她專注於工作，藥效卻隨著抗藥性增加而降低。

蘇西認為問題出在她的寢室令她分心，但她也承認，居住環境和她表現較好的學期相比，並沒有太大的變化。我注意到她的飲食開始轉向安撫性的食物。她告訴我，她的早餐一般都是沖泡麥片加牛奶，午餐通常包含麵包和義大利麵。她整天都會不時吃些起司塊當點心，一週至少有三天晚餐會吃披薩。不需要專業營養學家也能看出，她吃進大量的乳製品和麩質，這兩種營養成分會使注意力不足過動症的症狀更加惡化。

一、麩質

就像我們在第三章的焦慮症中所看到的，注意力不足過動症和麩質不耐及乳糜瀉有明確的關聯。二〇〇六年，赫姆特・奈德赫夫（Helmut Niederhofer）和克勞斯・皮雪勒（Klaus Pittschieler）針對年齡分布廣泛的受試者進行分析，想確認注意力不足過動症和乳糜瀉之間的關聯。他們在研究開始前，先檢測受試者的注意力不足過動症狀，然後再給予長達六個月的無麩質飲食。研究發現，罹患乳糜瀉者，更容易有注意力不足過動症，而無麩質的飲食會在六個月的期間過後改善患者的症狀。

蘇西的乳糜瀉檢測結果是陰性，但即便沒有乳糜瀉，也可能對麩質敏感，這種情況稱為非乳糜瀉的麩質敏感。雖然非乳糜瀉麩質敏感和注意力不足過動症之間的關聯尚未有定論，但許多研究都指出，兩者之間的確有關係。

在某些案例中，就像第三章的「沉默乳糜瀉」患者雷克思，麩質敏感可能造成神經和心理的症狀，卻未出現任何相對應的消化症狀。人們通常會將麩質敏感與消化問題連結，因此假如沒有胃部的不適或腸道症狀，就不會想到麩質是使注意力不足過動症惡化的原因之一。

關於麩質敏感和大腦功能失調之間有關的原因，我們至今仍不清楚。二〇〇五年，帕薇・平內尼（Päivi A. Pynnönen）和團隊，針對罹患乳糜瀉青少年的行為問題進行評估。他們發現青少年乳糜瀉患者血液中的色胺酸濃度明顯較低。患者進行三個月的無麩質飲食後，研究者發現他們的心理症狀和基準線相比，有顯著的降低，巧合的是，乳糜瀉的狀況也跟著減輕，血清素的前體腦部化學物質，例如酪胺酸、色胺酸和其他胺基酸，則顯著增加。

研究的結論是，注意力不足過動症造成的行為問題，或許有部分的原因是缺乏特定重要的前體胺基酸，而停止食用麩質則能夠改善。在某些人身上，無麩質飲食可以幫助身體增加生成血清素的前體，而血清素是影響注意力不足過動症的神經傳導物質之一。

我鼓勵蘇西開始進行無麩質飲食，而益處很快就出現。蘇西攝取的麩質主要來自麵包、披薩和義大利麵，但許多加工食品和酒精飲品也都含有麩質。多虧人們對無麩質飲食的意識逐漸提升，如今已經有大量無麩質飲食的選項，也讓蘇西不需要因此戒掉她喜歡的食物。改掉麩質飲食的習慣後，蘇西的大四生活得以回歸正軌，並如願畢業。

二、乳製品

蘇西的飲食同樣含有大量乳製品。食用大量乳製品意味著食用大量酪蛋白，可能會導致注意力不足過動症惡化。酪蛋白是牛乳、起司、優格和冰淇淋等乳製品中主要的蛋白質，但也出現在許多乳製品的替代品中，例如奶精和人造奶油。

並非所有的酪蛋白都相同。主要的型態稱為β－酪蛋白，分成A_1和A_2兩種。一般的牛乳都含有這兩種酪蛋白，但研究顯示，**A_1蛋白可能會對腸道造成傷害，而A_2蛋白則相反**。

二〇一六年，由孫建勤（Sun Jianqin，音譯）所領導的團隊針對四十五名受試者進行實驗。受試者先飲用含有A_1及A_2酪蛋白的牛乳，然後再飲用僅含有A_2的。研究者發現，當受試者飲用含有有A_1蛋白的牛乳時，腸胃的發炎狀況較為嚴重，思考速度較慢，在資訊處理的測驗中也犯下比較多的錯誤。似乎A_1蛋白會使他們的思考渾沌，而注意力不足過動症的患者承受不了這樣的影響。

該研究甚至指出，乳糖不耐症的成因可能是對A_1酪蛋白敏感，而非對乳糖本身敏感。雖然關於A_1牛乳除了偶爾的腸胃問題外，是否會造成其他負面影響，還有待更多研究，但顯而易見的是，注意力不足過動症的患者，對於自身酪蛋白的攝取應該要更謹慎。

幸運的是，市面上已經能買到僅含A_2蛋白的牛乳。北歐乳牛品種的牛乳通常含有比較豐富的A_1蛋白，例如荷斯坦、弗里斯藍、艾爾夏和英國短角牛。牛乳富含A_2蛋白的品種則主要來自海峽群島和法國南部，例如根西島、澤西、夏洛萊和利木贊牛。當然，從乳牛品種來挑選牛乳有些不切實際，但許多商場和

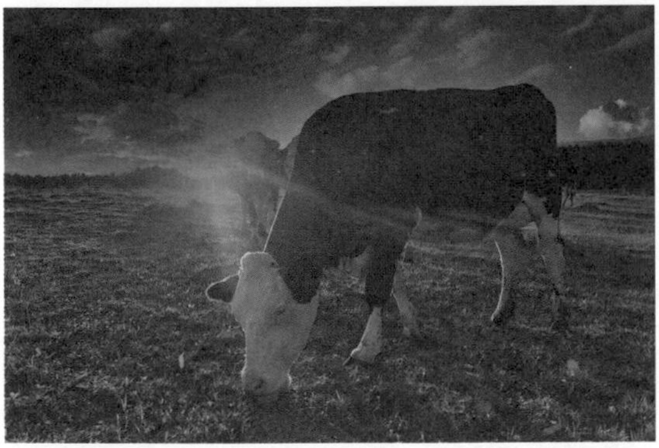

▲ 從乳牛品種挑選牛乳有些不切實際，但許多商場和網路商城，都提供僅含A_2蛋白的牛乳。

網路商城，都提供僅含A_2蛋白的牛乳。

雖然能選擇A_2蛋白的牛乳很好，但我們食用的乳製品還包含許多起司、優格、奶油和調理食品，因此想完全排除A_1酪蛋白，還是需要對飲食做出大幅的改變。值得注意的是，綿羊和山羊的奶通常都是A_2奶，會讓我們選擇起司和優格時容易一些。你也可以試試堅果奶和堅果優格來避開酪蛋白。

三、糖

你應該聽過糖會讓人（特別是孩童）過度亢奮，也因此產生糖會造成或觸發注意力不足過動症的觀點。糖的確會透過許多方式影響注意力不足過動症。舉例來說，糖會使腎上腺素分泌增加，導致心跳加速、血糖提高，因此造成過動症狀惡化。由於糖會使腦部對多巴胺的敏感度降低，可能會強化注意力不足過動症患者常見的衝動行為。

雖然許多家長和老師都堅信，可以透過限制糖類攝取來改善孩童的行為，但近期的研究指出，糖類導致注意力不足過動症是個錯誤的觀念。

二〇一九年，碧安卡・德－龐帝（Bianca Del-Ponte）和團隊，針對六歲到十一歲之間的孩童進行研究，調查高糖分攝取是否與注意力不足過動症有關。透過訪問和飲食控制，研究者得以計算參與孩童實際的蔗糖攝取量。受過專業訓練的訪問者則蒐集足夠資訊，判斷孩童是否符合注意力不足過動症的標準。

雖然他們發現高蔗糖攝取，在六歲注意力不足過動症的男童身上，的確較為常見，但在其他年齡和性別族群中都沒發現這樣的影響。改變六到十一歲孩童的蔗糖攝取量，也同樣無法影響男童和女童出現注意力不足過動症的機率。

總結來說，研究者認為糖類的攝取不會導致注意力不足過動症。假如其中存在任何關聯性，就只是注意力不足過動症的孩童或許吃比較多糖而已。雖然有其他研究顯示，糖類攝取（特別是含糖飲料）與注意力不足過動症有關，但近期的研究，大部分都支持糖類並不會導致注意力不足過動症。

即便證據顯示，糖類在過動上扮演的角色並不如大眾認為的那麼重大，但糖類對於生理或心理的健康依然沒有什麼好處。因此，我還是建議任何年齡層的注意力不足過動症患者限制糖分的攝取。

四、食用色素、添加物和少食飲食法

關於食物對於注意力不足過動症影響的研究，最早可以追溯到四十年前，小兒過敏科醫生班傑明・法因戈爾德（Benjamin Feingold）提出假說，認為人工食品添加物（色素和味道）和富含水楊酸鹽類的食物，或許都會使兒童注意力更不集中，也更靜不下來。

水楊酸鹽類化學物質自然存在於某些水果、蔬菜、咖啡、茶、堅果、香料和蜂蜜中。我們會將水楊酸鹽經過合成，運用在藥物中，例如阿斯匹靈、次水楊酸鉍片（Pepto-Bismol）等產品。

一九七六年，法因戈爾德設計排除添加物和水楊酸鹽的飲食，這後來被稱為法因戈爾德飲食，有些人則稱為K－P飲食（Kaiser Permanente diet）。雖然這種飲食法早期很受歡迎，但人們其實並不了解其帶來的影響。

之後有許多研究都追隨法因戈爾德醫生的腳步，探討無人工色素飲食的影響，最終創造出屏除許多食物和添加物的「少食飲食法」。此種飲食本質上是一種去過敏原飲食法，這樣的飲食類別，最早是在一九二六年由食物過敏學家亞伯特・羅爾（Albert Rowe）提出，如今依然廣為應用。去過敏原飲食法會一次排除一種潛在的過敏原，並謹慎記錄症狀的變化，再逐一將食物添加回去。

一九八三年，一項整合分析研究發現，法因戈爾德飲食對注意力不足過動症的影響其實相當微小，因而質疑過敏原排除飲食法，對於改善注意力不足過動症的實際效益。然而，另

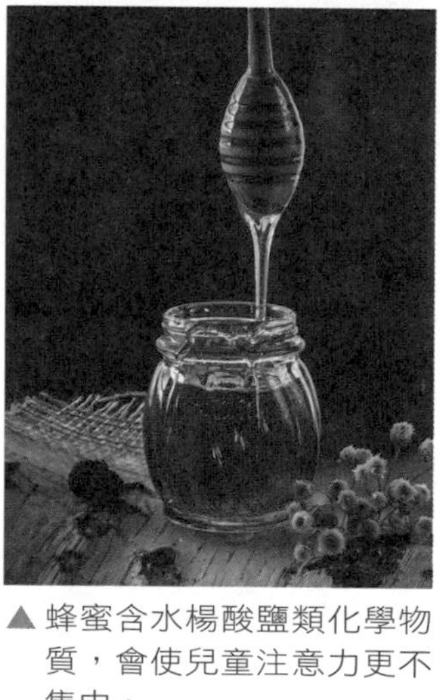

▲ 蜂蜜含水楊酸鹽類化學物質，會使兒童注意力更不集中。

一項二〇〇四年的整合分析，僅探討品質較高的研究，發現在父母的觀察中，排除食用色素似乎能改善注意力不足過動症，但在師長和其他照顧者的觀察中並非如此。

就像前面關於糖類的討論，這說明父母對注意力不足過動症觸發源的概念，並不一定與研究相符。雖然父母的確可能做出錯誤的連結或是懷抱強烈偏見，但我不認為可以就這麼對他們的觀察棄若敝屣。

二〇一二年，朱爾．尼格（Joel Nigg）和團隊的整合分析，以及二〇一七年利迪．佩爾瑟（Lidy Pelsser）的整合分析都顯示，排除食物色素添加物的飲食，對於某些注意力不足過動症的兒童有益，並判斷大約一〇％到三〇％的患者都可能有這樣的反應。

雖然這些過敏原排除飲食法無法完全根除注意力不足過動症，但假如患者的症狀無法因為比較溫和的飲食法而改善，或許還是值得考慮。

提升注意力的食物

初步的研究顯示，有些食物或許能改善注意力不足過動症的症狀。在深入探討特定的營養成分之前，值得一提的是研究已經證實，總體的飲食介入能有效預防注意力不足過動症。換句話說，重要的是我們必須吃健康而多元的食物。舉例來說，有些研究顯示，地中海飲食對注意力不足過動症很有幫助，我們在第二章已經討論過這種飲食法。

二〇一七年，亞麗珊德拉・里約－赫南德斯（Alejandra Ríos-Hernández）和團隊，針對一百二十位兒童和青少年進行研究，發現未遵循地中海飲食的受試者，比較容易罹患注意力不足過動症。其他研究也顯示，對地中海飲食的偏離與注意力不足過動症有關。

除了地中海飲食外，還有一些食物及營養素能幫助對抗注意力不足過動症。

一、早餐

對我所有的患者來說，早餐是很重要的一餐，這樣他們每天早上才有足夠的能量啟動大腦和身體。然而，對注意力不足過動症患者來說，治療過動症的興奮劑可能會削弱食慾，因此他們早上未必會感到飢餓。我的患者們都認為，建立吃早餐的習慣會有幫助。

二〇一七年，大衛・甘迺迪（David O. Kennedy）和團隊探討，對於注意力不足過動症患者來說，早晨攝取怎樣的營養會有益。他們為這項實驗設計非商業性的營養補充棒（含有α－亞麻酸、酪胺酸、茶胺酸、維生素、礦物質和二十一・五毫克的咖啡因），比較九十五名受試者吃完後的認知功能和控制組是否有差異，實驗為期五十六天。

接著，他們比較受試者在吃之前、吃完四十分鐘和一百六十分鐘的認知功能。他們發現在所有的測試中，吃下營養棒的受試者注意力比較集中，並且可以比較快速的處理訊息。

目前還不清楚是營養棒的哪一種營養素帶來幫助，當然，你也無法買到和這項研究完全相同的營養棒，畢竟配方是特調的。有鑑於市售的早餐營養棒通常添加太多糖和精緻碳水化合物，所以不是早餐的好選擇。

假如沒辦法吃原型食物，或許比較好的方式是打一杯果昔。本章後面的巧克力蛋白質果昔食譜經過精心設計，可以提供類似實驗中營養棒的營養素，讓你在早晨得到足夠的精神提振，來對抗注意力不足過動症。

二、咖啡因

前一部分提到的早餐棒研究中，有一項值得注意的因子：咖啡因。在動物身上，咖啡因被證實能提升注意力和記憶力，而一項二〇一一年的研究則指出，茶類有機會治療成年人的注意力不足過動症。或許茶類中的咖啡因能提升人的動機、警覺性、效率、集中力和認知表現。另一方面，咖啡因卻也可能造成過度激動性，因此不應該過量攝取。

我們在第三章焦慮症的部分也討論過，咖啡因的攝取量很重要。指導原則是成年人一天不該攝取超過四百毫克。即便對兒童可能有益，我也不建議讓兒童攝取咖啡因，因為要為兒童較小的身體設定安全劑量太困難了。

三、多酚

二〇一八年，安娜麗・維蕾特（Annelies Verlaet）和團隊發現，膳食多酚等天然的抗氧化劑，對於改善注意力不足過動症有益，能減輕腦部的氧化壓力。許多研究也顯示，注意力不足過動症患者腦部組織的氧化壓力風險較高，可能會造成腦細胞的傷害，並改變神經傳導物質（如多巴胺）的濃度和電信號的傳遞，使病況惡化。由於患者似乎天生缺乏對抗氧化壓力的部分能力，他們應該盡可能透過食物來攝取抗氧化劑，以達到減輕症狀和保護腦細胞的效果。

多酚是一種重要的抗氧化劑，能透過化學作用，減輕身體免疫反應的壓力。多酚同時也能激發其他對大腦有幫助的生物反應，例如影響神經元的存活及再生。

富含多酚的食物包含莓果、櫻桃、茄子、洋蔥、羽衣甘藍、咖啡和綠茶。

四、膳食微量營養素

一些動物和人體的研究指出，假如缺乏鋅，就可能導致過動。缺乏鋅和兒童注意力不足過動症有關，部分的原因是，鋅缺乏會使依賴多巴胺的腦部迴路活動減少。其他研究則顯示，罹患注意力不足過動

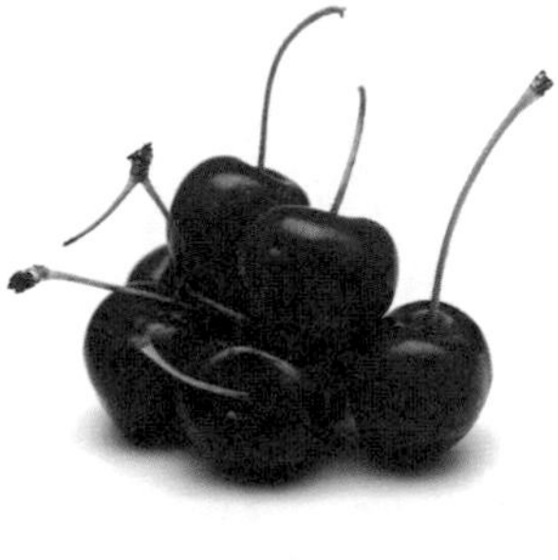

症的兒童和控制組相比，鐵和鎂的濃度較低，這兩者都參與多巴胺的合成。

二〇一七年，金振英（Jin Young Kim，音譯）和團隊，針對三百一十八名健康的孩童進行研究，想知道飲食是否對認知造成影響。他們採用符號數字模組測驗，檢測受試者處理訊息的速度，藉以判斷飲食中的何種元素會帶來助益。他們發現，攝取維生素C、鉀、維生素A_1和堅果，都會提升測驗的表現。此外，**受試者吃的蘑菇越多，理性思辨的能力就越高，而麵條和速食則會對測驗表現帶來負面影響**。

顯然的，能集中注意力對於成功來說至關緊要，無論你是在發展閱讀、思考和社交能力的幼稚園孩童；像蘇西那樣為了考試和論文努力的大學生；或是像桑傑那樣從事高壓緊湊工作的成年人來說都是如此。雖然利他能或阿得拉（Adderall，臺灣未代理）等藥物，對於有需求的人來說可謂神助，卻也伴隨著風險，可能會形成依賴性，也具有成癮性。

假如你有輕微的注意力不足過動症狀，我會鼓勵你依循前面的建議來改變飲食，看看腦部和腸道之間自然的連結強化之後，是否能讓心智更清晰。

即便藥物對你來說有效，還是可以再搭配這些飲食法則，讓我們的內心更清楚和冷靜。

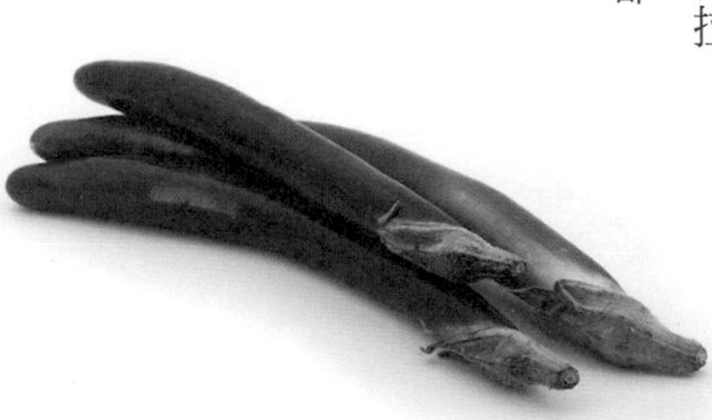

注意力不足過動症備忘錄

和憂鬱症一樣，地中海飲食對於改善注意力不足過動症有幫助。

應該選擇的食物：

- 早餐：注意力不足過動症的患者要以健康的方式展開一天，可以試試來一杯果昔。
- 咖啡因：雖然咖啡因對注意力不足過動症有益，但攝取量應維持每天四百毫克以下。
- 多酚：莓果、櫻桃、茄子、洋蔥、羽衣甘藍、咖啡和綠茶。
- 維生素C和B_1。
- 礦物質：鋅、鐵、鉀和鎂。

應該避免的食物：

- 麩質：假如你有乳糜瀉或非乳糜瀉麩質敏感問題，就該避免所有的小麥製品，例如麵包、披薩、義大利麵和許多酒精飲料。
- 乳製品，特別是含有A_1酪蛋白者。我建議讀者飲用或使用A_2牛乳製品、堅果奶，或是綿羊或山羊奶。

- 糖：雖然糖類被誤會為注意力不足過動症的元凶，但最好還是限制攝取，避開烘焙食品、糖果、汽水，或是其他添加糖或高果糖玉米糖漿的食品。
- 食用色素及添加物：如果比較溫和的飲食改變，無法改善注意力不足過動症狀，則可以遵循法因戈爾德或過敏原排除飲食法，排除色素和添加物。

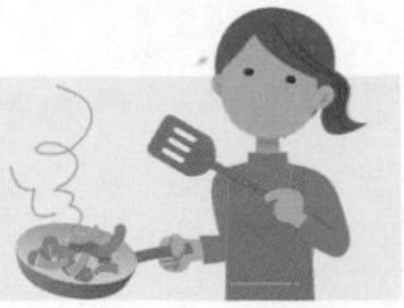

⦿ 早餐：巧克力蛋白質果昔
（蔬食／無麩質）

第 5 章中，我們提到一份關於特殊配方早餐營養棒的研究，目標是改善注意力不足過動症的症狀。在這裡，我將此配方改良成美味的果昔，帶來許多相同的效益。

分量：1 人份　準備時間：10 分鐘

材料：1 杯無糖杏仁奶、1 大匙核桃、1 匙香草乳清蛋白、1 大匙亞麻籽粉、1 茶匙有機即溶咖啡粉、1 茶匙天然（未經鹼化）可可粉、1 大匙椰子脆片、½ 茶匙蜂蜜、¼ 顆酪梨。

做法：❶ 將原料放入果汁機中，加入 ¼ 杯冰塊，然後混合。

❷ 假如覺得果昔太濃，可以加更多水或冰塊。享受吧！

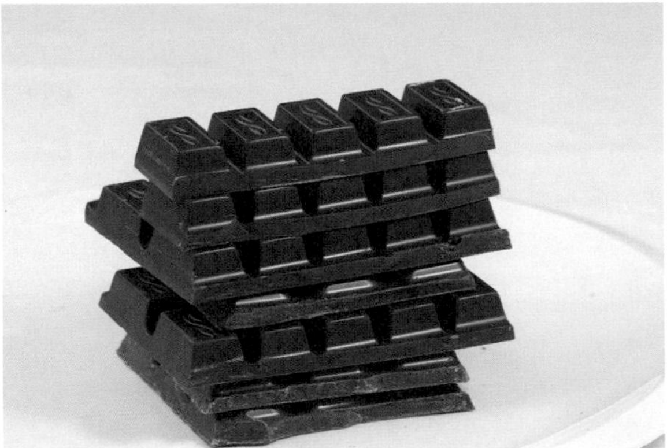

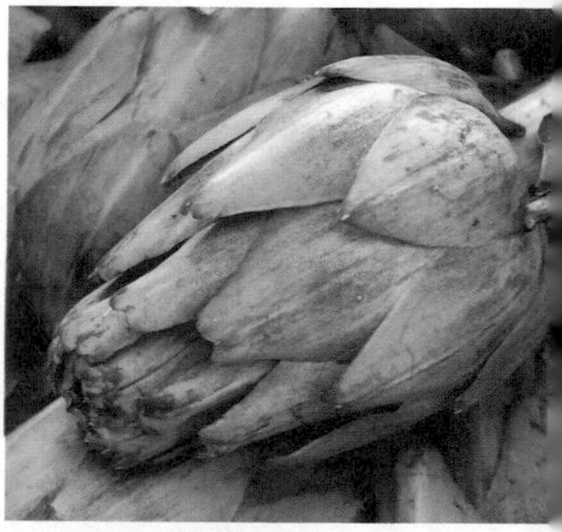

◉ 午餐：朝鮮薊韭菜濃湯
（蔬食／素食／無麩質／無乳製品）

這道無麩質、不含乳製品的湯品有來自韭菜的豐富自然纖維及益菌生。加入堅果奶則讓口感更濃稠，也比奶油健康許多。

分量：4 人份　準備時間：10 分鐘　烹飪時間：20 分鐘

材料：1 大匙橄欖油、½ 杯韭菜切段、½ 茶匙猶太鹽，可依據個人偏好調整、½ 茶匙黑胡椒，可依據個人偏好調整、1 大匙紅椒粉、1 茶匙大蒜粉、½ 茶匙新鮮百里香、½ 茶匙新鮮巴西里切塊、½ 杯冷凍朝鮮薊心、2 杯低鈉蔬菜高湯、2 杯杏仁或腰果奶、½ 顆檸檬榨汁、1 大匙新鮮平葉巴西里切段、1 大匙烤南瓜子。

做法：

❶ 在大型不鏽鋼鍋中以中火加熱橄欖油，韭菜加入鹽巴、胡椒、紅椒粉、大蒜粉、百里香和新鮮巴西里炒大約 5 分鐘，或是直到韭菜軟化。加入朝鮮薊心再炒 3 分鐘，直到軟化。加入高湯並蓋上鍋蓋，以中火煮沸。

❷ 加入杏仁奶並降溫。移除鍋蓋再煮至朝鮮薊充分軟化，大約 10 分鐘。將湯靜置放涼數分鐘，用手持攪拌機將湯攪拌至柔順（如果你喜歡顆粒的口感也沒關係）。依照個人喜好用鹽巴及胡椒調味。加入檸檬汁攪拌，用平葉巴西里和烤南瓜子裝飾，熱騰騰的上桌。

⦿ 晚餐：烤雞腿
（無麩質／無乳製品）

這道省時的烤箱料理可以輕鬆調整成較大的分量，只要記得加入雞腿，並依此調整香料的分量就好。

分量：1 人份　準備時間：10 分鐘　烹飪時間：40 分鐘

材料： 1 大匙橄欖油、1 大匙紅椒粉、½ 茶匙薑黃粉、¼ 茶匙黑胡椒、½ 茶匙猶太鹽、2 隻去皮雞腿。

做法：
❶ 烤箱預熱至攝氏 200 度。烤盤鋪上烤盤紙。
❷ 在中型的碗中混合橄欖油、紅椒粉、薑黃粉、胡椒和鹽巴。雞腿抹上調好的醃料。用乾淨的手將醃料揉至雞腿上。
❸ 將雞腿移到烤盤上，烤 30 分鐘，或是中心溫度達到攝氏 73 度。切開雞肉後不應該有粉紅色的部分；假如有，則放回烤箱再烤至少 10 分鐘，然後檢查溫度。讓雞腿在烤盤上靜置 10 分鐘即可上桌。

◉ 晚餐：蘑菇沙拉
（蔬食／無麩質／無乳製品）

在包含了醬油的食譜中，你可以選擇不加鹽巴。蘑菇有時候需要更多調味，因此假如你覺得需要鹽巴，可以在最後加入。

分量：4 人份　準備時間：15 分鐘　烹飪時間：5 分鐘

材料： 1 大匙芝麻（選擇性）、1 大匙再加上 1 ½ 茶匙米酒醋、½ 茶匙杏仁醬、¼ 茶匙薑泥、1 撮辣椒、¼ 茶匙大蒜粉、¼ 茶匙蜂蜜、¾ 茶匙無麩質醬油、¾ 茶匙芝麻油、2 杯白蘑菇，切成一口的大小。

做法：

❶ 假如選擇加入芝麻，就先用中型煎鍋以小火烤芝麻，直到顏色稍微變褐色。將烤好的芝麻放入一旁的玻璃碗中放涼。

❷ 用同樣的煎鍋混合米酒醋、杏仁醬、薑泥、辣椒、大蒜粉、蜂蜜和醬油，並且以中火至大火加熱。攪拌直到醬汁熱透，加入麻油攪拌。

❸ 在中碗裡加入蘑菇，倒上溫熱的醬汁，充分攪拌。撒上烤好的芝麻。冷卻後即可上桌。

第6章

每日降低二五%的卡路里，可以提高記憶力

二十多年前，我認識了布萊恩。他相當聰明，是一位大學教授，在六十歲的時候找我治療焦慮症。對於像我這樣的年輕心理醫生來說，能治療可能獲得諾貝爾醫學獎的大師級人物，可說是既興奮又惶恐。但在每個星期的會面中，我們建立良好的信任關係，使得我對每次的會面都相當期待。

那年三月時，他對報稅感到焦慮，那是我第一次注意到他的狀況正在下降。變化很細微，並不是他某天突然就失憶，但一週又一週的過去，我在他的臉上看到輕微空洞的神情。我注意到他的身體偶爾會顫抖，但不確定是不是因為喝太多咖啡。他偶爾也會出現口誤，假如我沒有注意到其他徵兆，就一定不會發現。起初，我認為這是焦慮的症狀，但空洞、顫抖和口語的問題，逐漸讓我覺得有什麼地方開始不對勁。

我轉介他去進行完整的神經檢查，其中包含記憶力和注意力的測驗。結果顯示，他罹患初期的帕金森氏症。帕金森氏症會造成身體不自覺抖動，但也常會伴隨失智症。根據我在他身上看到的退化現象，我認為情況並不樂觀。這個消息對他、對我、對整個世界來說，都是悲劇。

帕金森氏症沒有治療方式，意味著我們只能依賴症狀治療。

我絕望的搜尋營養學的文獻資料，想找到值得嘗試的飲食和生活方式。那時，營養精神醫學還處於萌芽期，營養精神醫學這個專有名詞也還不存在，因此我能得到的資訊不多。我們沒有半點方法。

他的大腦在十年之後對帕金森氏症舉起白旗，遺憾的是，他在那十年當中，有八年的記憶幾乎不存在。在一開始的緩慢消逝後，他失去長期的記憶，也失去形成短期記憶的能力。

假如當時的我具備現在的知識，在營養方面就會給予更積極的建議。如今，我們仍然沒有能夠治療失智症的營養學方法，卻有許多的研究指出，**食物或許能幫助預防或減緩認知的退化**。

在本章中，我將說明食物的選擇能如何幫助我們保存記憶，清除有時會打斷日常生活清醒的腦霧現象（Brain Fog）。

失智症有許多類型，舉例來說，血管型失智症的成因是血管阻塞，使血液無法流到腦部組織；額顳葉型失智症指的是一些會使記憶喪失的腦部區域異常；諸如阿茲海默症等其他失智症，我們則所知有限。

即便我們在阿茲海默症的大腦中，能看到明顯的異常（最明顯的是蛋白質在神經細胞間堆積，稱為斑塊，會影響神經的功能），但我們還是無法完全了解這種疾病的機制，也不知道最佳的治療方式。

雖然這些症狀源自大腦不同的區域，成因也不同，但食物卻可以帶來深遠的影響。就像截至目前討論的所有病症，要了解原因的第一步，就必須先了解腸道和大腦之間的連結。

腸道細菌失衡，記憶力會跟著減損

就像焦慮症一樣，我們不難發現腸道和記憶力之間有所連結。假如你遇見背叛你的舊情人，或許會立刻覺得很噁心；假如你開車經過曾享用美食的街道，你可能會開始流口水，肚子也會咕嚕叫。既然你的腸子會「記得」，那麼腸道和大腦的記憶系統會相互合作，也就不意外。連結的關鍵是幫助大腦和身體運作的化學物質，其中有許多都是因腸道而起。

舉例來說，壓力荷爾蒙皮質醇可能會影響我們提取長期記憶的能力，而前面提過，腸道的細菌會透過ＨＰＡ軸來影響血液中皮質醇的濃度。這意味著腸道細菌一旦失衡，就可能使皮質醇飆升，造成提取記憶的能力減損。

記憶也同樣會受到其他神經化學物質濃度的影響，例如去甲腎上腺素、血清素和多巴胺。舉例來說，我們已經知道去甲腎上腺素會提升記憶力，尤其是在情緒高漲的時刻。研究也顯示，血清素和多巴胺間的失衡，以及腦部組織的改變，都會導致記憶受損。這些神經化學物質必須仰賴腸道細菌生成必要的前體，才能維持在健康的濃度。

迷走神經受到刺激時可以提升記憶力，因為迷走神經與杏仁核及海馬迴等結構相連，這些都是記憶形成的中心。由於腸道細菌能改變迷走神經的活躍程度，因此能影響記憶力。

要解釋腸道和記憶之間的深遠連結，最明顯的是記憶相關疾病患者腸道的細菌組成會有所改變。舉例來說，和控制組相比，像布萊恩這樣的帕金森氏症患者，其腸道中的普雷沃氏菌群（Prevotellaceae）顯著降低，降幅達到七七．六%。而阿茲海默症患者腸道的厚壁菌門和雙歧桿菌都會減少，擬桿菌門則會增加。

有時候，腸腦之間的關係也會是反向的，腸道細菌的變化可能會影響這些疾病的進程。酒糟（Rosacea）主要是一種皮膚疾病，患者比較容易臉部泛紅或潮紅，但患者罹患失智症（特別是阿茲海默症）的風險較一般人稍微高一些。腸道細菌的改變，會為酒糟患者帶來很大的影響。

二〇〇九年，安德亞．佩洛迪（Andrea Parodi）和團隊證實，假如排除酒糟患者腸道過度生長的細菌，皮膚的症狀就會消失。這項治療以微生物群系為中心，效果可以維持長達九個月，而酒糟緩解時，失智症的風險也會跟著降低。

研究人員也認為，腸道細菌會觸發影響記憶的代謝作用和大腦發炎，也可能阻礙流向腦部的血液。此外，細菌的改變可能會使澱粉的沉著現象增加，進而提升阿茲海默症的風險。透過飲食或益生菌的補充來調整腸道微生物群系，或許能成為治療或預防阿茲海默症的選擇之一。

各種證據都顯示，我們或許能藉由避開破壞腸道微生物群系的食物，選擇具有強化效果的食物，來降低失智症發生的機率。

會削弱記憶力的食物

若想要了解什麼食物對記憶有幫助或有危害，就必須先了解，大腦有許多不同的記憶系統。舉例來說，動作記憶系統幫助我們學習彈鋼琴、打字或打高爾夫球等活動。關聯式記憶包含記得事實和事件，例如新朋友的名字，或是關於這世界的知識。工作記憶是短期記憶，幫助我們記住電話號碼，或是記住前往陌生地點的路線。

記住這些以後，來看看不同的食物和飲食方式，能如何幫助或傷害不同的記憶種類吧：

一、西式飲食

我們又再次看到西式飲食的可怕之處。高脂肪及高升糖指數的食物，能改變學習和記憶的關鍵大腦迴路，特別是海馬迴和前額葉的神經元。海馬迴是腦部形成關聯性記憶的主角，有意思的是，當我們訓練記憶力時，海馬迴的大小也會跟著變化。

舉例來說，倫敦的計程車司機必須記住城市廣大而複雜的交通路線，因此海馬迴的體積也較大。然而，當高脂肪和糖類的食物對海馬迴造成傷害時，其體積也會縮小，因而損害記憶力。更甚者，海馬迴也負責規範我們的食量。海馬迴受到傷害，會讓我們更難控制食量，導致暴飲暴食，形成難以打破的惡性循環。

高脂肪和高升糖指數的飲食，可能會在許多方面影響海馬迴。

首先，西式飲食可能會阻礙關鍵成長因子的表現，例如腦源性神經營養因子和其他的荷爾蒙，並危害海馬迴的健康運作。

第二，不良的飲食可能會影響身體組織的胰島素訊號和敏感度。目前仍不清楚胰島素在海馬迴扮演的角色，但研究指出，胰島素會影響我們的記憶。一項近期的研究顯示，雄性老鼠較高的飽和脂肪酸攝取，會干擾海馬迴的胰島素訊號，影響海馬迴的功能及相對應的關聯性記憶能力。

第三，富含飽和脂肪酸和精緻糖類的飲食，會使雄鼠的氧化壓力提高，對腦細胞造成損傷，並降低海馬迴細胞間的效率。

除了海馬迴與關聯性記憶，一項二〇一九年的研究顯示，飲食不良造成的肥胖，可能會導致認知控制和前額葉功能改變，並影響到工作記憶。

除了上述對大腦的直接影響，西式飲食也會破壞血腦障壁，而血腦障壁的功能，是阻止毒性物質進入腦部。諸如飽和脂肪酸等飲食成分，也可能加重腦部的發炎情況，這和老化的認知下降及阿茲海默症風險都有關。發炎會擾亂許多對於記憶生成相當重要的腦部化學路徑，例如仰賴多巴胺和麩胺酸者。神經本身會變得遲緩，訊息傳遞的速度也會減慢。

也有跡象指出，高脂肪的飲食對不同年齡層的影響都不同。克蘿伊．柏塔德（Chloé

Boitard）和團隊發現，雖然青少年時期暴露於高脂肪飲食的老鼠，記憶力和大腦發育都會受損，但同樣的現象不會出現在成年老鼠身上。然而，人體實驗則顯示，高脂肪攝取對於成年人的記憶同樣會有負面的影響。

值得注意的是，青少年和兒童的大腦還在發育中，因而較為敏感，因此對於攝取的食物必須格外注意。幸好，高脂肪飲食所帶來的傷害是可以逆轉的。

二〇一六年，柏塔德的團隊發現青少年期的老鼠若從高糖、高脂肪的飲食，切換為較標準且均衡的飲食，就能逆轉腦部的變化。

二〇一九年，保羅．羅品席（Paul Loprinzi）和團隊統計十七項研究，**發現維持運動的習慣，能幫助老鼠降低高脂肪飲食帶來的記憶損傷**。因此，減少壞脂肪、壞卡路里和糖分的攝取，選擇健康均衡的飲食，並規律運動，就能使傷害恢復，並提升腦部的記憶力。

二、麩質

有數種失智症和乳糜瀉及非乳糜瀉和麩質敏感相關。當患者罹患乳糜瀉時，通常會出現突然、間歇性的記憶障礙，

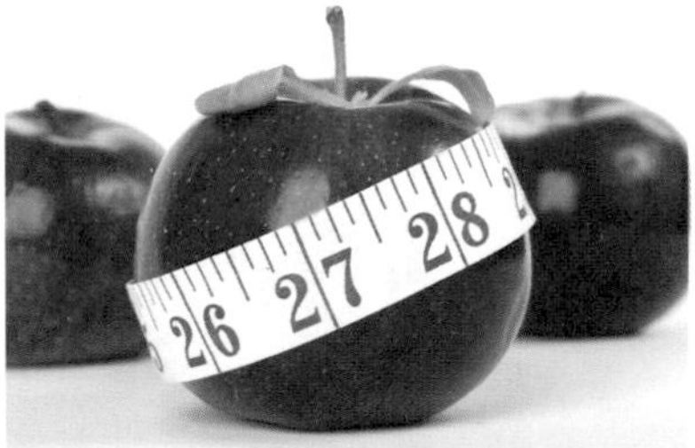

▲ 減少壞卡路里攝取、均衡飲食，能提升腦部的記憶力。

或是無法順利想起特定的字詞。有些患者則會發展成比較嚴重的失智症類型，出現錯亂或無法進行簡單運算等症狀。

雖然有些研究認為，避開麩質就能幫助腸黏膜痊癒，並使記憶力恢復，卻也有證據顯示，一旦失智症發作，即便事後避開麩質，傷害仍然無法消除。

因此，如果你計畫戒掉麩質，或許越早開始越好。你也可以先排除飲食中的麩質，看看感覺如何，思路是否更清晰。在我的臨床經驗中，患者所提供的回饋，總能幫助我引導他們制定更好的個人營養規畫。

透過飲食保護記憶力

早在數世紀以前，人們就認為食物可以提升記憶力。想想《哈姆雷特》（*Hamlet*）裡的歐菲莉雅所說：「這是迷迭香，為了記住事物。」那麼，就來看看當代科學如何證明飲食（事實上，是少吃一點）可以幫助記憶和對抗失智症吧：

一、卡路里限制

某種程度上來說，食物都會造成記憶損傷。原因並不是特定的營養素，而是只要攝取的卡路里越多，似乎就會對記憶有負面的影響。

二〇〇九年，維洛妮卡．維特（Veronica Witte）和團隊證實，減少三五％的卡路里攝取，就能在三個月後改善健康年長者的記憶力。卡路里限制能幫助記憶，但其背後的機制我們還不清楚。在這項研究中，記憶力改善和胰島素及發炎標誌C反應蛋白的降低有關。其他研究也顯示，低胰島素濃度及高發炎程度，與較好的認知能力相關。

限制卡路里攝取的益處，或許也適用於阿茲海默症患者身上。在老鼠的實驗中，攝取較少卡路里的老鼠，其腦部蛋白斑塊較少，其他研究則顯示，個別的腦細胞都會受到保護。能受益的不只長者。二〇一九年，艾蜜莉．樂客勒（Emilie Leclerc）和團隊進行臨床實驗，找來兩組健康的中年受試者，其中一組在兩年的期間減少二五％的卡路里攝取，另一組則隨心所欲的飲食，並比較這兩組的工作記憶。在一年後到兩年間，和控制組相比，卡路里限制組的工作記憶出現顯著的改善。研究最後發現，在所有的主要營養素中，記憶力的改善和較低的蛋白質攝取關聯性最強。換句話說，就是攝取過多的蛋白質和記憶力損傷有關。

假如你計畫大量減少卡路里攝取，應該要諮詢醫生並尋找健康的進行方式。許多研究顯示，**節食減重實際上可能會使記憶力惡化**，或許是因為節食者對於食物和體重過度偏執，占據腦部重要的記憶空間。但如果和醫生一起訂定合理的計畫，減少二五％的卡路里攝取，或許就能改善記憶力。

二、豆類

普遍認為，豆類製品對記憶和認知有益，但實際的情況並沒那麼簡單。首先，必須先定義清楚我們所謂的豆類製品。豆類製品的範圍很大，每種對大腦的影響都不同。雖然所有的豆類製品都來自黃豆，但醬油、豆腐、豆腐乳、味噌、天貝和分離大豆蛋白，都是不同的食物，口味和營養組成也不同。

異黃酮（Isoflavones）是一種植物雌激素，這類化合物源自植物，會模仿人類荷爾蒙雌性激素的活動（在第十章會詳細說明雌激素）。黃豆和豆類製品，是人類飲食中異黃酮含量最高者，但豆子、鷹嘴豆、碗豆、花生、核桃和葵花子也含有異黃酮。

一份二〇一五年的統計分析，研究十項隨機性安慰劑的臨床實驗，其中有一千零二十四位受試者，發現大豆異黃酮能改善更年期後女性的認知功能和視覺性記憶。

關於異黃酮的益處，並非所有的研究都能得到相同的結論。之所以如此，有一派的解釋是每個人代謝豆類的方式都不同。至於異黃酮的代謝，只有大約二五%的非亞洲人、五〇%的亞洲人的腸道內有能代謝的細菌，意味著任何正面或負面的影響，對大部分的人來說都不會發生。

新鮮的毛豆含有硫胺（維生素 B_1），能幫助改善阿茲海默症患者的認知功能。黃豆也有其他微量營養素，例如腦部富含的磷脂絲胺酸（phosphatidylserine），能改善記憶。和安慰劑相比，當我們攝取豆類的磷脂絲胺酸時，確實可以改善認知功能。

雖然豆製品的效益會因為族群和個人而有差異，但已經有足夠的證據顯示，適度的攝取會帶來益處。肯定的是，新鮮的毛豆會是健康的點心，能帶給大腦提振記憶的硫胺。當然，如果有任何疑問，都應該詢問醫生。

三、酒精

二〇一八年，卡琳納・費雪（Karina Fischer）和團隊檢視許多食物，想知道有沒有普遍的飲食法則可以幫助預防阿茲海默症和記憶退化。他們研究紅酒、白酒、咖啡、綠茶、橄欖油、新鮮魚類、蔬菜水果、紅肉和香腸的效果，發現只有紅酒有效，至少在男性身上有效。對女性來說，飲用紅酒或白酒會提高記憶退化的風險。

然而，尤爾根・雷姆（Jürgen Rehm）和團隊，在二〇一九年回顧二〇〇〇年到二〇一七年間，共二十八篇關於酒精和失智症的研究，發現中年至晚年間，輕至中度的酒精攝取

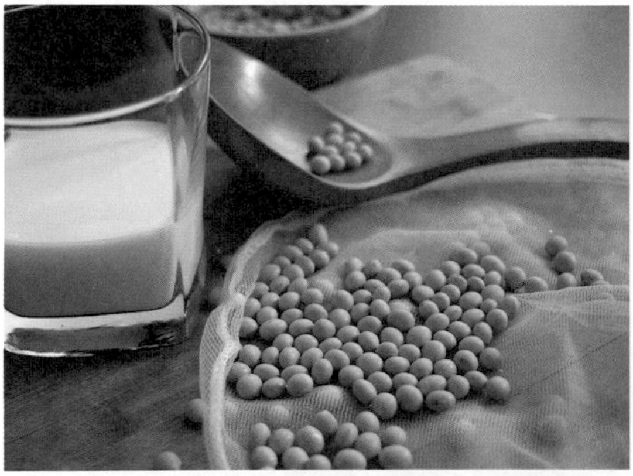

▲黃豆和豆類製品，是人類飲食中，異黃酮含量最高者。

和認知障礙及失智症的風險降低有關。但重度的酒精攝取，卻會提升各種認知障礙和失智症的風險。

阿察納・辛格－莫瑙思（Archana Singh-Manoux）和團隊，在二十三年間追蹤九千零八十七位受試者，想知道酒精和失智症的關聯。在二〇一八年的《英國醫學期刊》（*British Medical Journal*）中，他們發布研究的結果：**和適度飲酒的人相比，完全不喝酒或重度飲酒者罹患失智症的風險較高**。

雖然國際間對於酒精攝取的建議量差異懸殊，但根據美國疾病管制中心的說法，輕度飲酒是指每週小於三份；中度是男性超過三份但小於十四份，女性則是小於七份；重度指男性每週多於十四份，女性多於七份。

然而，根據上面所提到的幾項研究，若想達到保護記憶力的最佳效果，我會建議飲酒量維持在輕度和中度之間。對我的患者來說，意思是女性大約一週三份，男性則是一週五份。

當然，酒精也會對健康帶來負面的影響，因此在遵循疾病管制中心的建議之前，還是要先和你的醫生討論。

四、咖啡

二〇一七年，柏柯・范・葛德（Boukje van Gelder）和團隊發表為期十年的研究成果，針對六百七十六名年長男性，探討咖啡是否能幫助預防認知退化。他們發現和不喝咖啡者相比，飲用咖啡的男性較少出現認知退化問題。最大的效益出現在一天喝三杯咖啡的人身上，飲用較多或較少則沒有落差龐大的影響。

二〇〇九年，瑪喬・艾斯克李寧（Marjo Eskelinen）和團隊發表二十一年的追蹤結果，說明和完全不喝咖啡或每天喝兩杯以下的人相比，中年時飲用較多咖啡的人，晚年出現失智症或阿茲海默症的風險較低。風險最低的情況出現在每天喝三到五杯咖啡的人身上。

咖啡保護大腦的方式有很多種。咖啡因會提升血清素和乙醯膽鹼，刺激腦部並維持血腦障壁的穩定。咖啡中的多酚能保護組織不受自由基傷害，並預防腦血管阻塞。高濃縮咖啡豆中的葫蘆巴鹼則可以活化抗氧化劑，保護腦部的血管。

然而，並非咖啡中所有的成分都有益。未經過濾的咖啡含有一種稱為雙萜的天然油脂，會使低密度膽固醇指數提高，可能會使腦部動脈的血管壁變硬、變厚（雖然也能幫助對抗發炎）。咖啡豆在烘焙時會產生化學物質丙烯醯胺，會抑制神經傳導，破壞多巴胺神經元，並提高氧化壓力。不同咖啡中的丙烯醯胺含量各不同，一般來說，深焙的咖啡豆含量最低。

咖啡含有的化學物質太多，或許正因如此，當前的科學家對於咖啡是否能預防失智症還無法下結論，所以沒有正式的建議攝取量。然而，要記得適度的咖啡攝取（一天兩到四杯）利大於弊，可能會對人生的晚年有益。但也要記得，一天總體的咖啡因攝取量不能超過四百毫克。

五、橄欖油

許多動物和實驗室的研究都發現，頂級冷壓初榨橄欖油（EVOO）可以保護認知功能。橄欖油至少含有三十種酚類化合物，包含橄欖苦素（oleuropein）、橄欖油刺激醛（oleocanthal）、羥基酪醇（hydroxytyrosol）和酪醇（tyrosol），這些都是效果很強的抗氧化劑，能保護腦部。

頂級冷壓初榨橄欖油也能增加從蔬菜中萃取的多酚和類胡蘿蔔素。二〇一九年，荷西・費南多（José Fernando Rinaldi de Alvarenga）和團隊研究用初榨橄欖油香炒底料（sofrito，索夫利特醬）的效益。「香炒底料」聽起來充滿異國風情，但幾乎每種文化都有類似的料理方式：雖然使用的食材不同，但基本上就是用初榨橄欖油炒蔬菜（通常是洋蔥和大蒜，有時則加上甜椒、番茄或辣椒）。

香炒底料是許多不同菜色的開味菜，能為食物添加深度和風味。研究發現，使用初榨橄欖油進行香炒底料時，柚配質（naringenin）、阿魏酸（ferulic acid）和槲皮素（quercetin）等保護大腦的多酚類，會從其他食材進入橄欖油中。

雖然並非每一項研究都同意橄欖油對認知功能的助益，但由於橄欖油是良好的健康脂肪來源，我會推薦你使用，特別是在準備麥得飲食（MIND diet）的香炒底料時。我們在本章的結尾會討論這種飲食方式。

六、香料

六十歲的瑪琳娜深受記憶流失所苦，來到我的診間求助。進行神經心理學測試和腦部成像後，我們發現她的記憶和腦部依客觀來說很健康。然而，經過更詳細的心理測試後，我得知她長期罹患憂鬱症，但她認為這不過是伴隨老化而來的「不對勁」而已。

憂鬱症患者可能表現出失智的症狀，我們稱為「假性失智症」（pseudodementia）。和「真正」的失智不同，當你治療憂鬱的症狀後，記憶的問題也會跟著消失。雖然瑪琳娜順利復原，但可能會失智的震撼，讓她不斷詢問我該如何預防，我也很樂意和她分享營養學的知識。瑪琳娜的飲食已經很接近地中海飲食，而她對於我們稍後要談的麥得飲食沒興趣，因此我建議她使用已經證實可以改善記憶功能的香料。

薑黃、胡椒、肉桂、番紅花、迷迭香、薑和許多香料都已經證實可以提升記憶力。雖

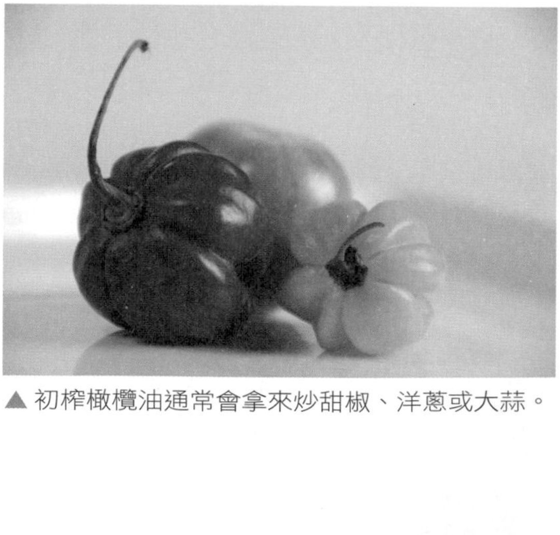

▲初榨橄欖油通常會拿來炒甜椒、洋蔥或大蒜。

然還需要更多研究才能確認這些香料的益處，但許多研究和證據都顯示，這很值得一試。畢竟，這些香料沒什麼害處，而且可以在不增加熱量的情況下替食物添加風味。對瑪琳娜來說，在飲食中加入新的香料讓她很開心，而且只過了六個月，她就告訴我她覺得心智更敏銳、更清晰。可以試試下面這些香料來改善記憶力：

- 薑黃：薑黃的活性成分薑黃素是最重要的。薑黃素有抗氧化、抗發炎和神經營養的功能。事實上，一份統計研究分析三十二項動物及實驗室研究，顯示**薑黃可以回復部分阿茲海默症造成的腦部傷害**。一項二〇一九年關於薑黃的統計分析也顯示，薑黃可以改善注意力、整體認知功能和記憶。

  薑黃的有效劑量目前尚不清楚，一部分的原因是當我們吃下薑黃時，真正會被血液吸收的量很少。然而，我們前面也看過，黑胡椒可以幫助薑黃吸收（事實上，黑胡椒本身就能改善認知，後面會討論到）。透過烹煮，薑黃也很容易被身體吸收。總結來說，像後面的香辣蝦（和薑黃及黑胡椒一起炒香）這類的菜色就很適合。

  薑黃同樣也應用於印度咖哩中，為咖哩帶來額外的效益。一項二〇〇六年的研究，探討年長者的咖哩攝取及認知功能的關係，發現和「幾乎不吃」咖哩（六個月吃不到一次）的年長受試者相比，「經常」（一個月一次以上）或「有時」（六個月吃一次以上）者的認知功能都較為優異。科學家也發現，在印度，七十到七十九歲罹患阿茲海默症的長者比例，比美國低四倍。

要攝取過量的薑黃很困難，因此就算一天攝取四茶匙也沒關係。除了把薑黃加進菜裡面，也可以加一、兩茶匙到湯或果昔裡。薑黃做的黃金牛乳就是美味又能安撫人心的點心。

- 黑胡椒與肉桂：當冬天來臨，假如你必須在寒冷的氣溫中待很長的時間，低溫會造成認知的傷害。然而，黑胡椒和肉桂這兩種香料可以回復這種思考能力的退化。除了抑制發炎路徑外，黑胡椒和肉桂也扮演抗氧化劑，提升乙醯膽鹼的利用、改善記憶力，也能清除類澱粉沉積，這在目前被認為是阿茲海默症的重要因子之一。
- 番紅花：二〇一〇年，薩辛．阿克宏薩德（Shahin Akhondzadeh）和團隊，測試番紅花是否會影響認知功能。他們每天讓罹患輕至中度阿茲海默症的受試者，接受兩次各十五毫克的番紅花膠囊或安慰劑的攝取。十六個星期後，和安慰劑相比，番紅花對受試者的認知功能帶來顯著的幫助。
- 迷迭香：我喜歡摘下一株新鮮的迷迭香，用拇指和食指撫過木質的莖，讓葉片掉落，香氣令人陶醉。這會提振感官，讓我瞬間變冷靜。事實上，這並不只是因為我喜歡迷迭香的氣味而已。研究顯示，**迷迭香的香氣會改變腦波、減輕焦慮，讓大腦更清醒、更能進行數學運算**。

二〇一二年，馬克．摩斯（Mark Moss）和蘿倫．奧利佛（Lorraine Oliver）檢視迷迭香對認知功能的影響。他們請二十位受試者坐在小隔間裡，然後釋放迷迭香精油的香氣，並測試他們的思考能力，包含計算和辨識能力。較高的香氣濃度和較佳的注意力與執行能力（保存知識、彈性運用和組織的能力）相關。在一項較早期的研究中，摩斯發現迷迭香也能改善工作記憶。

迷迭香和咖啡一樣含有雙萜。我們已經討論過雙萜的負面效果，但雙萜能抗發炎，保護細胞不會氧化、壞死。迷迭香也能提升對記憶來說至關緊要的乙醯膽鹼。雖然還需要更多研究才能完全證實，但目前我們可以假定，迷迭香能提升記憶力、注意力和整體健康。

可以試著將迷迭香加入烤蔬菜、馬鈴薯或雞肉當晚餐，甚至用來為堅果調味（加一點橄欖油就可以讓迷迭香附在食材上）。

- 薑：研究證實，薑可以提升健康中年女性的工作記憶。在動物實驗中，薑可以提高前額葉和海馬迴的腎上腺素、去甲腎上腺素、多巴胺和血清素的濃度，透過這些腦部化學物質提升大腦關鍵區域的記憶力。

在老鼠的實驗中，薑根被證實可以改善罹患阿茲海默症老鼠的記憶力。目前仍在研究這種效益是否會出現在人類身上。

● 鼠尾草：由於鼠尾草含有多種藥用成分，可以對認知造成影響。鼠尾草能減輕腦部的發炎，降低澱粉沉積，減輕氧化反應對細胞的傷害，增加乙醯膽鹼，並幫助神經生長。

研究顯示，鼠尾草可以提升健康成年人的記憶力、注意力、文字汲取和記憶的速度。鼠尾草也能讓人們感到更清醒、滿足和冷靜，並改善認知能力。

烹飪方面，可以用新鮮或乾燥的鼠尾草來調味。也可以用鼠尾草的精油進行香氛治療。

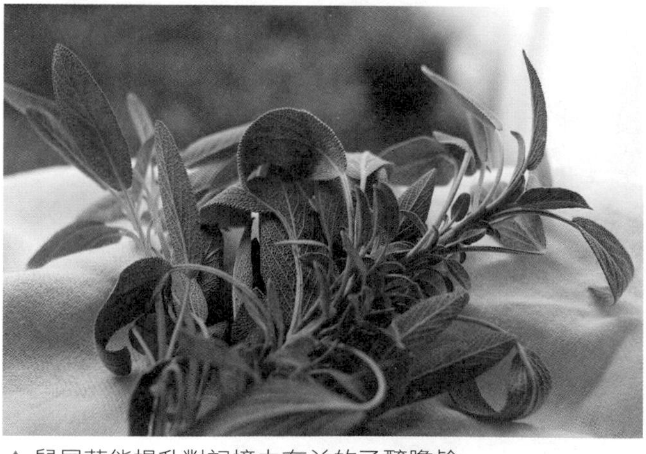

▲ 鼠尾草能提升對記憶力有益的乙醯膽鹼。

防失智最佳選擇——麥得飲食

假如上述關於什麼食物可以改善記憶、哪些食物又該避免的訊息太多，讓你難以吸收的話，好消息是研究者已經找出一套飲食方式，結合所有原則，能達到保護認知能力的最大效果：麥得飲食（英文ＭＩＮＤ是「地中海結合得舒飲食〔DASH〕介入延遲神經退化性衰退」的縮寫）。麥得飲食被證實可以有效回復和預防認知退化及阿茲海默症。

就如全名所示，麥得飲食其實結合兩種飲食方式：地中海飲食和得舒飲食。第二章討論的地中海飲食我們已經很熟悉，但在這裡的重點是減少飽和脂肪和紅肉的攝取，以及增加健康的油脂。得舒飲食代表的是「停止高血壓的飲食方式」（Dietary Approaches to Stop Hypertension），通常包含每天五份蔬菜、五份水果、大約七份碳水化合物、兩份低脂乳製品、兩份或以下的瘦肉製品，以及每週兩到三份的堅果和種子。

早期分別針對這兩種飲食的研究顯示，兩者都能預防患者的認知能力退化。然而，瑪莎・克萊兒・莫里斯（Martha Clare Morris）和團隊在二〇一五年開發麥得飲食，結合兩者，能長期保護大腦的健康。

根據先前的研究，他們整理對於大腦帶來負面或正面影響的食物，對大腦健康有益的十種食物類別包含：綠色葉菜、其他蔬菜（例如青椒、紅蘿蔔和花椰菜）、堅果、莓類、豆類、全穀類、海鮮、禽類、橄欖油和紅酒；對大腦健康有害的五種類型則是：紅肉、奶油和人造奶油、起司、糕點和甜點，以及炸物或速食。每種食物都有一個麥得分數，讓研究者掌握受試者是否遵循麥得飲食法。

舉例來說，假如受試者一週攝取不到兩份綠色蔬菜，那麼就會得到零分；一週兩到六份得〇．五分；超過六份得一分。不健康的食物分數則剛好相反，一週吃七份以上紅肉的受試者得〇分，四到六份者得〇．五分，四份以下則能得到一分。

受試者會測試「認知受損」的五個面向：情節記憶（關於個人事件的長期回憶）、工作記憶（進行中事件的短期記憶）、語意記憶（關於世界知識的記憶）、視覺空間能力（看見並了解周遭空間和維度的能力），以及知覺速度（看見事物的速度）。

莫里斯和團隊在數年間追蹤受試者的麥得分數及認知分數（平均約為四．七年），接著找出認知分數與麥得分數的關聯性。結果很清楚：麥得分數越高，認知退化的速度就越慢。麥得分數最高的前三分之一受試者和後三分之一相比，心智年齡年輕七年半。這樣的關聯性在總體認知分數和五項個別的認知領域都成立，但在情節記憶、語意記憶和知覺速度方面特別顯著。麥得飲食和較低的阿茲海默症發生率也有關。

莫里斯在最初的研究後，有許多人支持她的發現，並證實麥得飲食對許多疾病的影響。二〇一九年，澳洲的黛安．霍思金（Diane Hosking）和團隊，發現**麥得飲食可以在十二年中**

預防阿茲海默症的發展。二〇一八年，葡佳．阿嘉瓦（Puja Agarwal）和團隊發現，麥得飲食和晚年較低的帕金森氏症候群發生率、較慢的病程發展有關。

總之，專家相信有足夠的證據支持麥得飲食能保護記憶力，因此可以試著盡可能將其中的食物融入我們每天的飲食。只要記得專注在十項「優良」食物上（見下頁表格），並不一定要每個星期都計算完整的麥得分數。

我想要強調綠色葉菜的重要性，因為其中含有葉酸、維生素E、類胡蘿蔔素、類黃酮和其他營養素，能預防失智症和認知退化。當我告訴患者綠色蔬菜能帶來幫助時，他們通常會嗤之以鼻。如果到超市或農夫市集，不妨試試不同種類的蔬菜吧。

舉例來說，微型蔬菜是從剛萌芽的菜苗時期就採收的蔬菜，可以作為一般葉菜的替代品，除了美味之外，營養也很豐富，其中的營養素可達成熟蔬菜的四十倍之多。

微型蔬菜充滿維生素C、E和K，可以由許多種蔬菜栽培而成，有些甚至不會讓你有在吃葉菜的感覺。舉例來說，受歡迎的微型蔬菜有芝麻葉、韭菜、香菜葉、紫色甘藍、羽衣甘藍和羅勒，但也包含花椰菜、蘿蔔和向日葵。微型蔬菜的另一個好處是可以在家自行種植，只需要一個淺盆，裝三公分深的培養土，放入微型蔬菜種子（可以在附近的園藝店或網路上購買），再用噴霧瓶噴灑清水就可以了。發芽的七到十四天後，就可以採收食用，可以拿來拌沙拉、加進酪梨吐司，或用來點綴墨西哥捲餅。

麥得飲食優良食物	最佳分量
綠色葉菜類（羽衣甘藍、芥藍菜、菠菜、萵苣、生菜沙拉）	一週六份以上
其他蔬菜（青椒、彩椒、南瓜、紅蘿蔔、花椰菜、西洋芹、馬鈴薯、豆子或皇帝豆、番茄、番茄醬、四季豆、甜菜、玉米、櫛瓜、茄子）	每天一份以上
莓果（草莓、藍莓、覆盆子、黑莓）	一週兩份以上
堅果	一週五份以上
橄欖油	作為主要食用油
全穀	一天三份以上
魚類（非油炸，高 Omega-3 含量為佳，例如鮭魚）	一週一餐以上
豆類（碗豆、小扁豆、黃豆）	一週超過三餐
禽類（雞肉或火雞肉）	一週兩餐以上
紅酒	一天一杯（要記住，一天一杯的麥得分數最高，過猶不及都不好）

時常分心、忘東忘西？小心腦霧找上你

雖然失智症是記憶喪失中最嚴重的形式，足以改變人生，卻不是唯一會造成認知鴻溝的情況。當你無法思考、專注或一心多用，或是喪失短期和長期記憶時，就稱為「腦霧」。腦霧有時和更嚴重的失智症相關。舉例來說，早期的阿茲海默症通常會伴隨腦霧現象。腦霧也時常發生在自閉症光譜症候群、慢性疲勞症候群和纖維肌痛症患者身上。然而，根據我的經驗，腦霧可能發生在任何人身上，即便是沒有任何潛在疾病者亦然。

雖然我們不確定腦霧的成因究竟為何，但研究者認為，腦霧源自於腦部的過度發炎。如同我們前面探討的病症，可以透過本書最基本的原型食物飲食法減輕腦霧的狀況。我推薦採行類似地中海飲食或麥得飲食的方式。

除了基本的飲食法則外，還有一些飲食訣竅能幫助我們對抗發炎，重獲敏銳的思考和決斷能力：

- 木犀草素（Luteolin）：二〇一五年，西奧哈里斯（Theoharis Theoharides）和團隊，證實木犀草素（一種類黃酮）具有保護神經的特性，能減輕腦霧。木犀草素可以作為抗氧化及抗發炎劑，預防腦部神經

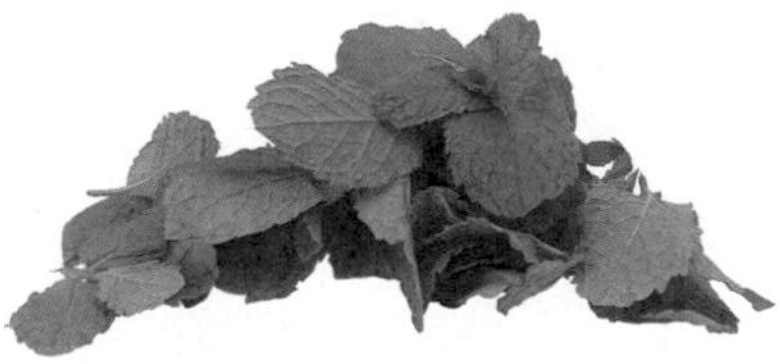

細胞因為毒素被破壞。

含有木犀草素的食物包含杜松子、新鮮薄荷、鼠尾草、百里香、辣椒和甜椒、菊苣、芹菜籽、巴西里和朝鮮薊。牛至也是良好的木犀草素來源，但你應該選擇**乾燥的墨西哥牛至**。每一百公克的新鮮牛至，大約含有一毫克的木犀草素，但每一百公克的乾燥墨西哥牛至，含有一千零二十八毫克的木犀草素。

- 益生菌未必有幫助：益生菌是當紅的潮流，而本書也討論許多益生菌提高腸道益菌的好處。你或許會因此認為益生菌只有好處，沒有例外。然而，薩提·拉歐（Satish Rao）和團隊在二〇一八年發現，規律使用益生菌和較緩慢的消化速度有關，會導致腦霧發生。假如你服用益生菌，察覺到自己的思考速度停滯，那麼可以考慮換一種補充品（畢竟每個人的腸道都是獨特的，不同補充品的效果也因人而異）。更好的做法，是從食物來源中獲得益生菌，例如含活菌的優格。

- 麩質可能導致腦霧：二〇一八年，露西·哈潑（Lucy Harper）和團隊賈斯汀·鮑得（Justine Bold）的研究顯示，麩質可能會導致腦霧。攝取麩質後，有些人會感覺到思考變得不清晰，整天都會很嗜睡。假如你也深受腦霧所苦，不妨考慮停止攝取麩質，看看是否會改善。或許你是因為患有乳糜瀉，或是有非乳糜瀉麩質敏感。

- 磷脂絲胺酸：健康的神經細胞膜需要磷脂絲胺酸，其保護效果可以預防腦霧。二〇一〇年，明人．加藤－片岡（Akito Kato-Kataoka，音譯）提出，補充源自黃豆的磷脂絲胺酸達到六個月，可以改善日本老年人的記憶力。

可以透過營養補充品來攝取磷脂絲胺酸，但黃豆同樣含有此物質。磷脂絲胺酸在其他食物並不常見，但也可以嘗試將白腰豆、蛋和乳製品加入飲食中。

- 胞磷膽鹼（Citicoline）：雖然要靠自己釐清腦霧的原因很難，但研究顯示，如果你的腦霧是因為缺乏乙醯膽鹼或多巴胺，那麼可以考慮透過攝取牛肝或蛋黃等食物，來補充胞磷膽鹼。

記憶是人類自我認同的基石，左右我們學習的方式、記錄我們的歷史，並隨著我們一生的發展標示我們的歷程。如果缺乏記憶，就沒辦法順利完成工作、刷牙、開車回家，或是認出我們所熟識的人。這就是為什麼我們要珍惜記憶，並在失智症或腦霧發生時，哀悼記憶的消逝。

我希望在治療布萊恩時，已經擁有現在所擁有的知識，可以讓他採行健康活力的飲食，盡可能在幾年內延長他的記憶。無論你現在幾歲都不會太早或太遲，可以開始透過飲食預防老化可能伴隨的失智症，並讓自己的大腦每天都保持清新、敏銳和思考能力。

記憶備忘錄

麥得飲食是保持健康記憶最全方位的飲食計畫。吃綠色葉菜、莓果、堅果、橄欖油、全穀、魚類、豆類、家禽，再喝些紅酒吧。

應該選擇的食物和飲食策略：

- 卡路里限制：和醫生商討，規畫降低二五%的總卡路里攝取。
- 酒精：不要完全戒酒，也不要喝太多。女性的理想分量是每週三到五份，男性則是五到七份。
- 咖啡：咖啡對我們有益，但每天的總咖啡因攝取量應該低於四百毫克。
- 橄欖油：橄欖油用在香炒底料時具有保護的效果。
- 香草與香料：薑黃、黑胡椒、肉桂、番紅花、迷迭香、薑和鼠尾草。
- 對抗腦霧：富含木犀草素的食物（杜松子、新鮮薄荷、鼠尾草、百里香、辣椒和甜椒、菊苣、芹菜籽、巴西里、朝鮮薊和乾燥墨西哥牛至）、富含磷脂絲胺酸的食物（白腰豆、雞蛋和乳製品）、富含胞磷膽鹼的食物（牛肝和蛋黃）。

應該避免的食物：

- 西式飲食的成分：不良脂肪含量高的食物（紅肉和炸物）和高升糖指數的碳水化合物（白麵包、白米飯、馬鈴薯、義大利麵和精緻澱粉製品）。
- 麩質：假如你患有乳糜瀉或非乳糜瀉麩質敏感，就要避免所有的小麥製品，例如麵包、披薩、義大利麵和許多酒精飲品。

食 譜　提升記憶力的菜單

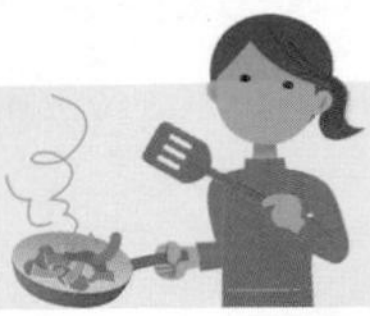

⦿ 午餐：炒花椰菜及鷹嘴豆
（蔬食／素食／無麩質／無乳製品）

這道簡單的炒菜是依循麥得飲食所設計。

分量：8 人份　準備時間：10 分鐘　烹飪時間：10 分鐘

材料： 2 大匙橄欖油、1 茶匙卡宴辣椒、1 茶匙香菜粉、1 茶匙薑黃粉、¼ 茶匙黑胡椒、4 杯冷凍白花椰菜、2 杯煮熟鷹嘴豆、½ 茶匙猶太鹽，可依個人喜好調整、1 大匙新鮮檸檬汁、1 大匙新鮮香菜切段（選擇性）、½ 杯微型蔬菜（例如豆芽或蘿蔔芽）。

做法：
❶ 以鑄鐵鍋中火加熱橄欖油。熱油中加入卡宴辣椒、香菜、薑黃和黑胡椒，混合數秒鐘。
❷ 加入白花椰菜及鷹嘴豆，攪拌與香料混合。煎炒大約 1 分鐘，蓋上鍋蓋後再煮 3 分鐘。假如蔬菜黏在鍋子上，可以加入 ¼ 杯水。

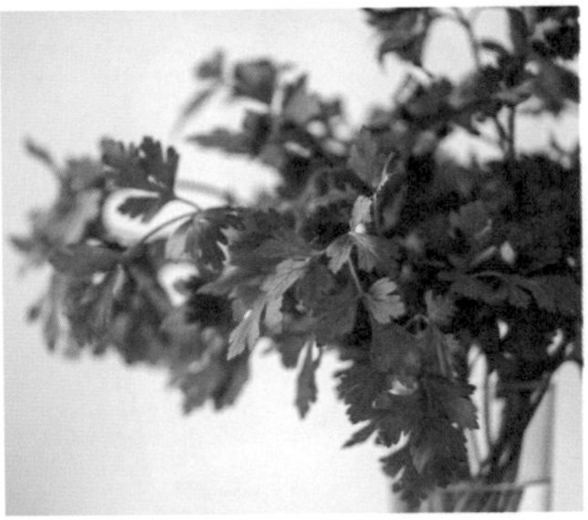

❸ 依據各人喜好加入鹽巴調味，並加入檸檬汁和一些香菜來裝飾。加上微型蔬菜點綴，趁熱上桌。

祕訣： 這道菜也可以放冷作為沙拉。也可以使用有機的罐頭鷹嘴豆，但要瀝乾水分。

⦿ 晚餐：南法扇貝

（無麩質／無乳製品）

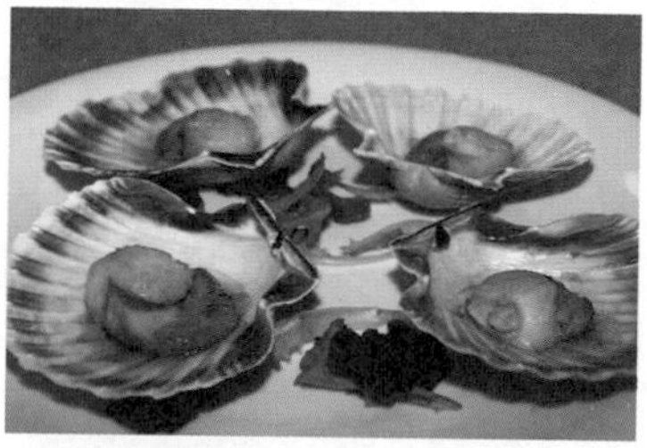

這道無麩質料理的重點是迷迭香和 Omega-3 提升記憶力的特性。

分量：6 人份　準備時間：10 分鐘　烹飪時間：15 分鐘

材料： 1 磅海灣扇貝（或是海扇貝縱切）、1½ 茶匙猶太鹽，可依個人喜好調整、1 茶匙黑胡椒，可依個人喜好調整、2 大匙有機無麩質麵粉、2 大匙橄欖油、2 根中型青蔥，仔細切段、1 瓣大蒜，仔細切塊、½ 茶匙新鮮迷迭香（或 ¾ 茶匙乾燥迷迭香）、2 大匙新鮮平葉巴西里切碎、⅓ 杯白酒、1 顆檸檬。

做法：

❶ 扇貝撒上鹽和胡椒，放入麵粉中混合，去除多餘的麵粉。將橄欖油加入大型不鏽鋼煎鍋，大火加熱。加入一層扇貝。轉中火，讓扇貝單面變黃。一定程度後，扇貝可以翻面讓另一面也變黃。扇貝總共應該煮大約 4 分鐘。將扇貝放入中型的碗靜置。

❷ 在煎鍋中加入青蔥、大蒜、迷迭香和 1 大匙巴西里，煎數分鐘。將扇貝放回煎鍋中，加入白酒，再煮 1 分鐘。檸檬皮磨泥後灑在扇貝上，再撒上 1 大匙巴西里。用鹽和黑胡椒調味。趁熱上桌，擠上新鮮的檸檬汁。

⊙ 晚餐：薑黃花椰菜飯
（蔬食／素食／無麩質／無乳製品）

花椰菜飯可以讓我們在享受米飯口感的同時，卻不必負擔過高的升糖指數，還加入了花椰菜的纖維和營養。

分量：4 人份　準備時間：10 分鐘　烹飪時間：5 到 8 分鐘

材料：1 大匙橄欖油、2 杯冷凍花椰菜飯（關於新鮮的花椰菜如何處理，可參考以下的祕訣）、1 大匙猶太鹽、1 茶匙薑黃粉、½ 茶匙黑胡椒、1 茶匙大蒜粉、1 顆檸檬皮磨粉。

做法：❶ 鑄鐵鍋以中火加熱橄欖油。鍋中加入除了檸檬皮以外的原料，攪拌混合。

❷ 煮 5 到 8 分鐘，直到花椰菜顏色稍微變褐。撒上檸檬皮即可上桌。

祕訣：假如你想使用新鮮花椰菜，先移除外部的葉子。洗乾淨並將水瀝乾。將花椰菜花的部分取下，切成小塊，放入大型食物處理機（附鋼製扇葉）。攪拌直到花椰菜變成米粒大小的碎塊。假如還有比較大的碎塊，可以取出用在其他料理。

⦿ 點心：肉桂黑胡椒熱巧克力（蔬食／素食／無乳製品）

這道美味濃郁的熱巧克力點心不需要太甜。黑巧克力（使用天然、未經鹼化的）的層次已經夠迷人，而黑胡椒則增添了幾分刺激。肉桂和黑胡椒同時也能幫助我們提升記憶力。

分量：2 人份　準備時間：5 分鐘　烹飪時間：10 分鐘

材料： ¼ 杯黑巧克力碎塊（65% 或更多）、2 杯椰奶、燕麥奶或腰果奶、1 茶匙香草萃取物、½ 茶匙肉桂粉、1 撮黑胡椒。

做法：
1. 把巧克力碎片放在中型隔熱碗中。將椰奶或堅果奶、香草、肉桂和黑胡椒加入醬汁鍋中，以中火加熱。
2. 椰奶邊緣冒泡後，移開火源，倒入巧克力碎片中。
3. 讓溫熱的椰奶熔化巧克力。等兩分鐘，用攪拌棒輕輕混合椰奶和巧克力。
4. 假如覺得太過濃稠，可以再加一些溫椰奶。

第 7 章

強迫症可能由習慣養成，也能透過食物改善

我們都有過類似的惱人經驗：想不起離開家前有沒有關瓦斯，或是門到底上鎖了沒。想像一下，假如永遠無法擺脫這些念頭呢？任何憂心都永遠盤據在心頭，無論多麼努力嘗試，都無法完成任何事。這就是強迫症（obsessive-compulsive disorder，縮寫為ＯＣＤ）的感受，說是折磨也不為過。

亞當第一次進入我的診間時，看起來是個很有自信的年輕人。但當他放下心防，所有強迫症和反覆檢查的行為都一湧而出。他的儀式行為包含檢查汽車的手剎車、重新轉上牙膏的蓋子，以及確認廚房垃圾桶的蓋子是否蓋妥，就會花上幾個小時。有時，他會因為太害怕發動汽車，上班因此遲到。

我們從小地方著手來改善他的症狀。他聽從我的建議，利用搭共享汽車的方式去上班，這也幫助他在儀式未完成的情況下離開家，因為他不希望讓司機等太久。我們在網路上找到一個使用後會自動蓋上的垃圾桶，這讓他稍微冷靜下來。

然而，當他開車來看診時，還是會回到車上待好幾個小時，不斷執著於自己該不該放下手剎車。假如放了，車子向後滑怎麼辦？假如他太用力踩油門，不小心撞到人又該怎麼辦？這些想法不斷在他腦海中打轉，就像跑滾輪的倉鼠那樣。

多年以來，強迫症都被視為焦慮症的一種。一直到最近，強迫症才獨立成一類，和其他病症一同稱為強迫症光譜。我認為，強迫症和焦慮症之間的差異尚有討論空間，因為許多強迫症患者都有嚴重的焦慮：有超過三〇％的強迫症患者，在一生中會出現廣泛性焦慮症狀。

強迫症和許多心理疾病密切相關。像妥瑞氏症這類的抽搐症候群，就被認為屬於強迫症光譜，而身體臆形症、拔毛癖、摳皮症、病態性賭博、偷窺癖、性成癮和其他病症亦然。強迫症的患者和飲食失調患者也有許多共同的人格特質，後者包含神經性厭食症和暴食症，這兩類疾病的患者時常會重疊。

亞當的治療發生在十五年前，當時的治療方式僅有幾種藥物或認知行為治療的選擇。如今，則有許多實驗和病歷可以提供我們營養學方面的建議。在這個章節裡，我將說明營養學可以如何幫助強迫症和相關狀況，以及受強迫症所苦的人可以如何尋求舒緩。

益生菌能緩解強迫症

我們在強迫症相關的疾患（例如焦慮症）的章節已經看到，腸道和大腦之間的連結會是強迫症的因子之一。改變腸道的細菌就能改變疾病的進度，而症狀出現時，腸道的細菌也會跟著改變。

舉例來說，北達科塔大學的普朗尼許・肯塔克（Pranish Kantak）和團隊，在老鼠身上誘發類似強迫症的行為，並觀察益生菌是否能改變這些症狀。在第一次的實驗中，老鼠會事先接受兩到四個星期的益生菌或食鹽水治療。類強迫症狀出現後，研究者發現，和只接受食鹽水的控制組相比，接受益生菌治療的老鼠，出現的症狀明顯比較輕微。

研究者在第二次實驗時多加一組老鼠，這組老鼠事先接受四個星期的氟西汀（就是通稱的百憂解）治療。選擇性血清素再吸收抑制劑類型的抗憂鬱藥物，是強迫症第一線治療的藥物。當然，藥物能減輕強迫症的症狀，但益生菌組的結果和氟西汀組很相近。換句話說，益生菌和藥物對抗強迫症的效果同樣出色。

為了證明腸道和腦部的連結在反向的狀況也成立，麥克馬斯特大學（McMaster University）的湯尼．鄭（Tony Jung）和團隊，在二〇一八年用藥物誘發老鼠的類強迫症狀，接著監控牠們腸道的細菌。研究發現，隨著強迫症發作，牠們腸道的細菌真的會出現變化。

研究者認為，腸道細菌的變化，是因為強迫行為會消耗許多時間和能量（想想我的患者亞當消耗多少時間和能量）。人體的實驗同樣支持動物實驗的結果。舉例來說，在一項探討益生菌對健康人類心理影響的調查顯示，**服用益生菌三十天的參與者，其強迫性症狀會得到緩解**。

二〇一五年，心理學家潔思敏．杜爾納（Jasmine Turna）和團隊提出，強迫症的症狀源自於腸道和腦部的雙向關係。受到改變的腸道細菌會影響ＨＰＡ軸，觸發一系列的荷爾蒙及免疫反應，進而導致強迫症。有充分的證據指出，強迫症患者的ＨＰＡ軸無法順利運作。

舉例來說，我們可以看看患者的壓力荷爾蒙：皮質醇。健康人體的皮質醇會維持在最底線的濃度，感受到壓力時，身體會釋放荷爾蒙，讓皮質醇飆升。

然而，在強迫症患者身上，皮質醇的基準線較高，遇到危機時卻不會有相對應的升高。事實上，強迫症患者在承受壓力時，皮質醇的濃度通常會降低，和我們預期的恰好相反。似乎是HPA軸已經因為強迫症持續的壓力而不堪負荷，因此無法像健康的人體那樣對抗外在的壓力源。

至於到底是什麼造成腸道的細菌改變，進而觸發強迫症，心理學家瓊恩．里斯（Jon Rees）在二〇一四年提出解釋，認為壓力和抗生素都可能改變腸道微生物群系。許多類型的壓力都可能觸發腸道微生物群系的改變和強迫症，研究顯示，這些壓力不一定會有太大的影響。即便並非創傷性，和健康相關的憂慮、學校的壓力或是失去摯愛，都可能觸發強迫症。甚至連懷孕都可能造成腸道微生物群系改變，導致類似強迫症的症狀。

在小孩身上，有一種類型的強迫症稱為「熊貓症候群」（pediatric autoimmune neuropsychiatric disorders associated with streptococcus，縮寫為PANDAS）。一直以來，我們以為熊貓症候群與鏈球菌感染和免疫系統失調有關。如今，專家開始懷疑鏈球菌不是元凶，問題出在用來治療鏈球菌的抗生素。對抗鏈球菌的抗生素可能會擾亂腸道微生物群系，觸發強迫症狀。

這些研究都指出，強迫症發生於腸道細菌改變時，而反之亦然。我們現在已經知道，要確保腸道細菌健康的方法，就是從飲食中攝取足夠的營養，並避開可能會破壞微生物群系平衡的食物。

可能使強迫症惡化的食物

正因為強迫症與焦慮症密不可分，我總是建議患者遵循焦慮症的基本飲食法則。除了避免第三章討論過的食物外，還有一些因子是強迫症患者應當避開的。

一、麩胺酸鹽

我們在第四章創傷後壓力症候群有討論過，麩胺酸鹽是存在於許多天然食物的物質，可以作為添加物，為即食食品增加鮮味。對多數人來說，正常分量的麩胺酸鹽通常對健康有益，但強迫症患者的麩胺酸鹽攝取就必須特別謹慎。這是因為麩胺酸鹽在腦部扮演神經傳導物質的角色，和強迫症狀密不可分。

二〇一八年，凱特琳．霍頓（Kathleen Holton）和伊利莎白．柯特（Elizabeth Cotter）發表一個病例。患者是五十歲的男性，出現日常強迫症狀已經長達三十九年，藥物治療無法帶來任何改善。除了強迫症外，他也罹患纖維肌痛症（會造成慢性疼痛的病症）和腸躁症，這帶來突破性的發現，讓我們更了解飲食會如何影響強迫症。

這位患者加入一項臨床實驗，測試低麩胺酸鹽的飲食如何影響纖維肌痛症和腸躁症。實驗進行一個月後，不只纖維肌痛症和腸躁症減輕，他的強迫症也出現顯著的改善。霍頓和柯特認為，麩胺酸鹽應該和造成強迫症的化學異常有關。

二〇一七年，普瑟密士．瓦拉克（Přemysl Vlček）和團隊發表充分的證據，顯示腦部迴路中的麩胺酸鹽路徑異常與強迫症有關。麩胺酸鹽是中樞神經系統主要的興奮性神經傳導物質，主要功能在於刺激神經做出行動。雖然麩胺酸鹽異常所扮演的具體角色我們還不清楚，但強迫症至少有一部分的成因是源自這個系統的失衡，而過量的麩胺酸鹽會使情況惡化。

然而，過量的麩胺酸鹽並不是唯一的問題。二〇一九年，李豔（Yan Li，音譯）和團隊提出，強迫症最可能的成因，是興奮性麩胺酸鹽和對應的抑制性神經傳導物質γ－氨基丁酸的增加。你或許已經猜到，抑制性神經傳導物質的功能和興奮性相反，會抑制細胞的活動。麩胺酸鹽和γ－氨基丁酸的過量，會使大腦同時收到停止和行動的訊號。因為這樣混亂的訊號，強迫症的大腦總是處在持續的混亂中，難怪會卡住。γ－氨基丁酸和麩胺酸鹽的異常，其實比上面簡化版的解釋更複雜，但關鍵在於減少飲食中的麩胺酸鹽，就能讓強迫症患者比較紓緩。

飲食中的麩胺酸鹽分成兩種：結合型麩胺酸鹽，通常以蛋白質的一部分被攝取，因此可以順利消化和吸收。游離型麩胺酸鹽則並未與其他胺基酸結合，因此可能引發血液中的麩胺酸鹽濃度驟升，而我們最好避免這樣的起伏。

游離型的麩胺酸鹽主要存在於醃製肉品、羅克福與帕馬森起司、魚露、醬油、成熟番茄、花椰菜、葡萄柚汁、魚子醬、義式臘腸、味噌和大骨湯中。我們在第四章討論過，**麩胺酸鹽也存在於味精中**，而味精則用於許多加工食品中，例如連鎖店的雞塊、即食餐、黃豆和酵母萃取物。

強迫症或有類似症狀的患者應該盡可能減少這類食物的攝取，看看是否會改善（我前面也提醒過，許多高麩胺酸鹽的食物同時含有酪胺酸，可能會對單胺氧化脢抑制劑造成干擾。更詳細的資訊可以參考第九章）。

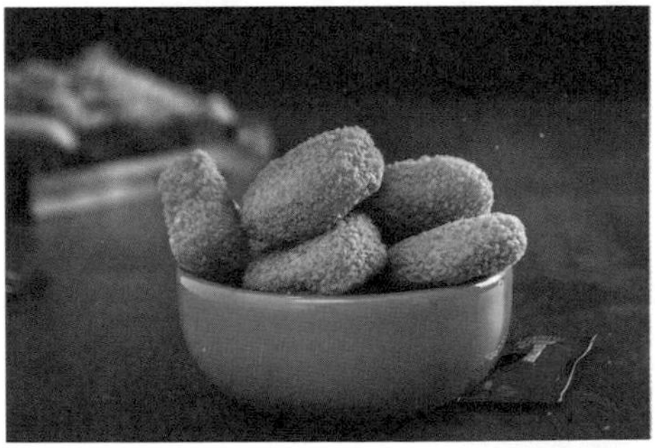
▲ 味精用於許多加工食品中，例如雞塊。

二、麩質

二〇一八年，腸胃科醫生路易斯・羅德里各（Luis Rodrigo）和團隊進行研究，探討降低麩質攝取，是否能減輕罹患強迫症和妥瑞氏症孩童的強迫症狀。經過一年的無麩質飲食後，患者發現自身的強迫行為對生活的影響降低，壓力也隨之減少。

排除麩質後，強迫症狀改善的明確原因還不清楚。在前面的章節裡，我說明乳糜瀉的大腦容易出現自體免疫腦細胞破壞，以及 γ－氨基丁酸失衡。這很可能就是強迫症狀的主因。

雖然沒有嚴謹的證據顯示無麩質飲食能幫助強迫症患者，但這項研究和其他案例分析都顯示，無麩質飲食值得嘗試，看看症狀是否改善。

對抗強迫行為的食物和補充品

維奇當時五十歲，是《財星》（*Fortune*）世界五百強公司的首席人事長。工作時，她總是一絲不苟的遵守時間和任務的安排。然而，回到家後，她對於最年輕的孩子即將要離家上大學這件事，卻感到很痛苦。談論大部分的主題時，她都很愉快，但話題只要一轉到婚姻，她就變得很焦慮。最終，她承認自己不確定是否該繼續維持婚姻。一方面，她和丈夫沒有重大的問題或爭執；另一方面，她卻覺得丈夫太故步自封。她已經去過世界各地旅行，但丈夫卻不願意做出生活上的改變。

為了面對自身的焦慮和有所作為的渴望，她閱讀近藤麻理惠的《怦然心動的人生整理魔法》。起初，她很喜歡這本書，而近藤的「丟棄」哲學帶給她釋放壓力的出口。不久之後，她不但把衣櫥和地下室清潔乾淨，也開始用顏色來分類鞋子和衣服。

她的先生認為這樣不間斷的打掃讓人厭煩，當她開始整理他的東西時，先生的情緒就會失控。就連她的孩子為了不讓她闖進房間整理，回家後都會把門上鎖。最後，她整理東西的習慣開始影響生活的其他地方。她上班前會因為整理東西而遲到，進到辦公室以後也會想著要整理的事物。

這時，她的強迫症開始萌芽。雖然強迫症通常發生在較低的年齡層，但較年長的人也可能罹患，有一小部分的病例發生在五十歲以後。維奇堅決不願嘗試藥物，但在接受心理治療後，她開始發現自己的強迫行為，漸漸取代想要離婚的焦慮感。由於她不願意服用藥物，我希望她能嘗試兩種選擇性血清素再吸收抑制劑，來減輕強迫症狀，這兩種抑制劑分別是N－乙醯半胱氨酸（N-acetylcysteine）和肌醇（Inositol）。

透過飲食、補充品和心理治療的結合，三個月後，維奇就能更清晰的思考，偏執的想法減少了，攻擊性也降低，讓她能順利工作和生活。她強迫性的整理行為大幅降低，經過一年的思考，她做出困難的抉擇：必須和丈夫暫時分居。一年半後，他們協議離婚。

維奇持續和我會診，而她只要不遵循飲食的守則，強迫行為又會再出現，有時是執迷於離婚到底是不是正確的選擇，有時則會繼續瘋狂整理東西。然而，一旦她開始補充營養品，症狀就會消失。

來看看N－乙醯半胱氨酸和肌醇吧。和其他飲食結合，這兩種物質都證實能幫助強迫症的患者。

一、N－乙醯半胱氨酸

N－乙醯半胱氨酸是一種膳食補充品，可以用來治療一些非心理性的健康問題，但研究證實，對於強迫症的治療也有幫助。N－乙醯半胱氨酸會抑制腦部許多區域神經細胞間的麩酸鹽類排放，例如皮層、杏仁核、海馬迴和紋狀體，這些部位都會受到強迫症的影響。此外，N－乙醯半胱氨酸會降低強迫症患者腦部的氧化壓力和發炎情形。

一項二〇一七年的研究顯示，N－乙醯半胱氨酸會強化抗憂鬱劑西酞普蘭（Citalopram）的效果，改善強迫症兒童及青少年控制強迫衝動的能力。另一項案例研究則針對一名五十八歲的女性，她原本使用抗憂鬱藥物氟伏沙明（Fluvoxamine）來控制強迫症，而只補充一週N－乙醯半胱氨酸的攝取，強迫症就改善。

研究也證實，N－乙醯半胱氨酸能有效治療屬於強迫症光譜的拔毛癖，這種疾病的患者會反覆拔除自己的毛髮。

二〇〇九年，瓊恩・葛蘭特（Jon Grant）進行雙盲隨機性安慰劑控制實驗，為期十二個星期，每天分別給予受試者一千兩百到一千四百毫克的N-乙醯半胱氨酸。結果發現，N－

乙醯半胱氨酸治療組的患者和安慰劑組相比，拔頭髮的症狀出現顯著改善。

也有許多病歷顯示，N－乙醯半胱氨酸對於強迫性的咬指甲或摳皮膚的行為有幫助。雖然還需要更多的實驗證明，但總體來說，截至目前的試驗結果都偏向N－乙醯半胱氨酸和安慰劑相比，有較佳的效果。此外，N－乙醯半胱氨酸也被認為是安全性高的補充品，沒有太嚴重的副作用。

N－乙醯半胱氨酸不存在於任何天然食品中，因此必須透過補充品的方式攝取。然而，一旦進入體內，N－乙醯半胱氨酸就會轉化為半胱氨酸（一種胺基酸）。雖然所有關於N－乙醯半胱氨酸的研究都是以補充品為基礎，但我的臨床患者也透過補充富含半胱氨酸的食物，達到不錯的效果。肉類、穀類和雞蛋都含有半胱氨酸，而瑞可塔起司（ricotta）、茅屋起司（cottage cheese）、優格、花椰菜、紅椒和洋蔥也是。

二、肌醇

肌醇則是葡萄糖的一種，能由身體自然製造，但也能透過食物攝取。腦部含有大量肌醇，特別是腦細胞的細胞膜，可以控制進出細胞的物質。肌醇是磷肌醇甘油酯的前體，而磷肌醇甘油酯則是一種脂質，可以在許多神經化學路徑中引起細胞反應，包含與強迫症相關的血清素和多巴胺傳導路徑。

許多研究顯示，肌醇在腦部的影響機制，和選擇性血清素再吸收抑制劑類似。再者，有研究也證實肌醇對強迫症有幫助。舉例來說，心理學家曼德爾．福克斯（Mendel Fux）和團隊，在一九九六年針對十三位強迫症患者進行研究，發現和安慰劑相比，在六個星期中，每天補充十八公克的肌醇，就能顯著減輕強迫症的症狀。

雖然肌醇本身有幫助，卻尚未有研究證實肌醇可以作為強迫症標準治療法（例如選擇性血清素再吸收抑制劑）的輔助。此外，肌醇對腸胃也有輕微的副作用，例如腹瀉、脹氣和噁心。然而，和帶來的幫助相比，這些副作用都微不足道。

水果、豆類、穀類和堅果都富含肌醇。和冷凍或罐頭蔬菜相比，新鮮蔬菜的肌醇含量更多。以早餐來說，葡萄柚和麩片都是豐富的肌醇來源，咖啡也含有少許肌醇。**但在加入葡萄柚之前，為了避免可能與藥物交互作用，還是應該先詢問醫生**。

午餐和晚餐則可以考慮白豆或四季豆。抱子甘藍和皇帝豆也富含肌醇，而紅蘿蔔和玉米的含量則較低。花生醬（不加糖）富含肌醇，全麥麵包也是。一般來說，全穀麵包的肌醇含量都比精製麵包更高。哈密瓜和柑橘類的肌醇含量特別高，因此很適合作為點心食用。

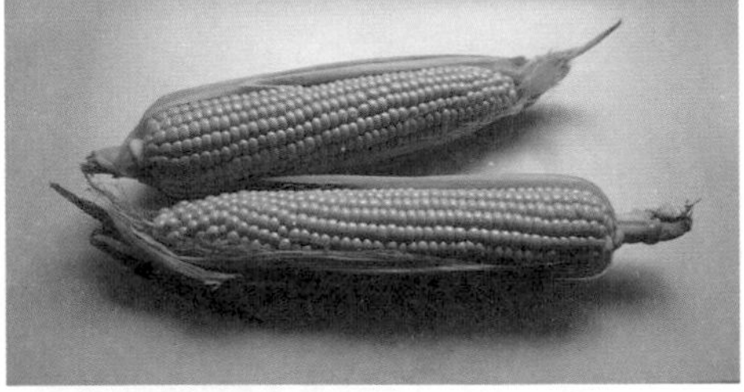
▲ 玉米的肌醇含量較低。

三、甘胺酸

甘胺酸是另外一種能影響腦部麩胺酸鹽運作的胺基酸，研究顯示，甘胺酸可能對強迫症有幫助，因為其會與腦部的麩胺酸鹽受器交互作用，此受器稱為甲基天門冬酸（N-methyl-D-aspartate，縮寫為NMDA）受器。

雖然甘胺酸也是抑制型神經傳導物質，卻不會像γ－氨基丁酸那樣和麩胺酸鹽產生矛盾，同時能平息強迫症患者腦部的衝突。

二〇〇九年，威廉．格林堡（William Greenberg）和團隊每天讓強迫症患者補充六十毫克的甘胺酸或安慰劑，接著在四週、八週和十二週時監控他們的症狀。接受甘胺酸的受試者強迫症狀出現顯著的減輕情形。

同樣在二〇〇九年，威廉．路易斯．克里夫蘭（William Louis Cleveland）和團隊發表一個案例，再次說明甘胺酸的重要性。研究中的患者在十七歲時診斷出強迫症和身體臆形症，症狀相當嚴重，導致他必須休學。十九歲時，他關在家中，除了父母之外沒有其他社交連繫。他嘗試許多治療方式，包含選擇性血清素再吸收抑制劑、抗精神病藥物和靜脈注射，但都毫無成效。

二十二歲時，他因為幽門螺旋桿菌（會造成胃潰瘍的細菌）而接受抗生素治療，之後症狀惡化。他的醫生判定他的甲基天門冬酸受器無法順利作用，於是讓他接受甘胺酸來刺激甲基天門冬酸。在五年間，甘胺酸的治療為強迫症和身體臆形症帶來很大的改善，只有在治療停止時稍微復發。多虧新的甘胺酸治療，他可以重新恢復學業和社交生活。

雖然這只是單一個案，結果相當戲劇化，但搭配控制組的結果來看，已經能充分證實甘胺酸在強迫症的治療方面效果卓著。

我們不需要靠補充品取得甘胺酸，肉類、魚類、乳製品和豆類都含有甘胺酸。火雞的甘胺酸含量甚至比牛肉更豐富，牛肉則勝於豬肉或雞肉。最好的甘胺酸來源是膠原蛋白和明膠。

由於大骨高湯同時含有甘胺酸和麩胺酸鹽，因此食用大骨湯似乎有點矛盾。我會讓患者嘗試加入或排除大骨高湯，看看他們的強迫症狀如何變化。假如效果對個別患者是負面的，那麼就維持以植物為主的飲食，例如菠菜、羽衣甘藍、白花椰菜、高麗菜和南瓜，以及香蕉和奇異果等含有甘胺酸的水果。

四、水飛薊

水飛薊和向日葵及雛菊屬於同一科，數個世紀以來都被當成草藥。根據古老傳說，水飛薊代表性的紫色花朵和白色葉脈來自聖母瑪利亞的乳汁。水飛薊中對於強迫症患者有幫助的成分，是天然抗氧化劑類黃酮水飛薊素（flavonoid silymarin）。水飛薊素的一項主要功能是抑制單胺氧化酶（MAO）作用，而單胺氧化酶這種酵素的功能之一，就是移除腦部的血清素。抑制單胺氧化酶作用會提高血清素濃度，因此使強迫症狀緩解（前面已經提過抗憂鬱藥物單胺氧化酶抑制劑，兩者的原理差不多）。

麥迪．薩亞（Mehdi Sayyah）和團隊比較水飛薊萃取物（一天六百毫克）和氟西汀（一天三十毫克）對強迫症患者的影響，發現兩者的效果相近，副作用也相似。雖然還需要更多的實驗才能證實水飛薊可用於治療強迫症，但因為潛在的副作用很低，還是值得一試。

要將水飛薊加入飲食唯一的方法是透過補充品，但在嘗試之前，還是應該和醫生商討。

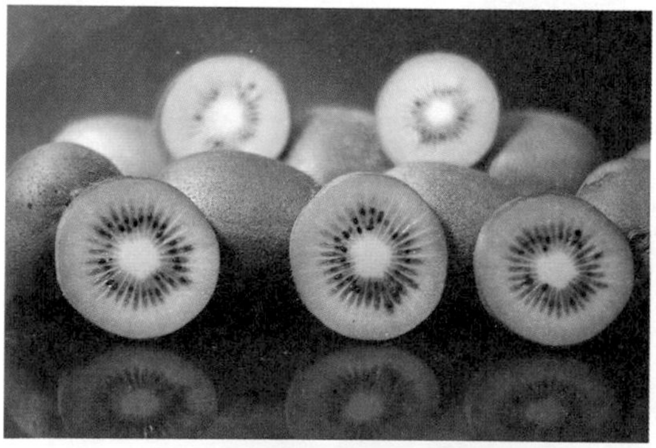

▲奇異果含有甘胺酸，能舒緩強迫症狀。

五、維生素 B_{12}

維生素 B_{12} 對於許多大腦化學物質的生成至關緊要，其中也包含血清素。一項研究顯示，二〇%的強迫症患者都有維生素 B_{12} 低下的問題，這個發現也得到其他研究的佐證。雖然還不確定維生素 B_{12} 低下是強迫症的原因還是結果，但我們知道它扮演一定的角色。

二〇一二年，維韋克・夏爾瑪（Vivek Sharma）和德杜它・畢瓦斯（Devdutta Biswas）發表一個病例，患者是罹患強迫症的中年男子，維生素 B_{12} 低下，且有維生素 B_{12} 缺乏的家族病史。當他服用甲鈷胺（維生素 B_{12} 的一種），使維生素 B_{12} 上升後，他的強迫症狀就緩解了。這說明我們可以嘗試恢復強迫症患者的維生素 B_{12}。

維生素 B_{12} 主要存在於肉類、魚類和雞肉中，因此大部分的雜食動物在取得足夠的分量上，都不會有太大的問題。假如你是素食者，也可以從乳製品得到維生素 B_{12}。假如你吃純素，可以找找穀片或其他食物。當然，也有其他的選擇，例如發酵黃豆製品天貝的維生素 B_{12} 含量就很高。另一種富含 B_{12} 的素食選項則是紫菜。

我曾有一位三十五歲的素食患者，名叫艾西瓦里雅。她因為許多影響生活的行為而來求診。舉例來說，她發現自己會不斷撫平床單上的皺褶，甚至整個晚上都醒著，只為了確保床單很「完美」；她對於自己皮膚的缺點近乎偏執，就算她認為的缺點並不存在或無法改善；進入我的診間時，她坐下來就會不斷調整姿勢，有時還會不好意思的說是自己太胖了，沒辦法舒服坐著。但我認為她的體重很正常，椅子也夠大，她想用任何姿勢坐著都可以。

詳細詢問病史後，我認為她罹患強迫症和身體臆形症。我們進行基本的實驗室檢查，發現她的維生素 B_{12} 低下，因此建議她從這點著手改善。三個月之後，即便服用補充品，她的 B_{12} 仍然未見升高，而她的症狀也沒消失。我問她服用哪種 B_{12} 補充品，她回答綠藻錠，這種補充品據說含有相當豐富的維生素B12。然而，她並不知道要檢查營養標示，看看自己攝取的是哪種綠藻。商業性的綠藻補充品含有的維生素B12分量都不同，而她的那種幾乎不含任何維生素B12。

於是她換成螺旋藻，這種補充品是由藍綠藻製成。然而，研究指出，諸如螺旋藻等補充品含有的是假性維生素B12，在人體中沒有活性。她的症狀沒有改善，於是她開始吃富含B12的素食壽司海苔。雖然海苔也含有麩胺酸鹽，但艾西瓦里雅並沒有出現不良的副作用（假如有，我會建議她嘗試裙帶菜。這種褐藻常用於味噌湯，B12含量很高，麩胺酸鹽含量則低得可以忽略）。三個月內，她的症狀開始改善。雖然恢復B12來治療強迫症並非每個案例都能見效，但在有些案例中卻能救人一命。

六、薑黃

二〇一〇年，吉森德拉・齊麥克席博士（Drs. Jithendra Chimakurthy）和哥帕拉・克席那・莫席（T. E. Gopala Krishna Murthy），探討薑黃素對強迫症的影響。我們前面已經討論過，薑黃素會影響血清素、多巴胺和去甲腎上腺素的代謝，因此研究者認為，薑黃素對於強迫症背後的神經化學變化應該也會有影響。

為了加以研究，團隊在老鼠身上引發類似強迫症的症狀，並使用薑黃素或帕羅西汀

（paroxetine，一種選擇性血清素再吸收抑制劑）來治療。服用五毫克／公斤和十毫克／公斤薑黃的老鼠，其血液的多巴胺濃度提升了，但僅有服用十毫克／公斤的老鼠，其血清素濃度提高。服用帕羅西汀的老鼠血清素濃度增加，但多巴胺濃度則沒有變化。薑黃素和帕羅西汀都使強迫行為減輕。

雖然薑黃的人類實驗還在進行，但薑黃總體來說對心理健康甚有益處，因此我推薦將薑黃作為日常飲食的一部分。

治療強迫症患者的一大考驗，就是必須小心不要餵養他們的執迷，使他們的症狀惡化。他們的心智已經持續運轉著不同的壓力和強迫衝動，最好不要再火上加油。更具體來說，要當心引發健康食品痴迷症。

一九九七年，史蒂芬．布拉特曼醫生（Steven Bratman）和團隊大衛．奈特（David Knight）創造健康食品痴迷症這個專有名詞，指的是對於攝取適當營養過度偏執的人。這種情況通常發生於限制過多的飲食、對食物準備的吹毛求疵，以及儀式性的飲食模式。換句話說，健康食品痴迷症的患者就是極端的「健康食品狂熱分子」。

我得承認，身為一個寫過一整本書討論健康飲食的人，卻提醒大家要小心、不要過度執著於營養學，聽起來真有些諷刺。然而，雖然注意飲食、盡量攝取足夠的營養是件好事，卻有可能跨越界限，成為一種近乎強迫症的執迷。

我的患者約書亞聽完我的臨床工作後，長途跋涉來求診。他一進入診間，就希望能做血液檢測，特別要求為自己的問題找到精妙的藥物治療。然而，經過最初的訪談，他的問題是過度嚴謹的食物選擇，反而使他營養不良。我建議先從奠定健康基石的食譜著手解決問題，但他嗤之以鼻，說我的建議「隨便一個路人都知道」。

約書亞不願意接受自己心理問題的解方，只是放鬆對飲食的限制，專心吃各式各樣健康的食物。不幸的是，他再也沒有回來過，而我懷疑健康食品痴迷症令他無法達成目標體重和良好心情。

當然，其中也有一些灰色區域，也必須承認關於食物的討論時常改變。我記得幾年前我在一間紐約餐廳，聽著團隊詢問服務生，乳牛的飲食或蔬菜是否有使用殺蟲劑。如今，大眾普遍偏好草飼牛和有機食物，但在當時，這種偏好尚未成為主流。

我不希望阻止患者做出健康的選擇，但假如飲食的限制開始影響他們的生活，這就令人擔心了。健康食品痴迷症的患者通常執著於體重控制，因此我會把這視為一種警訊。

為了避免健康食品痴迷症的症狀，在做出飲食改變時可以遵循下列的守則：

- 一開始每次改變一種食物就好。

- 假如改變失敗，就嘗試另一種。
- 從最低的限制開始，你的心情才不會墜入谷底。
- 事先規畫，讓你的選擇自動化，才不會覺得自己每一餐都斤斤計較。
- 每個星期量一次體重，不要每天量。
- 改變飲食時不要接觸太多社群網站。研究顯示，使用ＩＧ會使健康食品痴迷症惡化。

這些法則不但對於強迫症傾向的人有幫助，對於想改變飲食的人也是。

恐瘦症則是強迫症的一種形式，患者會對於自身肌肉組織過度執著，通常會強迫性的運動。他們為了追求理想的肌肉質量並降低體脂肪，可能會攝取過度激烈的飲食和補充品。我的患者傑森就是例子。當時他三十歲，因為找不到方向，所以求助於我。

不久之後，我就發覺衝突的核心是他與父親之間的關係。一方面，他為父親工作，也很喜歡這個輕鬆的安排。另一方面，隨著他年紀增長，父親對他越來越嚴厲，讓他很挫折，擔心自己無法像父親一樣成功。

由於這些都無法和父親商談，他只好在健身房發洩。雖然體脂肪低於九%、身體的肌肉線條分明，他卻告訴我他必須變得更強壯。我告訴他，我覺得他的身材已經很好了，但他看我的眼神，就像是我一點概念都沒有。

在接下來的幾個星期，他運動的程度又提升好幾個層次，並激烈的改變飲食。他變得很結實，幾乎到有點讓人不舒服的地步。即便僅剩五％的體脂肪，他卻還是停不下來。他大幅增加蛋白質的攝取，甚至超過運動員最高的建議量。他也加進許多補充品，包含支鏈胺基酸、麩醯胺酸和生長激素刺激胺基酸（離胺酸、鳥胺酸和精胺酸）。最糟的是，他開始使用同化類固醇。

我看得出來他把自己逼過頭，卻沒辦法讓他理解這點。在我的督促下，我們進行許多檢測，發現他瀕臨腎衰竭。幸運的是，我們發現得很早，而檢測的結果對他來說有如當頭棒喝。我建議他回到起點，選擇健康的水果、蔬菜、瘦肉蛋白質（他最喜歡雞胸、火雞肉和鮭魚），以及健康的脂質來源，例如橄欖油和酪梨。在時間和耐心的幫助下，他慢慢改變，情緒和身體都有改善。

我持續在營養方面給予他協助的同時，他也開始與治療師見面，談論他的童年和成長過程，以及和成功、有權勢父親的相處。最終，他可以將自己極端的飲食及運動選擇，和對父親的複雜感受連結在一起。一年過後，他有了顯著的改善，恢復健康的生活方式。

面對恐瘦症，應該要避免激烈的飲食變化，在改變蛋白質攝取或服用補充品之前，也要先諮詢醫生或營養師。更具體來說，應該避免缺乏可信度的補充品。無論在飲食中加進什麼，都應當謹慎思考。最後，如果用不健康的方式追求看似健康的目標，就應該注意背後是否有心理上的因素。

透過患者的故事，我希望你也感受到強迫症可能是很複雜的狀況，有許多不同的表現方式。雖然一定有像亞當這種典型的強迫症患者，表現出強迫且激烈的檢查行為，但這不是強迫症唯一的型態。有時就像維奇的例子，強迫症可能誕生於看似健康的習慣，或是像艾西瓦里雅那樣，是對個人健康的關注和習慣逐漸累積而成。又或許像傑森的例子，強迫症可能出自對於健康生活的過度注意。

對於這樣多元而狡猾的疾病，最重要的是如果察覺自己受到類似的症狀所苦，就一定要向醫生求助。雖然治療的方式會為每個患者量身制定，但這個章節所探討的營養學策略會帶來很大的幫助。

強迫症備忘錄

由於強迫症與焦慮症密切相關，第三章所討論的飲食建議在這裡也適用。

應該選擇的食物和補充品：

- N－乙醯半胱氨酸：雖然N－乙醯半胱氨酸只能以補充品的方式攝取，但富含半胱氨酸的食物也會很有幫助。可以試試肉類、穀類、雞蛋、瑞可塔起司、茅屋起司、優格、花椰菜、紅椒和洋蔥。

- 肌醇：新鮮蔬菜，特別是白豆或四季豆、抱子甘藍、皇帝豆、花生醬、全麥麵包、哈密瓜和柑橘類水果。
- 甘胺酸：肉類、魚類、乳製品、豆類、菠菜、羽衣甘藍、白花椰菜、高麗菜、南瓜、香蕉和奇異果。
- 水飛薊：以補充品的形式攝取。
- 維生素 B_{12}。
- 香料：薑黃加上一撮黑胡椒。

應該避免的食物：

- 味精、其他麩胺酸鹽和麩胺酸：魚露、蠔油、番茄醬、味噌、帕馬森起司、鹹點、薯片、即食食品、蘑菇、菠菜、海苔、起司、醬油、發酵豆類、番茄，以及魚類和肉類

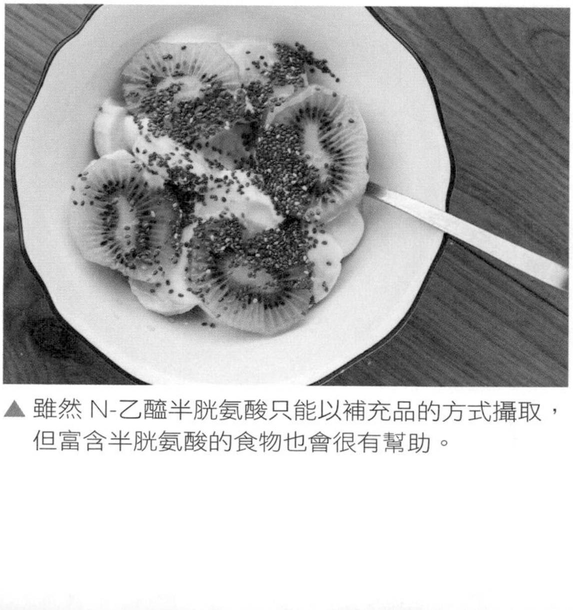

▲ 雖然 N-乙醯半胱氨酸只能以補充品的方式攝取，但富含半胱氨酸的食物也會很有幫助。

等高蛋白食物。

- 麩質：假如你有乳糜瀉或非乳糜瀉麩質敏感，就該避免所有小麥產品，例如麵包、披薩、義大利麵和許多酒精飲料。

食　譜　對抗強迫症的菜單

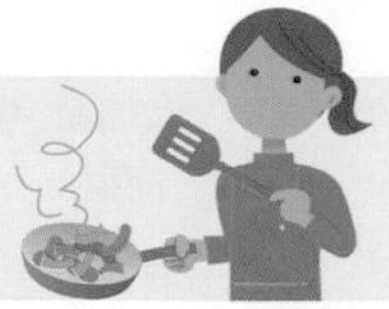

⦿ 早餐：自製穀片

（蔬食／素食／無麩質／無乳製品）

即便「健康」的市售穀片都可能含有很高的糖分。要用全穀和其他有益大腦健康的食物製作出美味的穀片其實很容易。

分量：2 人份　準備時間：10 分鐘

材料： ½ 杯燕麥片、¼ 杯全麥麩片、¼ 杯無糖椰子片、1 大匙核桃碎片、½ 茶匙亞麻籽、1 撮肉桂、1 撮肉豆蔻粉。

做法：
❶ 所有的原料在中型碗中混合。在密封玻璃罐中可以存放兩個星期。
❷ 你可以搭配不同的東西食用，例如杏仁奶或其他奶類。也可以加入有機的黑巧克力碎片做點變化，或加上新鮮莓果，又或是上述的都加！
❸ 假如你需要一點甜味，就加一些蜂蜜吧。

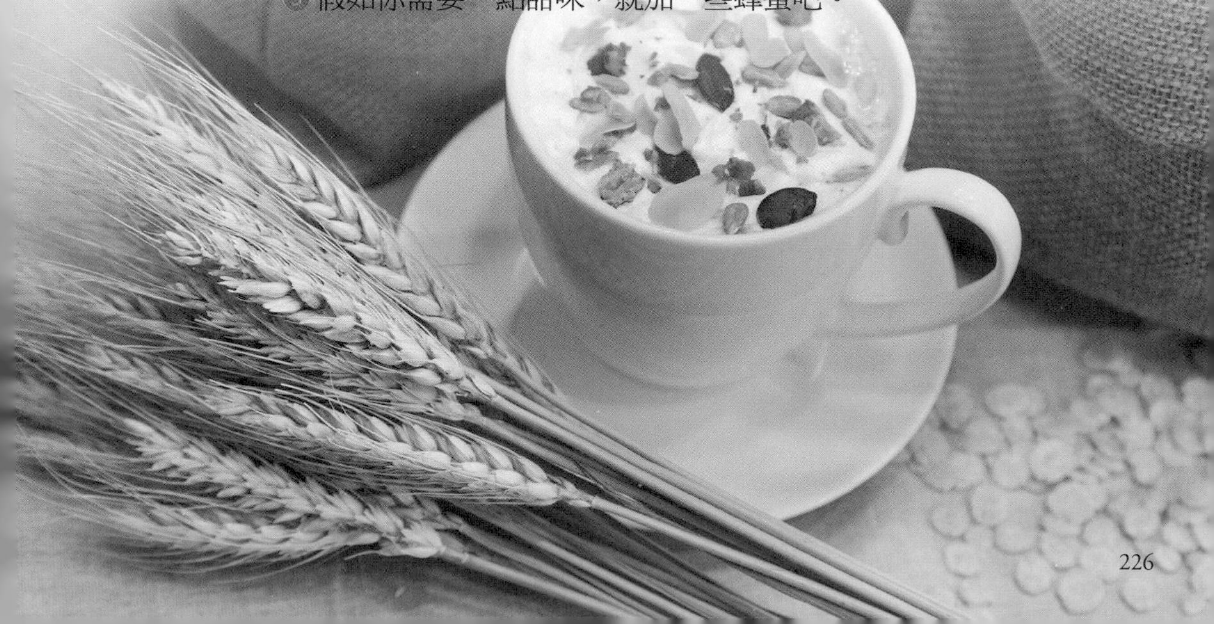

⦿ 午餐：扁豆湯加菠菜（印度式豆泥糊）（蔬食／素食／無麩質／無乳製品）

印度式豆泥糊是我最喜歡的安撫食物之一，但是即便你小時候沒有吃過，我相信你也會感受到它帶來的飽足和慰藉。薑黃會帶來額外的益處。阿魏草根粉在印度料理中有幫助消化的功能，能減輕豆子或扁豆等食材帶來的脹氣或腹脹感。這種香料氣味濃烈，加入料理中能增添許多風味。

分量：8 人份　準備時間：30 分鐘（加上浸泡隔夜）
烹飪時間：20 分鐘

材料：2 杯黃扁豆仁、2 大匙芥花油、1 茶匙黑芥末子（選擇性）、1 茶匙茴香子、2 瓣大蒜，去皮並沿著長邊切半、1 條乾燥辣椒（選擇性）、1 個中型洋蔥切丁、1 個中型番茄切丁、1 茶匙薑黃粉、¼ 茶匙黑胡椒、2 杯菠菜葉、1 大匙猶太鹽、½ 顆檸檬、1 茶匙阿魏草根粉（選擇性）、新鮮香菜切碎裝飾用。

做法：❶ 扁豆洗乾淨，在加蓋的玻璃碗中浸泡，放置於冰箱過夜。確保水淹過扁豆，深度約 1 英吋（2.54 公分）。隔天將扁豆取出瀝乾，放入大醬汁鍋中，加入 4 杯水。將扁豆水煮 30 分鐘，到扁豆變軟。扁豆的質地應該是光滑的糊狀。也可以用壓力鍋煮扁豆（參考製造商提供的說明書）。

❷ 在中型的不鏽鋼鍋中以中火加熱芥花油。加入黑芥末子，煮到芥末子裂開。加入茴香子、大蒜、乾辣椒（選擇性）和洋蔥丁。煮 3 到 5 分鐘，或是直到洋蔥變透明。加入番茄、薑黃和黑胡椒，攪拌均勻。加入菠菜煮軟，大約 1 分鐘。

❸ 加入扁豆，火轉小，煮大約 20 分鐘。湯汁會變得很濃稠，為了避免扁豆黏鍋，所以再加入 2 杯水。

❹ 用鹽巴調味，擠上新鮮檸檬汁，加入阿魏草根粉（選擇性）。撒上切碎的香菜，趁熱上桌。

◉ 晚餐：紅椒烤火雞胸肉佐紫洋蔥及聖女小番茄——（無麩質／無乳製品）

如果希望以植物為主，食譜中的火雞胸肉也可以改成板豆腐切塊或切丁。雞胸肉是另一個選項。火雞富含維生素 B，而 B_{12} 對強迫症或許有所助益。

分量：4 人份　準備時間：10 分鐘　烹飪時間：20 分鐘

材料： 2 大匙橄欖油、2 大匙紅椒粉、1 茶匙薑黃粉、½ 茶匙猶太鹽、¼ 茶匙黑胡椒、4 片（四盎司）去皮無骨火雞胸肉、2 杯聖女小番茄切半、½ 個紫洋蔥，厚切。

做法：

❶ 烤箱預熱至攝氏 200 度，烤盤鋪上烤盤紙。

❷ 在中型碗混合橄欖油、紅椒粉、薑黃、鹽巴和胡椒。火雞胸肉、番茄及洋蔥置於碗中，充分攪拌至醃料均勻包覆火雞肉。

❸ 火雞肉、番茄及洋蔥移至烤盤，烘烤 15 分鐘，或直到火雞肉內部溫度達到攝氏 73 度。假如你希望火雞肉呈現黃褐色，則多烤 3 分鐘，或至表面金黃。在烤之前，可以先將番茄及洋蔥取出，以免烤焦。

⦿ 甜點：香蕉「冰淇淋」
（蔬食／素食／無麩質／無乳製品）

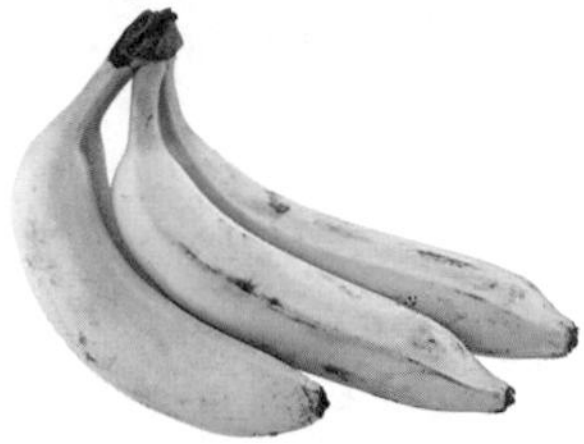

如果想吃點冰涼微甜的點心，又不希望吃太多乳製品和糖，這是另一個不錯的選擇。

分量：6 人份　準備時間：12 分鐘

材料： 8 根充分成熟的香蕉，剝皮切塊、1 大匙蜂蜜、½ 杯無糖杏仁奶、腰果奶、燕麥奶或椰奶（為達到綿密口感）。

做法：
❶ 將香蕉片放在烤盤上，冰凍隔夜。
❷ 冷凍的香蕉片放入果汁機或食物處理機，加入蜂蜜。一邊混合，一邊慢慢加入奶類來稀釋。仔細觀察，需要的奶量或許會多於或少於 ½ 杯。混合物的質地應該類似霜淇淋。完成後，倒入碗中，放進冷凍庫至少 3 小時，或是隔夜。
❸ 吃之前可以加入一些配料，例如碎堅果、黑巧克力碎片、花生醬或新鮮莓果。

祕訣： 如果想吃巧克力冰淇淋，可以在最後冷凍前加入 2 大匙天然（未鹼化）可可粉。混合時，要確認沒有任何結塊殘留。可以先將可可粉過篩，才能混合得更均勻。

第8章

怎麼睡還是累？你需要吃對食物

杜米薩尼當時四十歲，工作是警察，因為憂鬱症而向我求助——至少她認為自己的問題是憂鬱症。她和丈夫從肯亞領養一個新生兒，由於丈夫必須在白天工作，因此她在警局中輪夜班，工作到凌晨。

值班結束後，她卻沒辦法入睡。她在工作時經常感到疲憊，拉上窗簾、躺到床上後，疲憊感卻消失無蹤。工作的壓力讓她緊繃，而孩子看到她，興奮得只想玩耍，她就是無法告訴自己的身體，現在是睡覺時間。因此，只有孩子在白天小睡時，她才能跟著小睡片刻。想當然，她隔天上班時感覺更糟，拖著身體、靠大量的咖啡撐著，然後再陷入同樣的循環。這樣的模式對她造成影響。她出現憂鬱症，即便健康飲食，還是胖了七公斤。我立刻就看出，抗憂鬱藥物不會解決她的問題。我們決定在嘗試藥物之前，先試著改變生活方式。我們談到值夜班會破壞她的腸道細菌、保持規律的睡眠模式很重要，以及如何透過改變飲食調整自己的體力。

她改變班表，讓自己不用每個晚上都值大夜班。她的丈夫也改變班表，安排一個星期可以固定帶孩子上班幾天。她勤勞的遵循我們訂定的飲食計畫，幫助她在適當的時間感到精力充沛或是充滿睡意。

乍看之下似乎得做出許多調整，但這些改變讓杜米薩尼和丈夫可以把家庭照料得更好。她還是有幾個晚上必須工作，因此睡眠時間不算理想，但她的心情還是在三個月內出現戲劇性的變化。

世界上接近三分之一的人口都有睡眠問題。無論是難以入眠，或是睡不安穩，都會對體內每個器官造成影響。你的大腦、心臟、肺部、腎臟和整體代謝都可能會失控。

假如世界上所有的安眠音樂和鎮定劑都無法幫你入睡，你可以怎麼做？當你醒著時，如何用最佳的活力來過生活？我們要在這個章節裡探討，能幫助我們對抗失眠和疲憊的食物，以及會造成負面影響的食物。

維繫腸道細菌的巧妙平衡，對於健康的睡眠來說至關緊要。在睡眠方面，腸道與大腦間也存在著我們熟悉的連結：**腸道的細菌能透過與免疫系統、荷爾蒙及迷走神經的直接互動，和大腦溝通決定睡眠的模式**。這樣的互動是雙向的，大腦對腸道細菌同樣具有影響力。

你或許曾聽過「晝夜節律」（circadian rhythm）這個詞，意思是二十四小時的生理時鐘，規範我們何時睡眠或清醒。當睡眠／清醒的循環被擾亂，就會對人體代謝造成傷害。

二〇一四年，倫敦帝國學院研究員莎拉．戴維斯（Sarah Davies）的研究指出，當十二位健康的男性受試者的睡眠被剝奪時，二十七項代謝產物的濃度都會改變，包含我們喜歡的血清素和色胺酸。正常睡眠時，這些代謝產物在一天之中會遵循特定的節奏起伏。然而，如果睡眠不足，節奏就會被打亂，起伏也變得不穩定。這催生另一個新興醫學領域，稱為時間營養學（chrononutrition），研究人體時鐘如何影響消化及代謝。

這和腸道有什麼關係？事實上，不止人類有自然的睡眠循環，所有的生物都是如此，包含我們腸道裡的微生物群系。隨著生理作用的波動，腸道的細菌在一天之中會遵循「睡眠」和「清醒」的循環。事實上，腸道細菌的晝夜節律可以透過改變幫助我們入睡或清醒的基因，來影響我們的晝夜節律。

腸道細菌的內在時鐘和人類的生理時鐘通常會同步。然而，當人體時鐘被打亂（例如連續熬夜好幾天，或是跨時區旅行而受到時差影響），腸道細菌的組成和行為就可能改變。隨之而來的晝夜節律不同步，可能會影響食物的代謝，進而導致肥胖。

有許多動物研究都證實腸道細菌和睡眠模式的密切關聯。舉例來說，一項研究顯示，破壞睡眠模式會改變老鼠的腸道細菌。因此，老鼠的結腸黏膜會受到破壞，「洩漏」出會造成身體發炎惡化的物質，改變胰島素的敏感性，並增加其進食。研究者發現，當他們將睡眠被剝奪的老鼠之糞便移到無菌老鼠的體內，無菌的老鼠就會出現發炎和代謝問題。益生菌可以反轉這些問題。

以人類來說，睡眠剝奪的危險，顯現在像杜米薩尼這樣的輪班工作者身上，因為他們必須在正常的睡眠時間工作。你或許會認為輪班的工作並不常見，但美國每五個工作者就有兩個必須輪班，工作時間不是一般的朝九晚五（巧合的是，美國的肥胖率大約也是五分之二）。夜間工作者很少得到足夠的睡眠，腸道的平衡因而受到破壞。即便他們的飲食和非輪班工作者相同，他們還是無法正常代謝食物，造成較高的過重或肥胖機率。

幫助睡眠最好的飲食通常就是健康飲食。舉例來說，片桐陵子（Ryoko Katagiri，音譯）和團隊在二〇一四年提出，食用較多麵條和甜食、但較少攝取蔬菜和魚類的女性，睡眠狀況較健康飲食者差。飲用能量飲料和含糖飲料的人，以及不吃早餐、飲食不規律者，也較容易有不佳的睡眠品質。

雖然糖類有這些負面的影響，但研究顯示，高升糖指數的碳水化合物能幫助我們較快入睡，不過最終的睡眠狀況較不理想。另一項研究顯示，高糖分的飲食和高飽和脂肪、低纖維的飲食會令人相對淺眠，睡眠的修復效果也較差。具體來說，高脂肪和高碳水化合物的飲食，會減少具有修復效果的慢波睡眠和幫助鞏固記憶的快速動眼期睡眠。

其他的睡眠研究就比較難解析。一項日本研究發現，較低的蛋白質攝取（來自蛋白質的能量低於一六％），與較差的睡眠品質及難以入睡相關，而較高的蛋白質攝取（超過一九％）則與較難維持睡眠狀態有關。我不會建議你追求完美的一六％到一九％，但可以肯定的是，適量的蛋白質攝取是最理想的。就像這本書的中心思想，即便是好的食物也要適量，要注意自己飲食方式和內容的平衡。

更廣泛來說，我建議你遵循地中海飲食這類健康的原型食物飲食，並根據對於睡眠的影響加進或排除某些食物。有一項奇妙的發現是，如果你的**飲食多元性越低**，**你的睡眠狀況通**

常就越差，因此試著加入越多食物種類越好。無論是否能幫助睡眠，這都是個好建議：這會使吃東西變得新穎有趣，讓自己有更多機會得到豐富的營養素。

想一夜好眠，你該避開這些食物

有特定的食物會擾亂你的睡眠，讓你難以感到神清氣爽。來看看如果想得到一夜好眠，應該避開哪些食物吧：

一、咖啡因

咖啡因會讓人晚上睡不著，這不是什麼深奧的科學，畢竟，我們喝咖啡的目的就是為了保持清醒。喝咖啡就像一把雙面刃，一方面，咖啡確實會使我們清醒；另一方面，卻讓我們睡不好，隔天較難保持清醒。研究者把這稱為「睡眠三明治效應」。睡眠像三明治一樣被夾在兩天的咖啡因攝取之間，壓縮得越來越少。不幸的是，陷入這個效應的受害者越來越多。將近三三%的美國人一天睡不到六個小時。

咖啡因會作用於腦部的腺苷酸接受器，這和睡眠、興奮及認知都有關。許多研究證實，咖啡因會大幅影響睡眠。二〇一三年，克里斯多福・德雷克（Christopher Drake）和團隊將受試者分成三組，分別在準備入睡、前三小時或前六小時給予四百毫克的咖啡因（大約是四杯沖泡咖啡）。和安慰劑組相比，這三組受試者的睡眠都受到擾亂。

然而，我們前面看過，咖啡因也有許多益處，因此完全排除咖啡因未必是最好的策略。進一步的研究指出，每天喝三到四杯咖啡可以使我們活得更久，也能預防心臟病和神經性、代謝性及肝臟的疾病。因此，使用咖啡因的最佳方式就是聰明一點，學習辨認怎樣會讓自己感覺最好。

我會建議參考這些法則：每天喝三至四杯中杯以下的咖啡，或是含有咖啡因的茶類，但以防萬一，**三點以後就不要再喝**。假如你對咖啡因特別敏感，在晚間也該避免無咖啡因飲品——星巴克的無咖啡因咖啡，每四百五十毫升大約含有十三．九毫克的咖啡因。

二、酒精

艾登當時十八歲，正在讀大學，因為憂鬱症求助於我。他的成績在退步，一旦面臨考試，焦慮感就會爆表。詢問病史時，他說他週末都會大喝特喝，因為知道隔天可以睡晚一點。但他為了準時早起，平日滴酒不沾。

這種喝酒模式在大學生或其他社交型飲酒者之間並不罕見，聽起來也很符合邏輯：喝酒之後的疲憊感可以透過週末額外的睡眠來彌補，對吧？然而，事情並沒那麼簡單。

我建議艾登用某個不喝酒的夜晚進行睡眠檢測，發現即便沒喝酒，他的睡眠品質還是很差。更具體來說，他的快速動眼期睡眠受到擾亂，這或許影響到他讀書的記憶力，並造成他考前的焦慮。

由於他不願意吃藥，我建議他先戒酒一個月。雖然很困難，但他做到了，而且結果很顯著。他的焦慮大幅減輕，成績也有明顯的改善。一個月後，他雖然又開始喝酒，但頻率降低許多，也很清楚喝酒對睡眠帶來的傷害。

酒精是一種鎮定劑，因此理論上會幫助我們更快速入睡。然而，一旦睡著後，酒精會破壞正常的睡眠循環。假如我們檢視艾登飲酒過量時的夜間腦波，在夜間前半段會看到慢波睡眠增加。慢波睡眠很深沉，在一般的睡眠進程會需要花一些時間才能讓身體到達。雖然酒精能幫助我們快速進入深眠，在夜間後半段卻會使睡眠品質變差，讓我們在隔天清晨感到精疲力竭。

酒精同時也會抑制快速動眼期睡眠，使我們的心智退步，在艾登的例子就是表現在學業成績上。缺乏快速動眼期睡眠，也會讓我們在面對威脅時無法適當反應。當我們喝酒時，腸道的細菌會改變，使腸道和腦部的發炎狀況惡化，並削弱迷走神經保護性的安定作用。在酒醉和戒斷期間，杏仁核會被活化，讓焦慮狀況惡化。即便沒有喝酒，濫用酒精的人還是會出現睡眠障礙。這就是為什麼像艾登這樣在週末豪飲的人，即便週間沒喝酒，還是無法得到充分的休息。

因此，假如你想用酒精幫助睡眠（即使只是看似無害的在睡前喝一、兩杯紅酒），還是應該注意，酒精造成的傷害可能比助益更多。即便你覺得自己沒有酗酒，但有睡眠問題，還是可以試著完全戒酒一個月，看看狀況是否會改善吧。

幫助睡眠的食物

梅蘭妮當時三十六歲，是美食部落客。她每天嘗試做菜、製作影片、在社群網站上發文，並回覆網路上的提問。從早上規律的運動開始，到晚上就寢，她一分鐘都沒有浪費。然而，當她熄燈後，卻無法順利入睡。有時她必須花上兩、三個小時才能睡著，而且很難一夜好眠。再加上她每天晚上十一點睡、早上六點起床，時常得靠四個小時的睡眠撐過一整天。

她來找我時相當沮喪。她已經試過早點關電視、讓手機遠離床鋪、避免咖啡因和數羊，但這些都沒效果。因此，我們從飲食下手。首先，我們找出她最缺乏的食物。她的飲食中幾乎沒有富含油脂的魚類，於是我建議她加上鮭魚、新鮮鮪魚和沙丁魚。我也建議她在早餐麥片裡加上藍莓，並在睡前泡一杯安神的洋甘菊加酸櫻桃飲。

做出改變後，梅蘭妮比較能輕易入睡，而且一夜好眠。那麼，來看看能幫助我們睡得更好的食物吧：

一、Omega-3

在 Omega-3 多元不飽和脂肪酸的眾多好處中，我們可以再加上改善睡眠。許多動物實驗顯示，Omega-3 可以減輕發炎，使睡眠正常化，並保護睡眠被剝奪的老鼠大腦。

也有越來越多的研究顯示，Omega-3 對於人類睡眠有益。舉例來說，蕾拉・雅和格德（Leila Jahangard）和團隊在二〇一八年，針對五十位憂鬱症患者進行研究，發現和安慰劑組相比，服用 Omega-3 的患者在憂鬱、焦慮和情緒控制方面都有改善，一段時間後睡眠也變得比較好。

良好的睡眠有許多重要因素，而 Omega-3 會造成直接或間接的影響。舉例來說，有些脂肪酸是前列腺素的前體，而前列腺素是腦部提升睡眠的物質。其他脂肪酸則會促進褪黑激素的生成，同樣對睡眠至關緊要。Omega-3 還能提升睡眠的效益及快速動眼期睡眠。

二、褪黑激素

褪黑激素是大腦自然分泌的荷爾蒙，負責規範身體的晝夜節律。許多研究顯示，褪黑激素可以幫助人們入睡，對於人體時鐘因為時差而錯亂時很有幫助。褪黑激素也可以透過調控睡眠循環，幫助受苦於季節性憂鬱的人。

褪黑激素可以透過補充品來攝取，但也存在於特定的食物中，包含雞蛋、魚類、牛乳、米飯和其他穀類（大麥和大燕麥片）、水果（葡萄和番石榴）、堅果（特別是開心果和核桃）、種子（向日葵種子、芥末子和亞麻籽），以及蔬菜（蘆筍、番茄、菠菜和小黃瓜）。

三、色胺酸

第三章討論過，感恩節吃的火雞，其含有的色胺酸會讓我們昏昏欲睡只是一個迷思，並不正確，因為食物中的色胺酸很難到達腦部。然而，若色胺酸順利進入腦部，絕對會讓我們快速入睡。色胺酸會使血液和腦部的血清素及褪黑激素濃度增加，兩者都能幫助我們更容易入睡。

色胺酸會使用於睡眠治療中，通常作為「間隔治療」，患者會服用藥物幾個星期，暫停幾個星期，然後再開始服藥。我要強調類似色胺酸這類的補充品，應該在醫生的監控下服用。雖然色胺酸在美國被歸類為食品補充品，但在加拿大卻被視為藥物。

假如你不希望服用補充品，而是想要盡可能從食物中攝取色胺酸，那麼就要記得我們對於感恩節迷思的解釋：雖然大部分飲食中的色胺酸不會被大腦吸收，但如果是將良好的色胺酸來源與碳水化合物結合，就會有幫助，例如火雞搭配馬鈴薯泥，或是麥片和牛奶（記得選擇健康低糖的全穀麥片）、全麥吐司抹花生醬，或是起司加上全麥蘇打餅乾。這些點心組合都能幫助我們入睡。

色胺酸同樣也存在於南瓜子、烤黃豆、煮熟的羊肩肉和鮪魚中。以上的食物並非都適合當睡前點心，但如果你有睡眠問題，加一些在晚餐的飲食中，再搭配碳水化合物，也沒什麼壞處。

四、鳥氨酸

前面曾經討論過，有九種重要的胺基酸無法由身體製造，因此必須透過食物攝取。和色胺酸一樣，鳥氨酸是重要的胺基酸，可以在我們疲憊時幫助改善睡眠品質。身體在攝取含有精胺酸的食物，就可以生成鳥氨酸。

獲取精胺酸最簡單的方式，就是食用完整的蛋白質來源，其中必須包含九種身體無法自行製造的重要胺基酸。這類來源包含肉類、家禽、魚類、雞蛋、黃豆和藜麥。

五、洋甘菊

第三章探討減輕焦慮症狀的藥草時，我們就討論過洋甘菊，但洋甘菊最普遍也最歷史悠久的應用在於輔助睡眠。我相信你一定聽過洋甘菊茶能幫助你入睡，這是有理由的：洋甘菊是現存最古老的草藥，也有科學能佐證其正面效益。

二〇一七年，莫森・阿迪比－哈巴傑里（Mohsen Adib-Hajbaghery）和團隊，針對年齡超過六十歲的受試者進行睡眠研究，在二十八天中給予他們兩百毫克的洋甘菊萃取物膠囊或是安慰劑。結果發現，服用洋甘菊能顯著改善睡眠品質。而二〇一九年一項關於洋甘菊和睡眠研究的統計分析也顯示，洋甘菊對提升睡眠品質相當有幫助。

洋甘菊的鎮定效果主要來自其中一種稱為芹菜素的類黃酮。芹菜素在腦部的接受器和煩寧（Valium）及贊安諾（Xanax）相同。

攝取洋甘菊最常見的方法就是喝洋甘菊茶（雖然技術上來說，這種飲料並不含任何真正的茶，只能算是「沖泡飲料」）。對於不同的茶，洋甘菊的含量就不同，因此很難判斷每一杯茶中到底含量多少。然而，我會建議一天喝一到三杯（每杯約兩百四十毫升）。我建議我的患者在傍晚時喝完最後一杯，可以幫助他們平靜下來準備睡覺，但也保留足夠的時間可以去上廁所。

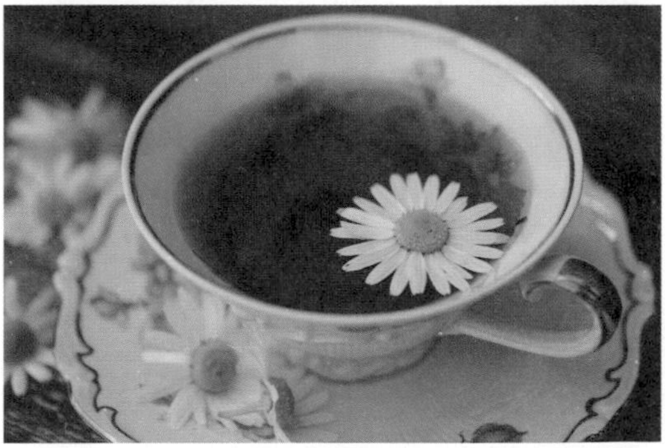
▲ 攝取洋甘菊最常見的方法就是喝洋甘菊茶。

開始喝洋甘菊茶之前，先問過你的醫生，因為**洋甘菊可能和鎮定劑、抗凝血劑和止痛藥**

產生作用。假如你對豬草、雛菊、萬壽菊或菊屬植物過敏，就應該避免喝洋甘菊茶，因為你可能也對其過敏。

六、其他微量營養素

除了洋甘菊外，還有其他自然的化合物能幫助改善睡眠，包含γ－氨基丁酸、鈣、鉀、褪黑激素、吡哆醇（維生素B_6）和十六碳烯酸。你可以買到含有許多上列營養素的補充品，但也有許多天然的食物能提供這些有幫助的物質。

大麥若葉粉富含抗氧化劑、電解質（如鉀離子）和γ－氨基丁酸，這些都會保護大腦，並幫助我們入睡。

瑪卡（Maca，或稱秘魯人參）是蘿蔔的親戚，聞起來像牛奶糖，生長於秘魯和中國等地，含有鈣、鉀和脂肪酸，同樣能幫助睡眠。

高麗參的花和葉子會刺激腦部的γ－氨基丁酸受器，提升睡眠品質。高麗參又稱為亞洲人參、中國人參或紅參，和美國產的人參不同（稱為花旗參，我們不久後就會討論到）。

靈芝是一種東方的蕈類，同樣也會刺激腦部的γ－氨基丁酸受器，提升睡眠品質。

萵苣含有一種稱為山萵苣素（lactucin）的物質，被認為具有安神鎮定的效果。

櫻桃富含多酚和維生素C，因此能降低發炎，提升睡眠品質。酸櫻桃汁這種飲品已經被證實能改善失眠。二〇一八年，傑克・洛索（Jack Losso）和團隊在兩個星期的實驗中，讓十一位受試者隨機喝下櫻桃汁或安慰劑，發現櫻桃汁能增加睡眠的時間和效益。雖然這項實驗的規模很小，卻首次證實櫻桃汁能幫助人類的睡眠。櫻桃汁被認為能提升色胺酸的利用並減輕發炎。

這類食物，讓你越吃越有活力

假如你睡得不好，最明顯的後果大概就是疲憊。你將會沒有足夠的能量面對眼前的事物。然而，睡眠不足絕非會令你感到疲憊的唯一理由。還有許多原因都可能使我們的身體和大腦無法在最高效的狀態下運作。

假如你持續感到疲憊，就應該去看醫生，因為疲憊可能源自於更嚴重的疾病，例如心臟或甲狀腺的疾病。排除這些可能性後，就可以開始思考如何透過營養來提升你的能量。疲憊的其中一個理由是慢性的輕度發炎，可能的成因有許多，包含肥胖、憂鬱症和慢性疼痛。

當身體出現發炎時，大腦能運用的能量就會減少。這是因為輕度的發炎會關掉能產生能量的化學物質代謝開關。這不只會使我們能量降低，也會讓腦部自由基增加，造成組織的傷害，並降低胰島素的敏感性。

由於這樣的循環，可能會使發炎惡化的食物降低我們身體能利用的能量。為了減輕發炎，我們就必須吃抗發炎的食物。到目前為止，本書已經介紹許多種抗發炎的食物，但重點如下：

- 你的大腦有六〇％是脂肪，為了要達到最佳表現，必須持續供給 Omega-3 脂肪酸（至少每天兩到三公克的二十碳五烯酸加上二十二碳六烯酸）。
- 維持 Omega-3 和 Omega-6 的平衡，關鍵就在於減少 Omega-6 的攝取。食用過多的 Omega-6 可能會使身體分泌刺激發炎的化學物質。Omega-6 主要存在於玉米、紅花、葵花、葡萄籽、大豆、花生和蔬菜等油脂中。這代表我們應該少吃美乃滋、各種沙拉醬和大部分的加工食品及速食。
- 富含色彩繽紛的非澱粉蔬菜類的飲食會帶給我們多酚，能透過許多身體機制對抗發炎。其他的多酚來源包含：丁香、八角、可可粉（天然、未經鹼化）、墨西哥牛至、黑巧克力、栗子和亞麻籽粉。紅茶與綠茶、黑莓、圓葉葡萄籽、蘋果醋、肉桂和智利酒果（maqui berry）等超級水果，也都能幫助減輕發炎。
- 採行抗發炎飲食時，必須讓胰島素維持穩定，因此應選擇以植物為主、富含健康油脂的原型食物（酪梨、黑巧克力、橄欖、奇亞籽、椰子、杏仁、胡桃和核桃）以及天然化學物質。蔬菜可以選擇白花椰菜、四季豆和綠花椰菜。

假如遵循這些法則，你的身體發炎狀況就會減輕，也會覺得活力充沛，彷彿重獲青春。

一、鎂與鋅

二十多年前，研究者發現慢性疲勞症狀的患者，其紅血球中鎂的濃度較低。當鎂的濃度恢復後，就會感到比較有活力。

鎂能減輕發炎，讓神經系統休息。舉例來說，我們運動時，乳酸會累積在血液中，導致四肢疲憊痠痛。然而，鎂能預防乳酸的堆積，幫助紓解疲勞。

鎂的食物來源包含烘烤杏仁、水煮菠菜、烘烤開心果、豆漿、煮黑豆和毛豆。

較低的鋅濃度也是慢性疲勞的徵兆之一，而提高鋅濃度就能改善及避免疲勞。鋅的缺乏很常見，世界有大約一半的人口都因為飲食模式而缺乏鋅。若想攝取更多鋅，可以在飲食加入羊肉、南瓜子、大麻籽、草飼牛和鷹嘴豆。

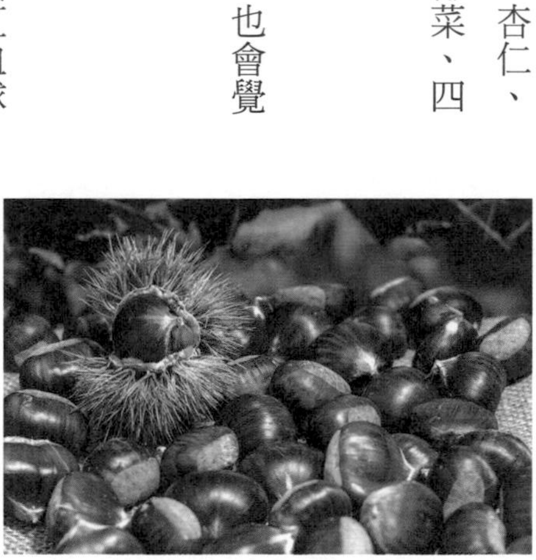
▲ 栗子富含多酚，能減輕發炎。

二、維生素

維生素能保護大腦、提高能量。雖然可以透過綜合維他命來提高維生素的攝取，但我還是建議你盡量選擇天然的來源，也就是均衡的攝取肉類、魚類、雞蛋、水果和蔬菜。

當患者缺乏維生素時，我通常會在他們的飲食發現很大的缺漏，可能是不吃肉，或是蔬菜、水果吃得太少。假如你覺得自己也可能是這樣，就檢視一下每週的飲食，看看問題出在哪，然後想想如何提升營養的多元性。舉例來說，我有許多患者在飲食中加入柑橘類水果後，就快速的回復能量了。

接下來，我們來看看不同的維生素如何帶給我們需要的能量（關於這些維生素常見的食物來源，可以參考附錄B）：

- 硫胺（維生素B）：硫胺的濃度下降可能會使粒線體活動改變。由於粒線體是身體細胞的發電廠，這意味著能量的生成會減少。神經需要較高的能量，因此特別容易受到硫胺缺乏的傷害。
- B_6：維生素B_6也稱為吡哆醇。慢性疲勞症候群的患者通常會缺乏維生素B_6。在動物的大腦中，維生素B_6缺乏和較少的葡萄糖被轉換為能量有關。維生素B_6缺乏也可能導致腦細胞間的連結被打亂，降低資訊處理的效率，自然就會導致疲憊。

維生素B_6缺乏比較容易發生在懷孕或哺乳的女性身上，也可能是長期酗酒的結果。

- 葉酸：維生素B_9也稱為葉酸。就像其他維生素B的缺乏，葉酸缺乏和慢性疲勞症候群有關。葉酸會參與全身的細胞生長，假如缺乏葉酸，生長就會減緩，我們也可能會因為所需的能量升高而感到疲憊。

葉酸缺乏的疲憊也可能源自貧血。舉例來說，一名四十四歲的男性因為連續一個月喘不過氣、疲憊和手指麻痺刺痛而來到內科診所。經過仔細的檢查後，醫生發現他罹患大球性貧血，主要的原因就是缺乏葉酸。貧血會使我們的組織無法得到足夠的氧氣，因而導致疲勞。

雖然疲勞的原因除了貧血之外還有許多種，但我遇過太多病患是因為飲食中缺少富含葉酸的食物而已。

- 維生素B_{12}：在某些案例中，維生素B_{12}缺乏與疲勞相關，例如中風過後。我們在第七章已經討論過B_{12}的食物來源，但在某些時候，這樣可能不夠，例如患者罹患胃炎、貧血或克隆氏症。雖然關於口服的維生素B_{12}是否足以提升濃度還有爭議，但許多研究證實答案是肯定的。然而，有些人或許會需要注射補充維生素B_{12}。你的醫生能幫助你監控B_{12}濃度並判斷你的需求。

- 維生素C：維生素C是腦部重要的抗氧化劑，假如缺乏，就很可能出現疲憊的症狀。
- 維生素D：當你的維生素D濃度不夠高，就可能發生腦部傷害或發炎。維生素D會幫助神經生長和腦部組織的生成。人體可以自行製造維生素D，但必須讓皮膚暴露在陽光下，而無法透過窗戶玻璃照射的陽光來獲得。

然而，陽光曝曬也有風險，例如皮膚癌。低防曬係數的防曬乳並不會影響維生素D生成，但防曬係數較高就可能會造成妨礙。如果我叫你不要擦防曬乳，我的皮膚科團隊可能會很有意見，這就是為什麼食物性的來源也很重要。

- 維生素E：假如脂肪吸收不佳，就可能缺乏維生素E。因此，罹患消化疾病或無法順利吸收脂質的人（例如囊腫性纖維化或乳糜瀉患者）就時常有缺乏維生素E的問題。維生素E對於神經系統的發展同樣很重要，能確保身體得到足夠的能量。

三、辣椒素

辣椒素是辣椒中的營養素，也是辣椒會辣的原因。除了讓食物添上一些美味的辣度之外，辣椒素也證實可以改善老鼠的疲勞。在人類身上，實驗證實每餐攝取二・五毫克的辣椒素（每天七・六八毫克），就可以回復身體的能量平衡。

辣椒素會影響身體葡萄糖代謝，進而影響我們的能量。辣椒素進入腸道時，會觸發腦部的迷走神經反應，幫助腦部規範食慾的荷爾蒙中心更有效率的覺察到飽足感。越來越多證據支持辣椒素的抗肥胖效果，或許對疲勞也有幫助。

不同種類的辣椒，其辣椒素的含量差異很大，和辣椒的辣度呈現正相關。舉例來說，相對溫和的墨西哥辣椒，僅含有〇・一六五到〇・三三毫克的辣椒素；聖納羅辣椒則含有〇・三九六到一・五一八毫克的辣椒素。比較辣的辣椒，例如泰國鳥眼椒和哈瓦那辣椒，會是攝取辣椒素比較有效率的途徑（但你必須受得了）。

與其試著累積辣椒素的劑量，我建議你將會辣的食物融入飲食中。烹飪時可以多用一點卡宴辣椒，點泰國或印度料理，或是其他辣的食物時，也試著選擇比平常更高的辣度吧。

要記得，重要的不是整體的辣度，而是辣椒素含量。換句話說，如果食物的辣度並非來自辣椒素，例如芥末、辣根、黑胡椒和薑，對我們的能量平衡就不會有相同的影響。

失眠及疲勞備忘錄

應該選擇的食物：

- Omega-3 脂肪酸：魚類，特別是鮭魚、鯖魚、鮪魚、鯡魚，以及沙丁魚等富含油脂的魚類。
- 褪黑激素：雞蛋、魚類、牛奶、米飯、大麥和燕麥、葡萄、番石榴、核桃、葵花子、芥子、亞麻籽、蘆筍、綠花椰菜和小黃瓜。
- 色胺酸：火雞、其他肉類和鷹嘴豆，搭配碳水化合物效果特別顯著。
- 鳥氨酸：肉類、家禽、魚類、雞蛋、黃豆和藜麥。
- 洋甘菊茶。
- 包含優良微量營養素的食物：萵苣、酸櫻桃汁、大麥若葉粉、秘魯人參、高麗參、靈芝、蘆筍粉。

對抗疲勞：

- 抗發炎食物：Omega-3 脂肪酸、富含多酚的各色蔬菜。
- 礦物質：鎂和鋅。

- 維生素 B_1、B_6、B_9、B_{12}、C、D 和 E。
- 富含辣椒素的食物：紅心辣椒、聖納羅辣椒和哈瓦納辣椒。
- 香料：黑茴香及薑黃。

應該避免的食物：

- 咖啡因：不需要完全戒掉咖啡因，但請嚴守一天低於四百毫克的原則，且在下午三點過後就不攝取咖啡因。
- 酒精：雖然酒精可以幫助入睡，但也會擾亂睡眠。

食 譜　提高睡眠品質的菜單

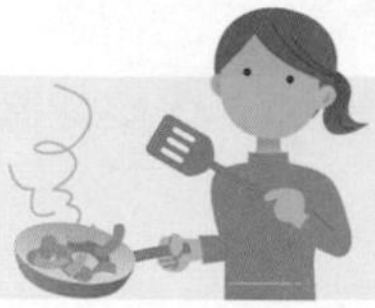

⊙ 早餐：隨手杯炒蛋
（無麩質／無乳製品）

對抗疲勞時，重要的是每天早上都要獲得充足的營養和能量。這道食譜創意改造了傳統的炒蛋，能帶給你豐富的 Omega-3，而且不用花時間坐下來吃。如果想要多攝取一些維生素，可以加上菠菜或羽衣甘藍，和炒蛋都很搭。

分量：1 人份　準備時間：2 分鐘　烹飪時間：3 到 5 分鐘

材料： 有機橄欖油噴罐、2 顆大型 Omega-3 強化雞蛋、1 大匙自選的非乳製替代品（例如植物奶）、¼ 茶匙猶太鹽、1 撮黑胡椒、¼ 杯切好的菠菜或羽衣甘藍。

做法：
❶ 咖啡杯中噴上橄欖油。雞蛋打入咖啡杯，用叉子將蛋打碎，混合奶類、鹽巴和胡椒。
❷ 放入微波爐加熱 30 秒到 1 分鐘。用叉子攪拌蛋液。放回微波爐加熱，直到蛋液看起來像炒蛋一樣，過程大約 1 分鐘。
❸ 用叉子攪拌讓蛋蓬鬆。將菠菜或羽衣甘藍放入，待其軟化。

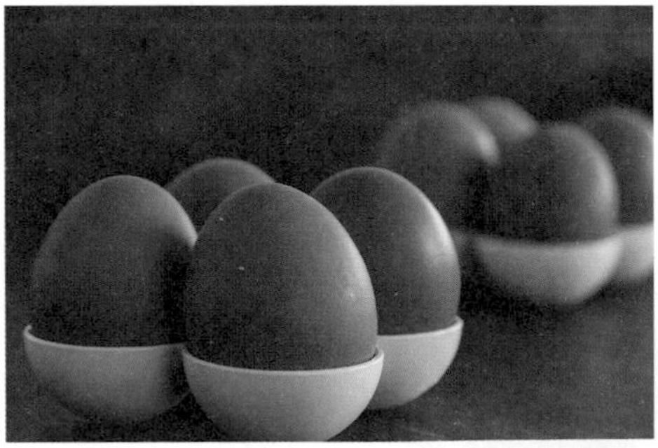

◉ 午餐：辣鮮蝦
（無麩質／無乳製品）

這道鮮蝦料理可以在你的飲食中加入一些海鮮和辣椒素。假如你喜歡更辣一點，就可以再加一些卡宴辣椒。

分量：1 人份　準備時間：20 分鐘　烹飪時間：5 分鐘

材料： 8 隻中型蝦，剝殼去內臟，留下尾巴部分、½ 茶匙茴香粉、½ 茶匙卡宴辣椒、½ 茶匙薑黃粉、¼ 茶匙黑胡椒、¼ 茶匙大蒜粉、1 茶匙猶太鹽、2 大匙橄欖油。

做法：

❶ 中型碗中加入蝦、茴香、卡宴辣椒、黑胡椒、薑黃、大蒜粉和鹽巴。

❷ 橄欖油加入鑄鐵鍋中，中火加熱。加入蝦子拌炒，直到蝦子全熟，外表呈粉紅色，大約 3 分鐘。

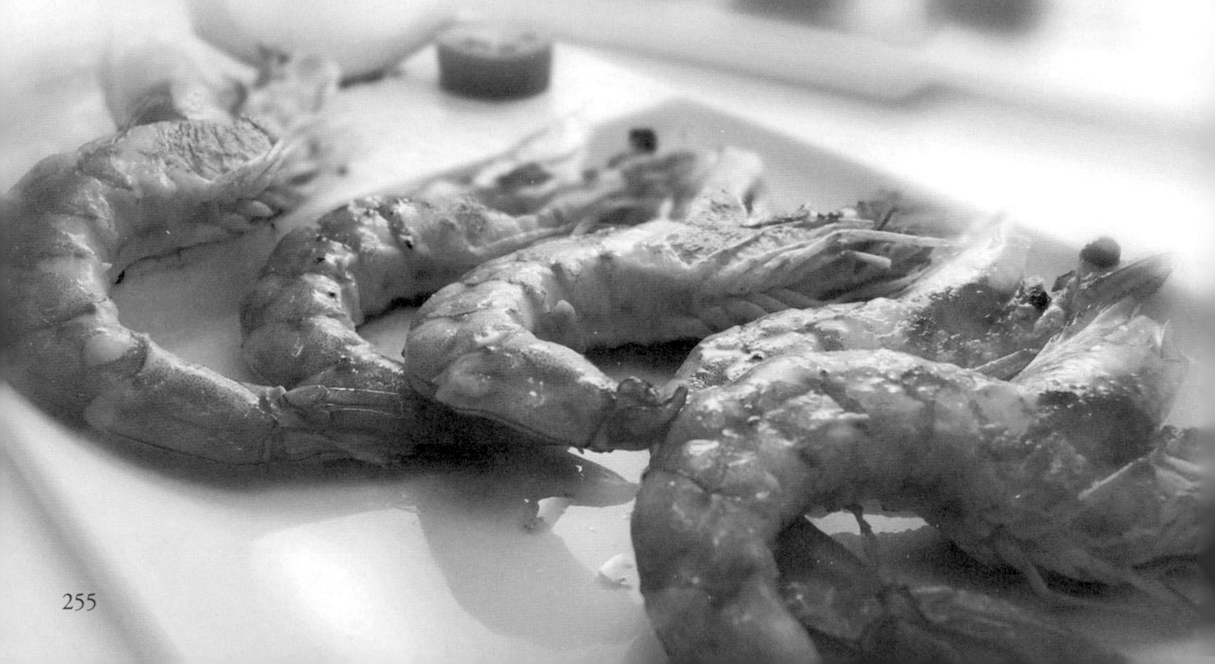

◉ 點心：醃漬秋葵
（蔬食／素食／無麩質／無乳製品）

就像大部分的醃漬蔬菜，這道秋葵必須事先準備。但完成以後，放在密閉的玻璃罐中可以冷藏保存至少一個月。這道菜可以在我們的飲食中添加黑種草籽、辣椒素和其他香料。

分量：8 人份　準備時間：15 分鐘　烹飪時間：10 分鐘

材料： 2 杯新鮮秋葵、½ 顆檸檬榨汁、¾ 茶匙糖、2 杯白醋、2 杯過濾水、2 大匙猶太鹽、2 大匙黑種草籽、1 大匙香菜籽、1 大匙辣椒片、1 茶匙芹菜籽、1 茶匙黑胡椒、3 瓣大型大蒜，去皮切片、4 片厚切檸檬片。

做法：
1. 秋葵放入特大型玻璃罐。
2. 中型不鏽鋼鍋中以中火加熱檸檬汁、糖、醋、水和鹽。液體充分溫熱後，加入剩下的香料、大蒜和檸檬片。用小火煮 3 分鐘。
3. 移開火源後稍微放涼，再倒入秋葵罐中。蓋子蓋緊，放入冰箱冷藏至少 3 小時，或是隔夜。

◉ 晚餐：味噌番薯
（蔬食／素食／無麩質／無乳製品）

這是我最喜歡分享和教學的食譜。發酵味噌醬不只提供了很棒的益生菌，也為番薯增添了豐富有層次的風味。一旦品嘗過味噌醬的鮮味，你一定會想用來豐富其他的烤蔬菜料理。

分量：8 人份　準備時間：20 分鐘　烹飪時間：25 分鐘

材料： ½ 杯白味噌醬、¼ 杯橄欖油、¼ 大匙猶太鹽、¼ 茶匙黑胡椒、4 個中型番薯，帶皮，切片。

做法：
❶ 烤箱預熱至攝氏 220 度，烤盤鋪上烤盤紙。
❷ 大碗中混合味噌、橄欖油、鹽巴和胡椒。將番薯放入混合。將番薯放上烤盤，仔細單層排放好。
❸ 進烤箱烘烤 20 到 25 分鐘，直到番薯變軟（可以用銳利的刀輕鬆切開）。

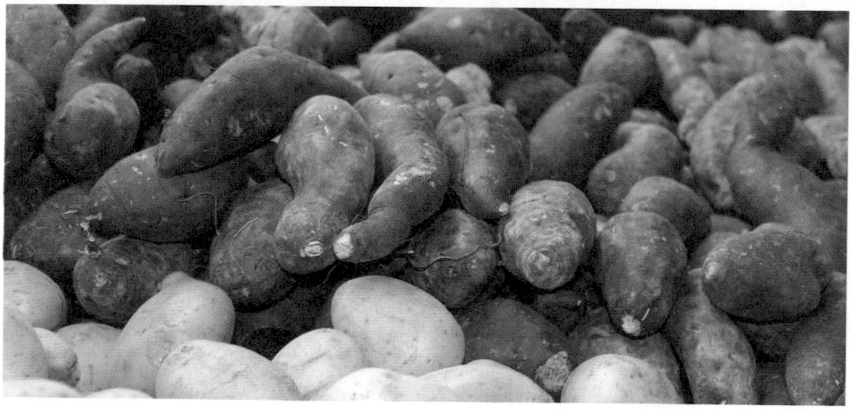

⊙ 晚餐：烤火雞胸肉
（無麩質／無乳製品）

在紅椒烤火雞胸肉的食譜中，我們提過植物性蛋白質的選項，而這個食譜也同樣可以用切片或切塊的板豆腐代替火雞肉。也可以選用雞胸肉。火雞富含維生素 B，其中也包含 B_{12}。

分量：4 人份　準備時間：10 分鐘　烹飪時間：20 分鐘

材料： 2 大匙橄欖油、1 茶匙大蒜粉、1½ 茶匙乾牛至、1 茶匙新鮮百里香葉切丁、1½ 茶匙猶太鹽、¼ 茶匙黑胡椒、4 片去骨去皮火雞胸肉、1 大匙檸檬皮磨粉。

做法：
1. 烤箱預熱至攝氏 205 度，烤盤鋪上烤盤紙。
2. 中型碗中混合橄欖油、大蒜粉、牛至、百里香、鹽巴和胡椒。火雞胸肉放入碗中，攪拌直到充分混合，且醃料均勻包覆火雞胸肉。
3. 火雞胸肉移至烤盤，烘烤 15 分鐘，或直到肉的中心溫度達到攝氏 73 度。假如你希望火雞肉呈現黃褐色，則多烤 3 分鐘，或至表面金黃。撒上檸檬皮即可上桌。

⦿ 甜點：黃金牛奶
（蔬食／無麩質／無乳製品）

這杯薑黃飲料是晚餐後的好甜點，能帶給我們的身體溫暖和撫慰，幫助我們入眠。

分量：1 人份　準備時間：5 分鐘　烹飪時間：5 分鐘

材料： 1 杯杏仁奶、1 茶匙薑黃粉、¼ 茶匙黑胡椒、½ 茶匙蜂蜜、¼ 茶匙肉豆蔻。

做法： ❶ 在中型醬汁鍋中以中火加熱除了肉豆蔻以外的食材，約 5 分鐘。倒入馬克杯，撒上肉豆蔻，就可以喝了。

第 9 章

生酮飲食，解決躁鬱和思覺失調症

提到比較嚴重的心理疾病時，最容易辨識的就是躁鬱症（bipolar disorder，又稱雙極性疾患）和思覺失調症（schizophrenia，舊稱為人格分裂症）。這兩種病症在現代社會都不罕見，甚至還成為口語化的形容詞：如果形容一件事很「兩極」，代表其變化劇烈，例如某天的氣溫從寒冷急速轉為溫暖；「人格分裂」則可能指老闆的情緒難以預測，前一刻還志得意滿，下一刻突然失控。

這兩種用法其實都不完全正確。雖然躁鬱症的患者的確會經歷劇烈的情緒變化，但起伏不是隨時發生，躁期通常會維持至少一週，鬱期則會延續兩週以上。雖然我們長久以來有所誤解，但思覺失調症和「人格分裂」沒有關係，後者比較可能是解離性身分障礙的症狀。

根據醫學文獻，思覺失調症的症狀可以分為正性和負性，正性症狀包含妄想和幻覺等健康人口不會出現的精神病徵，負性則包含會影響正常行為的症狀，例如口齒不清，或是表現得退縮、憂鬱。

躁鬱症和思覺失調症有許多相同之處。事實上，有些心理學家不會清楚區分兩者。心理學上的診斷可能互相衝突，而《精神疾病診斷與統計手冊》（*Diagnostic and Statistical Manual of Mental Disorders*）中的診斷標準並非充分依據科學研究，只是症狀的列舉而已。這些分類未必能符合臨床醫生的需求。

因此，雖然躁鬱症在技術上來說歸類為情緒疾患，而思覺失調症被歸類為精神疾患，但躁鬱症患者有時也會有精神上的症狀，例如幻覺，而讓鑑別診斷變得困難。另一方面，思覺失調症的患者也可能出現情緒問題，例如暴躁或憤怒，因而被判定為躁鬱症。

事實上，有些研究者認為思覺失調症並不存在，有些則認為躁鬱症和思覺失調症都屬於同一個光譜，從心情起伏、精神疾患型的心情起伏，到精神疾患。我決定依循傳統，區分這兩種症狀，在這個章節裡個別介紹。但你也會發現，**對於兩種疾病有益及有害的飲食其實很相似**。

南西成為我的患者已經很長一段時間。在她二十一歲時，我診斷她罹患躁鬱症。在大約十年間，她穩定的服用一千兩百毫克的鋰齊寧（lithium）和可那氮平（clonazepam）。接著，她換了一份工作，一切開始失去控制。

她感受到極大的壓力，整個晚上都睡不著，內心充滿各種失控的思緒。工作時，她無法專心，因為她的心思會從一個主題跳到另一個。她發現自己會試圖整理出精美的待辦清單，想好好利用時間，最後卻堆積成令她卻步的艱鉅高峰。回到家後，她也沒辦法休息，反而讓清單一直變長。

她越來越容易分心，思緒如脫韁的野馬，並進行太多目標導向的活動，因此我判定她處於輕躁期。輕躁症是躁症比較輕微的形式，但也同樣棘手。她已經穩定服藥這麼久，我並不想輕易改變。因此，在調整之前，我檢視她的日常飲食。令我驚訝的是，我發現一些不尋常之處。

由於她壓力很大，生活又匆忙，因此早餐從平時的蛋白質奶昔換成貝果和馬芬。為了專心工作，她會喝比平常更多的咖啡。晚上，她會喝幾杯紅酒，希望能幫助睡眠。

你或許已經發現她的飲食出現什麼問題，因而對她已經很脆弱的心理狀態造成傷害。為了要更全面的理解，先想想躁鬱症中，腸道和腦部間的連結。

躁鬱症其中一項關鍵症狀，就是心情的不穩定性，或說是心情容易劇烈起伏。躁鬱症患者在一個星期左右的期間，可能會過度警覺，甚至整夜不睡覺、說話語速過快、難以專注在單一事物上——這就是躁期。大約一個星期後，他們可能會陷入憂鬱，退縮而憂慮，對日常活動沒有絲毫興趣。

躁鬱症的嚴重性不只是劇烈的情緒擺盪而已。躁鬱症患者通常會因為繼發性醫學原因而比較早死亡。舉例來說，罹患躁鬱症的青少年四〇%的肥胖率，是一般人口的兩倍，這或許是因為多種躁鬱症

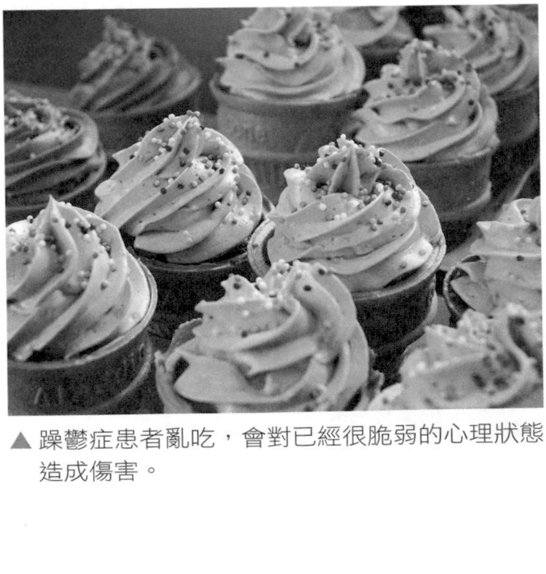

▲ 躁鬱症患者亂吃，會對已經很脆弱的心理狀態造成傷害。

藥物都有肥胖這項副作用。和一般人相比，躁鬱症患者也比較容易出現心血管疾病、糖尿病和自體免疫疾病，因此有些學者認為躁鬱症不只是心理疾病，而是多系統炎症綜合症。

我們已經知道，身體持續的輕度發炎通常都和腸道的紊亂有關。當全身性的發炎發生時，指標的C反應蛋白會增加。當躁鬱症患者處於鬱期或躁期時，我們也會觀察到C反應蛋白的增加，意味著腸道的發炎或許與心情的起伏有關。

你或許會覺得躁鬱症和腸道發炎的關聯聽起來很熟悉。舉例來說，**腸躁症患者罹患躁鬱症的機率是一般人的兩倍**。有一種罕見的症狀稱為「抗生素躁期」（antibiomania），是由抗生素所導致。事實上，有越來越多的躁期患者被認為是因為新型抗生素使用大幅提升的關係，破壞腸道微生物群系的平衡。我們也看到腸漏症和躁鬱症相關。

在躁鬱症患者身上，我們可以透過追蹤腸道細菌細胞膜的脂多醣，在血液中發現腸道的化學物質。在健康的人身上，脂多醣會被限制於腸道中，但躁鬱症患者則會出現洩漏的狀況，引起發炎現象，並使發炎細胞激素增加，進而導致更嚴重的憂鬱和情緒症狀。

躁鬱症患者的HPA軸也會受到影響。承受壓力時（躁鬱症患者經常的狀態），會刺激一種稱為促腎上腺皮質激素釋放激素（corticotrophin releasing factor）的荷爾蒙，據推測這會促進腎上腺分泌皮質醇，幫助身體對抗壓力。然而，過多的促腎上腺皮質激素釋放激素會使腸道「滲漏」，過度敏感。

躁鬱症患者腸道的細菌類型和健康人體不同，比較類似發炎性腸道疾病的患者。這會使腸道微生物群系所生成的許多神經傳導物質減少，包含γ－氨基丁酸、去甲腎上腺素、血清素、多巴胺和乙醯膽鹼。前面已經看過很多次，這些神經傳導物質必須維持適當的濃度，才能使腦部健康。

有鑑於躁鬱症和腸道微生物群系的明顯關聯性，我們應當採取飲食的解決辦法。接著來看看對躁鬱症患者大腦有益和有害的食物分別有哪些吧。

使躁鬱症惡化的食物和飲食方式

由於患者總是在躁期和深度憂鬱間情緒擺盪，因此想透過營養的角度來治療躁鬱症，顯得格外棘手。對於躁期有幫助的食物，對於憂鬱則未必有益，而反之亦然。因此，重要的是量身制定飲食計畫，在情緒的蹺蹺板上取得平衡。對於躁鬱症的鬱期有效益的食物，和第二章憂鬱症討論的相仿，因此需要的話可以回頭複習。在此，我要聚焦於特別針對躁期和躁鬱症的相關研究。

必須注意的是，這裡提到的食物，都可能會和鋰齊寧產生負面的作用。鋰齊寧作為躁鬱症藥物使用已經數十年，正因為使用如此廣泛，所以我們應考慮不同食物對其藥效的影響。

一、西式飲食

食用不良的脂肪、精緻碳水化合物、糖類和肉類，再加上缺乏蔬菜，對於躁鬱症大腦可說是毀滅性的傷害。就像憂鬱症患者一樣，躁鬱症患者通常會吃比較多的碳水化合物及高能量食物。有些研究者認為，吃糖和垃圾食物是躁鬱症患者自我療癒的方式，但這種不健康的飲食，無疑是一種生理上的自我毀滅。

轉換為地中海飲食法對於躁鬱症患者有益。然而，他們很難堅持健康的食物。放棄高糖的飲食對躁鬱症患者來說特別困難，因為有將近一〇%的患者也同時有暴食症，會失控的吃東西。

二〇一七年，馬帝雅思．馬洛（Matias Melo）證實，躁鬱症患者也會有夜食症候群，白天時吃得比較少，夜晚卻會暴飲暴食，有時甚至會從深層睡眠中醒來大吃。這樣怎麼可能做出健康的選擇呢？

若付出足夠的努力並得到充分支持，躁鬱症的患者也能改變飲食的習慣。一項研究顯示，躁鬱症患者可以降低其身體質量指數，而另一項研究則指出，得到護士和生活教練的引導，就能帶來改變。由於躁鬱症患者很難實行飲食營養的介入，因此社會支持就格外重要。

除了地中海飲食可以取代西式飲食外，研究顯示，還有另一種飲食對躁鬱症的治療有效。初步的數據和臨床案例指出，生酮飲食（高脂肪、低碳水化合物）有穩定情緒的效果。

二〇一九年，伊安・坎貝爾（Iain Campbell）及哈利・坎貝爾（Harry Campbell）調查生酮飲食如何影響躁鬱症患者的情緒穩定。他們分析網路討論區兩百七十四則的個人訊息，內容是關於以下三種飲食如何影響心情：生酮飲食、富含 Omega-3 的飲食和蔬食。生酮飲食的人心情穩定的頻率遠比其他飲食更高。

生酮飲食對躁鬱症有益的原因很多，包含對於麩胺酸鹽／γ－氨基丁酸轉換的影響、降低氧化壓力，以及降低整體發炎情況。其中最重要的，或許是生酮飲食能幫助粒線體（細胞發電機）的運作更順暢。研究認為，粒線體失能和躁鬱症有關。

生酮飲食包含大量脂肪、適中的蛋白質，以及相當少量的碳水化合物。我不會太詳細說明如何進行生酮飲食，因為這已經在減重界相當盛行，有充分的資訊能告訴你該怎麼做。我推薦詳細閱讀賈許・雅克思（Josh Axe）博士的《生酮飲食》（*Keto Diet*）。

要注意的是，生酮飲食有短期和長期的副作用。開始生酮飲食後，你可能會出現噁心、嘔吐、頭痛、疲憊、暈眩、失眠、運動耐力降低及便祕。這些症狀有時會被稱為「生酮不適症」（keto flu），可能會持續幾天到幾個星期。攝取足夠的水分和電解質可以幫助緩解某些症狀。長期的副作用則包含脂肪肝、低血液蛋白、腎結石和維生素及礦物質缺乏。假如你想嘗試生酮飲食，請先諮詢你的醫生。

二、咖啡因

藍迪當時二十一歲，主修文學，正在考慮進行性別轉換（治療期間，他希望我使用男性的稱謂）。這段時間對他來說相當艱辛，而壓力成為躁期發作的因子。他連續三個星期幾乎每晚都沒睡，曾出現妄想症，認為自己是來拯救世界的耶穌。他最終入院治療，而我是在六個月後才見到他。

治療開始時，他已經透過服藥控制症狀，可以開始進行變性手術。然而，兩個月過後，他又開始發作，變得過度有活力，也出現手部抽搐的症狀——這令我很擔心，因為手部抽搐可能是高劑量鋰齊寧的毒性所導致。我開始思考，或許我們該暫緩變性這個折磨他一輩子的問題。但某天討論時，他提到他有在喝能量飲料。不是一天一、兩罐而已，他一天要喝上八到十罐。

能量飲料在大學生之間並不罕見。紅牛、Amp 能量飲料、魔爪、巨星能量飲料、Rip It 能量飲料、Full Throttle 能量飲料，以及取為「Cocaine」（古柯鹼）這個浮誇品名的能量飲料，目的都是提供大學生足夠的能量來念書和狂歡。

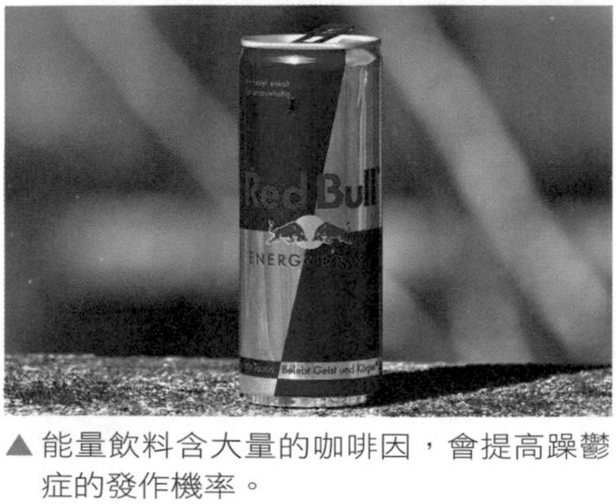

▲ 能量飲料含大量的咖啡因，會提高躁鬱症的發作機率。

每種能量飲料大約都含有八十到一百四十一毫克的咖啡因（這是每一份，通常一罐都不只一份）。如此大量的咖啡因對任何人來說都太多，而對於躁鬱症患者來說，這會帶來躁期發作的風險。許多案例顯示，能量飲料和躁鬱症患者的躁期發作有關。

幸運的是，藍迪的鋰齊寧劑量並未達到中毒的程度。他的抽搐是因為身體系統受到咖啡因過度刺激。

我問藍迪，他是否願意在我的直接引導下逐漸減少咖啡因攝取——過程必須很小心，因為咖啡因戒斷可能導致鋰的濃度驟升。他同意了，並在接下來的八個星期中，慢慢將咖啡因攝取由一天八到十罐能量飲料，降低為每天早上喝一杯咖啡。他的躁期症狀消失了，即便沒有咖啡因，他也更能專注在正事上，因為他的手不再抽搐，可以抄筆記和讀書。

不難理解咖啡因為什麼對處於躁期的躁鬱症患者會有不良影響。低劑量時，咖啡因會因為腦部多巴胺和腺苷受體的交互作用，幫助我們提振心情。然而，高劑量的咖啡因就可能導致危險的心情亢奮。咖啡因同時也會擾亂睡眠模式，這也是刺激躁期發作的因子之一。

不幸的是，目前沒有針對咖啡因對躁鬱症患者負面影響的對照實驗。不過，就像藍迪的例子，嘗試暫停咖啡因攝取或許會帶來長期的好處。對大部分的躁鬱症患者來說，一天咖啡因攝取量在四百毫克以下的法則沒問題。減少攝取時，要記得讓患者慢慢進行。過度激烈的戒斷可能會使已經很脆弱的大腦陷入瘋狂，並對服用鋰齊寧的患者造成危險。

三、血液中鈉離子濃度的變化

莫里斯是牙買加裔的美國男性，當年四十五歲，因為躁鬱症來看診。短短幾個星期後，我們就控制他的躁期發作，而鋰齊寧似乎帶來奇蹟。他的血液鋰濃度是「一」，這是相當理想的數值，畢竟標準值就是〇．六到一．二。

但在為他治療六個多月後，他被診斷出高血壓，而醫生希望他採取低鹽飲食。從治療高血壓的角度來看，這麼做很合理。然而，低鈉飲食可能會提升腎臟對鋰的再吸收，造成血液中的鋰濃度飆高。這最終會令腎功能惡化，對於高血壓的風險族群來說格外危險。

莫里斯出現抽搐和腹瀉，我懷疑是鋰中毒。檢測顯示，他血液的鋰濃度是一．五。平衡鋰離子對高血壓患者的影響並不容易，因此我們換成不同的藥物，慢慢減少鋰齊寧的用量。他的抽搐狀況消失了，可以重新開始低鈉飲食，也沒副作用。

莫里斯的例子並非個案，躁鬱症患者通常都有高血壓。事實上，初步的數據指出，躁期和高血壓有許多重疊之處。甚至在某些病例紀錄中，心舒平（verapamil）和β受體阻斷劑等抗高血壓的藥物，對於躁期患者都有幫助。這兩種疾病都和較高的中風率、甲狀腺疾病和糖尿病有關。

然而，假如你在服用鋰齊寧，就必須特別注意維持血液鈉離子濃度的穩定。如果你因為不同疾病而看不同醫師，就必須告知每一位醫師你正在接受的治療。

四、麩質

近期的研究發現，躁鬱症患者有較高的麩質相關抗體，意味著躁期發作或許和麥膠蛋白（gliadin，小麥中的一種蛋白質類型）抗體的濃度較高有關。換句話說，就是躁鬱症患者比較容易罹患乳糜瀉和非乳糜瀉的麩質敏感。

一項研究顯示，躁鬱症患者的ASCA指標（和發炎性大腸疾病及乳糜瀉相關的指標）較高。ASCA陽性的患者罹患躁鬱症的機率是一般人的三到四倍。換句話說，就是躁鬱症患者的免疫系統處於失控狀態，而大腸黏膜受到破壞時，含有麩質和酪蛋白的食物就可能刺激免疫反應。

由於過去的病例和基礎科學都指出，無麩質飲食可能有益處，我通常會建議患者嘗試無麩質飲食一個星期，看看情緒的穩定性是否改善。

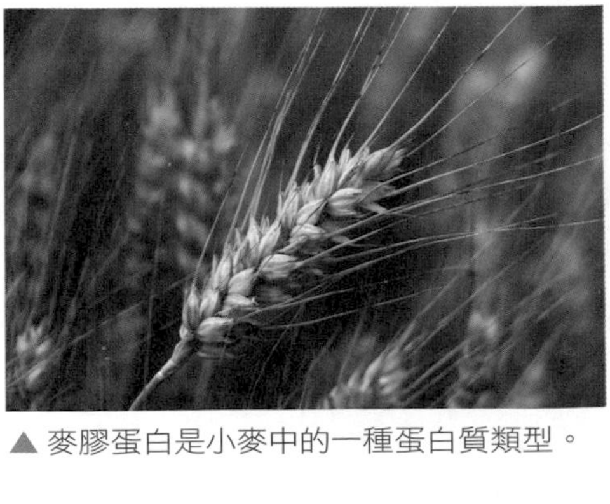
▲ 麥膠蛋白是小麥中的一種蛋白質類型。

五、酒精

二〇〇六年，班傑明．歌德斯坦（Benjamin Goldstein）和團隊進行實驗，檢視一百四十八位躁鬱症患者的酒精使用狀況和影響。沒有任何一位參與者有酗酒狀況，其中，男性通常每週喝四杯以下，女性則是一．五杯以下。雖然酒精攝取量很低，和飲酒量較少者相比，每週喝接近四杯的男性，躁期發作的次數較多，進出急診室的頻率也比較高。飲用烈酒帶來的風險很高。對女性來說，攝取的酒精越多，就越容易出現憂鬱和輕躁期。

另有研究指出，酗酒會使躁鬱症患者憂鬱的風險提高，酒精也會使他們更難遵循治療方案。**飲酒過量會使躁鬱症患者較難從鬱期中恢復，並提高躁期發作的機率**。

這些研究統計起來，就提供強烈證據，說明躁鬱症患者應該滴酒不沾，或至少嚴格控制酒精的攝取。

前面也曾提過，雖然葡萄柚汁看起來無害，卻會抑制肝臟代謝特定物的酵素系統，使得血液中藥物的濃度提高。這些藥物包含許多抗憂鬱藥物、抗焦慮藥物、穩定情緒的藥物、興奮劑，以及抗精神性藥物。這些藥物在躁鬱症的治療都會用到。

對於服用抗憂鬱症藥物單胺氧化脢抑制劑的躁鬱症患者來說，應該要避免含有酪胺的食物，因為這種胺基酸可能會抑制藥物的作用，造成血壓嚴重飆升，需要透過緊急

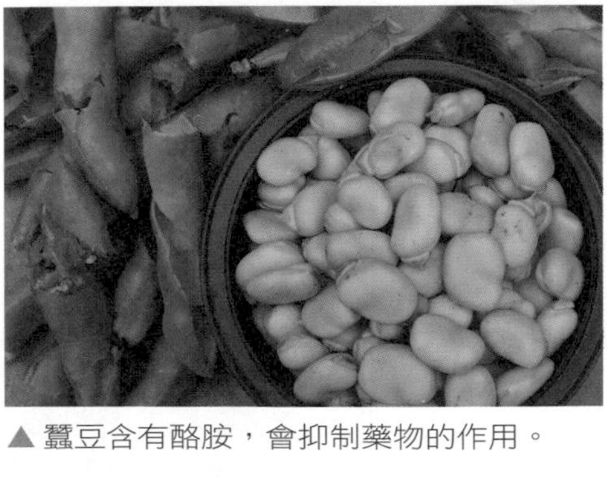

▲蠶豆含有酪胺，會抑制藥物的作用。

醫療處置。

富含酪胺的食物包含熟成起司、熟成或醃製的肉品、蠶豆、馬麥醬（Marmite，濃縮酵母萃取物）、德式酸菜、醬油和生啤酒。如果對於其他食物有疑問，都可以詢問你的醫生。

穩定情緒的食物及補充品

一、Omega-3 脂肪酸

我們已經看到許多 Omega-3 脂肪酸保護大腦、提升心理健康的方式，也有許多令人振奮的跡象指出，其對於躁鬱症也很有幫助。二〇〇三年，心理學家席夢納・諾雅烏爾（Simona Noaghiul）和約瑟・西本恩（Joseph R. Hibbeln）發現，躁鬱症在食用較多海鮮的人之中，盛行率較低，而海鮮是 Omega-3 的主要來源。

二〇一一年，大衛・米舒隆（David Mischoulon）和團隊針對六個臨床實驗進行統計分析，實驗中隨機給予患者 Omega-3 補充品或安慰劑。結果顯示，Omega-3 補充品對於憂鬱症狀有顯著的正面效益，但對躁期症狀則沒有改善。這並不令人意外，畢竟我們在第二章已經看到 Omega-3 對抗憂鬱的效果。即便只針對憂鬱症狀，我也會推薦躁鬱症患者穩定食用富含 Omega-3 的飲食，畢竟 Omega-3 帶來的好處可說相當廣泛。

二、乙醯半胱氨酸

二〇一八年，亞伊爾・蘇亞雷思（Jair Soares）和團隊發現，當躁鬱症患者服用阿斯匹靈及乙醯半胱氨酸補充品時，他們的憂鬱症狀會在十六個星期後得到緩解，而服用安慰劑的對照組則否。這符合更早的研究發現：乙醯半胱氨酸本身對於躁鬱症的鬱期有幫助。然而，一項更近期的研究只能證實部分的結果，認為乙醯半胱氨酸的效益不一定會發生在每個患者身上。

我們在第七章探討強迫症時就提過，乙醯半胱氨酸是胺基酸半胱胺酸的衍生物，具有抗氧化的特性，可以透過減緩發炎狀況，保護大腦組織不受自由基的傷害。乙醯半胱氨酸無法從食物攝取，但在我們體內，它會轉化為半胱胺酸。半胱胺酸存在於洋蔥、大蒜、蛋黃、燕麥、抱子甘藍、綠花椰菜、紅椒、小麥胚芽、酵母，以及起司和優格等乳製品中。

三、葉酸（維生素 B9）

二〇一七年，我在麻州綜合醫院的團隊安德魯・奈然堡（Andrew Nierenberg）和團隊，研究活性葉酸（L-methylfolate，葉酸的一種形態）對於躁鬱症患者鬱期的影響。大部分受試者的憂鬱症狀都出現五〇％以上的改善。

另一項研究顯示，對於接受鋰齊寧治療的躁鬱症患者來說，兩百微克的葉酸能防止病症復發。然而，接下來的試驗卻發現，雖然葉酸補充品能縮短症狀發作的時間，防止情緒疾患發作的效果卻與安慰劑並無差異。即便如此，當葉酸加入帝拔癲（sodium valproate）這種治療躁期的藥物時，卻能為患者帶來額外的改善。

葉酸的優良食物來源包含蘆筍、綠色葉菜、香蕉、豆類（水煮的扁豆和腰豆）、柑橘類水果（柳橙、檸檬、萊姆，但記得避開葡萄柚）、甜菜、雞蛋、酪梨、小麥胚芽、杏仁和亞麻籽。

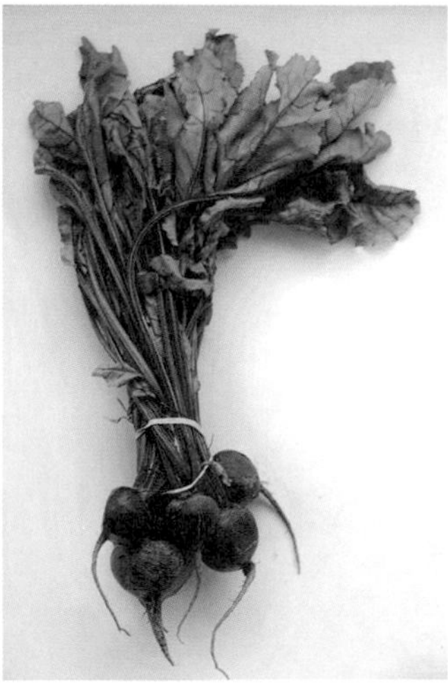
▲甜菜含有葉酸，能改善躁鬱症狀。

四、鎂

一九九九年，安潔拉．海登（Angela Heiden）和團隊，給予治療無效的躁症患者七到二十三天的硫酸鎂靜脈注射。在注射期間，患者只需要低於標準的躁鬱症藥物量，就可以感覺穩定。超過一半的患者都出現明顯的臨床改善，也沒有太嚴重的副作用。在這之前的兩年，一項研究也發現口服的鎂劑在至少五〇％的患者身上，具有和鋰劑一樣的效果。

以上兩項研究都符合其他研究的發現：未經治療的躁鬱症患者血液中鎂離子的濃度較

低。值得一提的是，鋰齊寧能提升血液中的鎂離子濃度，或許這就是鋰齊寧能成為躁鬱症有效藥物的原因之一。

雖然鎂離子有效治療躁鬱症的證據還不完全，但仍然可以考慮透過飲食加以補充，例如堅果、菠菜、黑豆、毛豆、花生醬和酪梨。

五、鋅離子

二〇一六年，瑪辛・賽瓦克（Marcin Siwek）和團隊發現，躁鬱症患者在鬱期時血液中的鋅離子濃度會降低。另一項研究指出，躁鬱症女性患者較低的鋅離子濃度與較嚴重的憂鬱症狀相關。當她們處於躁期、輕躁期或病情緩解時，鋅離子的濃度則維持正常。

這符合我們在第二章中，關於鋅離子對抗憂鬱症的討論。我強烈建議躁鬱症患者攝取足夠的鋅，特別是在鬱期發作時。鋅的食物性來源包含海鮮（特別是煮熟的牡蠣）、牛肉瘦肉、家禽和蛋黃，豆類、堅果和全穀也含有較少量的鋅。

思覺失調症患者，腸道細菌種類較少

愛麗絲是我的病患，當時二十八歲，罹患思覺失調症。剛開始為她治療時，她告訴我，她相信地獄的天使在追捕她。

在布魯斯．史普林斯汀（Bruce Springsteen）的演唱會上，她相信人群裡有一些穿皮衣、戴墨鏡的人在偷拍她。那些人（據說）也在感恩至死（Grateful Dead）和滾石樂團（Rolling Stones）的演唱會跟蹤她。當我問她這些人為什麼要這麼做時，她看了背後一眼才說：「我發誓要保密，很抱歉，我不能告訴你。」

這聽起來很怪異，但在當時，她的故事其實並不罕見。我看過許多男性和女性患者，都相信自己招惹到地獄天使，這是被害妄想症的其中一種形式。當我給予她抗精神性藥物氯氮平（Clozapine）後，她就恢復了。雖然症狀並未完全消失，卻不再對她造成嚴重影響。她的腦海不會再聽到奇怪的聲音，也不再因為強烈的恐懼而動彈不得。不久之後，她就取得普通教育文憑，找到一份行政助理的工作。

她的健康狀態維持十年，接著開始和某人約會。不久之後，我注意到她精神方面的症狀又出現。我很震驚，擔心她的新感情是否對她帶來煩惱。但詢問飲食狀況後，我注意到一項重大變化。她和男友每個星期會吃幾次外食，他們通常會吃餐廳的麵包，但她之前很少吃小麥製品。她的飲酒量也增加，幾乎每天晚上都會喝一杯紅酒。

注意到警訊了嗎？在我們具體探討愛麗絲的新飲食模式如何帶來負面影響之前，先來看看思覺失調症中，腸道和大腦間的關聯。

無論是否有接受治療，**思覺失調症患者腸道細菌的多元性都較一般人低，且有一些健康腸道所沒有的特殊細菌**。

一項研究指出，如果將人類思覺失調症患者的糞便移植到老鼠體內，和控制組相比，牠們會出現思覺失調的徵兆。這些老鼠也會出現一些特定的行為，和用其他方式引起思覺失調症的老鼠相似。這項動物實驗強烈證實腸道細菌的改變，可能導致腦部化學的變化。

和躁鬱症患者的情況相似，思覺失調症患者比起一般大眾更容易出現腸道問題。他們更容易發炎，對食物耐受度不佳，腸壁也容易有缺陷，導致腸漏症。一項針對八十二位患者的死後研究，探討腸胃發炎和思覺失調症的關聯，發現有五％罹患胃炎、八八％罹患腸炎，九二％罹患結腸炎，這些都是腸道嚴重發炎的跡象。而罹患腸躁症的患者中，有二〇％也罹患思覺失調症。

由於腸道功能和腸道細菌的不同，思覺失調症患者或許免疫力較低。這意味著，思覺失調症患者比較容易遭受細菌感染，因而較常接受抗生素治療，可能因此傷害更多正常的腸道細菌。

思覺失調症患者不只腸道的細菌不同，他們口腔和喉嚨的細菌也不同——這種狀況並未出現在我們討論過的其他疾病。假如把消化系統想像成是一條從嘴巴通往肛門的彎曲道路，那麼思覺失調症患者的整條消化高速公路都受到影響。因此，飲食對思覺失調症很重要。想改善，就從該避免的食物開始吧。

讓思覺失調症惡化的食物

一、西式飲食

二〇一五年，敦賀光嗣（Koji Tsuruga）和團隊，針對兩百三十七位思覺失調症和情感思覺失調症（與思覺失調症相似，但多了憂鬱或躁鬱的症狀）患者進行研究，和健康的對照組相比，探討飲食是否帶來精神疾患的風險。

為了更了解飲食和疾病的關聯，他們將參與者分成兩種飲食模式，其中一組採用以蔬菜為主的飲食，另一組則是穀物飲食。蔬菜組的人吃大量的綠色葉菜、海菜、馬鈴薯和豆腐、納豆等黃豆製品。相對的，穀物組的人吃很多米飯、麵包和糕餅。研究者從中發現很有意思的規律：穀物飲食模式和思覺失調症有關，而在組內，思覺失調症則和總卡路里中不健康脂肪所占的比例呈現正相關。

另一項研究顯示，和一般人相比，思覺失調症患者的飲食通常會包含大量的不健康油脂和脂肪。雖然可能的原因很多，其中一種解釋是，思覺失調症患者腦部的能量供給不足，因此脂肪分解的速度較快。

聽起來很熟悉嗎？西式飲食正是這種結合大量不良脂肪、高升糖指數碳水化合物和糖類的飲食。我們又再次看到西式飲食對大腦的傷害。若轉換為大量蔬菜和優良油脂的飲食（例如前面提過的地中海飲食），就能為思覺失調症患者帶來幫助。

二、麩質

早在一九六六年就有學者認為思覺失調症可能與麩質有關。內分泌學家法蘭西斯・杜亨（Francis Dohan）醫生在二次大戰時提出，思覺失調症與小麥的攝取有關。近年的研究則持續探討這樣的關聯。

和一般大眾相比，思覺失調症患者罹患乳糜瀉的機率將近兩倍。大約三分之一的思覺失調症患者都有抗麥膠蛋白抗體（是一般的三倍），這可能導致乳糜瀉和非乳糜瀉的敏感。

二〇一八年，安娜塔西亞・拉文塔（Anastasia Levinta）和團隊進行文獻回顧，想知道無麩質飲食是否可以幫助思覺

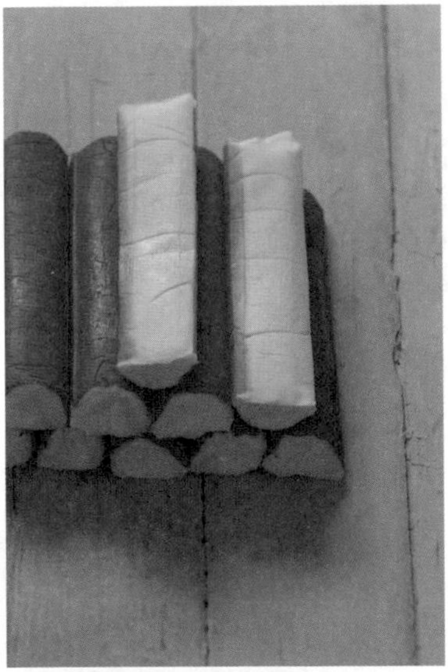

▲ 麩質也會出現在令人意外的食物中，像是蟹肉棒。

失調症患者。九項研究中，有六項顯示患者的生理機能改善，症狀的嚴重性也減輕。

二〇一九年，迪娜・凱利（Deanna Kelly）和團隊，針對十四位思覺失調症或情感思覺失調症患者進行研究，這些受試者都有大量抗麥膠蛋白抗體，但沒有乳糜瀉。

五個星期間，他們食用標準的無麩質飲食，再加上一杯含有十公克麩質麵粉或在來米粉的奶昔。和食用麩質的受試者相比，無麩質飲食的受試者出現整體的改善：注意力比較集中、較少腸胃副作用，社交退縮和冷漠等負性症狀也出現改善。正性症狀（例如幻覺）以及認知症狀則沒有改善，但整體的效果已經相當了不起。

很顯然，思覺失調症患者都應該至少嘗試一下無麩質飲食。我們在第三章和第五章都討論過無麩質飲食，所以在這裡我就不詳細說明，但應該避免的重點食物是麵包類、義大利麵、披薩和早餐穀片。

麩質也會出現在比較令人意外的食物中，例如醬油、罐頭湯品、甘草、蟹肉棒、肉類高湯、啤酒，以及麥芽醋製品、麥芽調味料和麥芽萃取物。

三、糖

食用精製糖類是思覺失調症的風險因子之一。研究顯示，糖類會在兩年的時間，對患者帶來負面影響，而思覺失調症患者罹患糖尿病的比例，也比一般人高。

有十項研究評估精製糖類、早餐穀片和含糖飲料對於患者的影響，發現這類「毒素」攝取得越多，就越可能出現精神問題。這些研究主要是觀察性研究，因此尚非定論。然而，思覺失調症的患者還是應該盡可能減少糖分攝取。

四、酒精

飲酒會使思覺失調症的臨床狀況變得複雜。有超過六%的思覺失調症患者曾飲酒過量，造成傷害。酒精的使用通常會在思覺失調症最早的症狀出現後開始，因此酒精或許不是病症的成因，但可能是造成負性症狀的元凶。

一項研究探討酒精的濫用，如何影響固定接受抗精神性藥物氟奮乃靜（fluphenazine）注射的躁鬱症患者。結果發現，和偶爾或完全不喝酒的人相比，每個星期喝超過二十杯酒的患者，更容易出現症狀復發的情形，產生正性症狀（如幻覺和妄想）的頻率也較高。其他研究則證實，酒精的使用會使患者更多疑，而思覺失調症患者在飲酒過後，通常會出現更多幻覺和被害妄想。

酒精之所以會使思覺失調症惡化，是因為酒精會強化思覺失調症大腦既存的異常之處所帶來的負面影響。舉例來說，思覺失調症患者的大腦，其白質體積較小，而海馬迴結構的改變，可能會因為酒精而惡化。對於思覺失調症患者，我的建議是只喝一點或完全不喝酒。我發現如果堅持戒酒，他們會覺得自己遭受不公平對待，因此我建議一週不超過一杯，而且最好是星期六晚上喝。

改善症狀的食物

一、Omega-3 脂肪酸

二〇〇九年，保羅・亞明吉爾（Paul Amminger）和團隊，針對八十一位罹患精神疾病「風險極高」的受試者進行研究。受試者並未接受抗精神病藥物治療，而是在十二週的期間服用 Omega-3 多元不飽和脂肪酸補充品或安慰劑，然後再經過一段時期的監測。為期十二週的研究結束後，Omega-3 組四十一位受試者中，有兩人出現精神性疾病（四・九％）；而安慰劑組的四十人中，則有十一人（二七・五％）。和安慰劑組相比，Omega-3 多元脂肪酸同時也顯著降低患者的正性和負性症狀。這強烈說明，Omega-3 對於思覺失調症這一類精神疾病的保護效果。

並非每個研究都有如此戲劇化的結果，但近期的一項研究認為，Omega-3 對於思覺失調症的患者的確有幫助。我也總是鼓勵我的思覺失調症患者增加飲食中的 Omega-3 含量。

二、乙醯半胱氨酸

思覺失調症患者腦部的代謝異常，因此會造成氧化壓力。釋放出的自由基會傷害腦部組織，破壞大腦正常的防衛系統，造成大腦生理的失控。抗氧化劑對思覺失調症患者格外重要，可以幫助對抗氧化壓力的負面影響。

麩胱甘肽是一種思覺失調症患者缺乏的重要抗氧化劑。直接給予麩胱甘肽不會有幫助，因為麩胱甘肽的吸收不佳，而且很難到達腦部。然而，研究證實乙醯半胱氨酸可以提升血液中麩胱甘肽的濃度，進而保護腦部。

有一項研究針對一位二十四歲的被害妄想型思覺失調症女性患者進行分析。她的症狀不斷惡化，對於抗精神病藥物治療沒有反應，而乙醯半胱氨酸在七天之內就帶來改善。改善不只出現在思覺失調症特有的症狀，也出現在自發性、社交能力和家庭關係等層面。

另一項研究也支持這些發現。受試者是四十五位有急性症狀的思覺失調症患者，正在接受抗精神病藥物治療，在八週的期間服用乙醯半胱氨酸或安慰劑。研究者注意到，和控制組相比，乙醯半胱氨酸組的受試者，在負性症狀上有顯著的改善，但並非所有的症狀或頻率都有改善。

還有一項研究針對一百四十位思覺失調症患者，除了抗精神病藥物外，在二十四週內也隨機給予安慰劑或乙醯半胱氨酸補充品。服用乙醯半胱氨酸補充品的受試者，其所有症狀都出現改善。

綜合來看，我們有足夠的證據支持，乙醯半胱氨酸補充品可以幫助治療思覺失調症。前面也討論過，乙醯半胱氨酸本身並沒有食物來源，但我建議思覺失調症患者可以攝取包含胺基酸半胱氨酸的食物，種類的部分在本章討論躁鬱症時已經提過。

三、硫辛酸（Alpha-lipoic acid）

硫辛酸是一種綜合維他命和抗老化補充品常見的成分。硫辛酸在粒線體的化學反應中扮演重要的角色。和乙醯半胱氨酸一樣，硫辛酸是一種抗氧化劑，保護大腦不過度發炎。

一項二〇一七年針對思覺失調症患者的研究發現，硫辛酸可以減緩整體的症狀，並改善認知功能。硫辛酸同時也能幫助中和抗精神病藥物體重增加、行動異常的副作用。

硫辛酸時常出現在蔬菜（菠菜、花椰菜、番茄）和肉類，特別是內臟類，例如心臟、腰子和肝臟。雖然內臟類聽起來可能不太誘人，但牛肉腰子餡餅、肝臟佐洋蔥和各種肝醬，其實還是相當美味的。

四、維生素

● 維生素C：一項研究調查四十位思覺失調症患者，發現在服用維生素C後，他們思覺失調症的相關指標都有降低。其他研究也證實，維生素C或許對思覺失調症患者有所幫助。

- 維生素B：維生素B在細胞的代謝中扮演重要角色。研究發現，思覺失調症患者，其血液中的維生素B濃度通常較低。葉酸在其中格外重要，因為葉酸不足會影響DNA的合成及修復，以及大腦整體的細胞功能。

一項針對荷蘭思覺失調症患者的研究發現，和健康的控制組相比，患者血液中的維生素B_{12}濃度較低。雖然兩組的葉酸和B_6濃度並沒有差異，但近期的研究也發現，葉酸濃度的差異與思覺失調的風險有關。

我先前在麻州綜合醫院的團隊唐納．高夫（Donald Goff）和研究團隊發現，有九十一位思覺失調症受試者的血液葉酸濃度都較低。他們發現，在不抽菸的患者中，較高的葉酸濃度與較輕微的負性症狀相關。

一些研究指出，維生素B補充品或許對思覺失調症有益。一項研究針對十七位葉酸濃度較低的受試者，進行為期六個月的實驗，每天除了治療的藥物外，也會給予甲基葉酸（每天十五毫克）。他們的症狀和社交能力都出現改善，因此得以重新回歸社會。

在針對維生素補充品至今規模最大的隨機控制實驗中，麻州綜合醫院的心理學家賈許．羅夫曼（Josh Roffman）和團隊，隨機將一百四十位接受抗精神病藥物治療的思覺失調症患者分為兩組，在十六週的期間分別給予他們葉酸（每天兩毫克）及維生素B_{12}（每天四百毫克）的組合，或是安慰劑。維生素B的組別在負性症狀的嚴重性方面出現顯著的改善，但患者對於治療的反應，會因為個人基因影響葉酸的吸收能力，而差別甚大。

二〇一七年，羅夫曼和團隊發現，葉酸補充品確實可以改善思覺失調症患者的症狀。雖然基因差異會造成影響，但無論基因如何，患者的負性症狀都會有改善。

就像前面討論過的，蔬菜和低糖的早餐穀片都富含葉酸，肉類和乳製品則富含維生素B_{12}。綠色葉菜類、花椰菜和抱子甘藍等深綠色蔬菜，以及豆類，都含有葉酸。

五、茶胺酸

茶胺酸這種特殊的胺基酸幾乎只存在於茶樹，而茶樹可以製成許多類型的茶葉。茶胺酸能增強大腦的α波（「放鬆」的腦波），降低腦部刺激性化學物質，例如γ－氨基丁酸。

一項嚴謹的研究發現，抗精神病治療中的茶胺酸補充品，能減輕思覺失調症及情感思覺失調症患者的許多症狀。另一項研究發現，茶胺酸能減輕思覺失調症患者的正性症狀和失眠。雖然還需要更多研究才能做出結論，但這些已經給了我們喝茶的好理由。

綠茶、紅茶和烏龍茶等常見的茶類雖然都含有茶胺酸，但也含有咖啡因，因此喝太多會讓我們亢奮。思覺失調症患者還是建議選擇低咖啡因的品項。藥草茶不是由一般的茶葉泡成，因此不含茶胺酸。但幸運的是，低咖啡因的綠茶、紅茶和烏龍茶仍然有茶胺酸。

六、褪黑激素

我們在第八章討論過「睡眠荷爾蒙」褪黑激素，而研究證實可以有效緩解思覺失調症患者的失眠狀況。褪黑激素的抗發炎和抗氧化效果，同時也能加強抗精神病藥物的療效。

雞蛋和魚類都是良好的褪黑激素來源，堅果也是。蘆筍、番茄、橄欖、葡萄、大麥、燕麥、核桃和奇亞籽也都是不錯的選擇。

在對抗躁鬱症和思覺失調症時，鋰齊寧和抗精神病藥物都是強大的武器。然而，飲食的改變也同樣具有影響力，可以與藥物雙管齊下，幫助受苦於這些嚴重疾病的患者。

我的躁鬱症患者南西從西式飲食轉換為生酮飲食，排除碳水化合物。她慢慢把咖啡減少為每天早上一杯。我們在她的早餐加入蛋白質奶昔，以及一些花生醬。午餐時，她避開麩質，選擇加了洋蔥（含有半胱胺酸）、酪梨、菠菜和紅腰豆（含有葉酸）的沙拉。她的晚餐則經常是富含油脂的魚類，平日也不再喝酒。大約六個星期後，她的症狀消失，回歸正常的生活。

我的思覺失調症患者愛麗絲不再吃麵包和酒精。七個星期內，她的症狀消失，又可以正常生活。

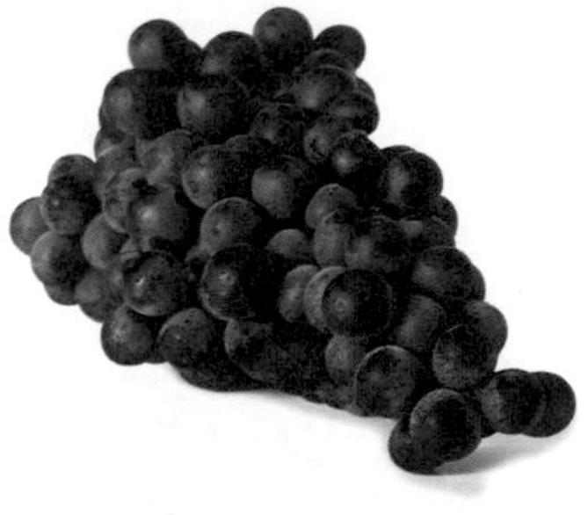

▲ 葡萄是良好的褪黑激素來源，可有效緩解思覺失調症患者的睡眠狀況。

南西和愛麗絲的例子說明了，維持穩定的心理健康有時候不是那麼簡單直接，需要持續努力遵循最新的醫學建議。在生活發生劇變時，兩個人其實都穩定服藥，卻還是陷入無法控制的漩渦。然而，他們有足夠的耐心、決心和支持，因此可以在飲食上做出改變，彌補藥物無法顧及的部分。

躁鬱症備忘錄

對躁鬱症患者來說，生酮飲食是很棒的完形飲食方式。

應該選擇的食物：

- Omega-3 脂肪酸：魚類，特別是富含油脂的鮭魚、鯖魚、鮪魚、鯡魚和沙丁魚。
- 乙醯半胱氨酸：雖然乙醯半胱氨酸本身僅能靠補充品來攝取，但富含半胱胺酸的食物同樣有效。試試肉類、穀類、雞蛋、起司、優格、綠花椰菜、紅椒和洋蔥。
- 維生素 B_9（葉酸）。
- 礦物質：鎂和鋅。

應該避免的食物：

- 西式飲食的元素：高脂肪（紅肉、炸物）和高升糖指數（白麵包、白米飯、馬鈴薯、義大利麵，以及所有精緻麵粉製品）。
- 咖啡因：攝取量不宜超過每天四百毫克。
- 鈉：接受鋰治療的患者必須維持穩定的鈉離子濃度。
- 麩質：假如你罹患乳糜瀉，或非乳糜瀉的麩質敏感，就應該避免所有小麥製品，例如麵包、披薩、義大利麵，以及多種酒精類飲料。
- 酒精：躁鬱症患者應該戒酒，或嚴格限制酒精攝取。
- 藥物併發症：葡萄柚汁和含有酪胺的食物（熟成起司、熟成或醃漬肉品、蠶豆、馬麥醬、德式酸菜、醬油和生啤酒）可能會影響某些躁鬱症藥物。

思覺失調症備忘錄

應該選擇的食物：

- Omega-3 脂肪酸：魚類，特別是富含油脂的鮭魚、鯖魚、鮪魚、鯡魚和沙丁魚。
- 乙醯半胱氨酸：雖然乙醯半胱氨酸本身僅能靠補充品來攝取，但富含半胱胺酸的食物同樣有效。試試肉類、穀類、雞蛋、瑞可塔起司、小屋起司、優格、綠花椰菜、紅椒和洋蔥。

- 硫辛酸：菠菜、花椰菜、番茄和肉類，特別是內臟類（心臟、腰子和肝臟等）。
- 茶胺酸：綠茶、紅茶、烏龍茶。
- 褪黑激素：雞蛋、魚類、牛乳、米飯、大麥和燕麥、葡萄、番石榴、核桃、葵花子、芥子、奇亞籽、蘆筍、花椰菜和小黃瓜。
- 維生素B_9、B_{12}和C。

應該避免的食物：

- 西式飲食的元素：高脂肪（紅肉、炸物）和高升糖指數（白麵包、白米飯、馬鈴薯、義大利麵，以及所有精緻麵粉製品）。
- 麩質：假如你罹患乳糜瀉，或非乳糜瀉的麩質敏感，就應該避免所有的小麥製品，例如麵包、披薩、義大利麵，以及多種酒精類飲料。
- 糖類：烘焙食品、糖果、汽水，或是任何高果糖玉米糖漿製品。
- 酒精：思覺失調症患者應該戒酒，或嚴格限制酒精的攝取。

食譜　對抗躁鬱症及思覺失調症的菜單

⦿ 早餐：花生醬抹茶果昔（無乳製品）

抹茶粉是綠茶製成的粉末，可以輕易融入果昔或其他食物和飲料中，而且不像傳統的綠茶葉那樣，必須經過泡茶的步驟。

分量：1 人份　準備時間：10 分鐘

材料： ½ 杯杏仁奶或其他植物奶、1 匙有機蛋白質粉、1 個去核的椰棗、1 茶匙抹茶粉、1 大匙花生醬、½ 條香蕉。

做法： ❶ 用果汁機混合所有原料及 ½ 杯冰塊，直到質地變成柔順的泡沫狀。完成後立即飲用。

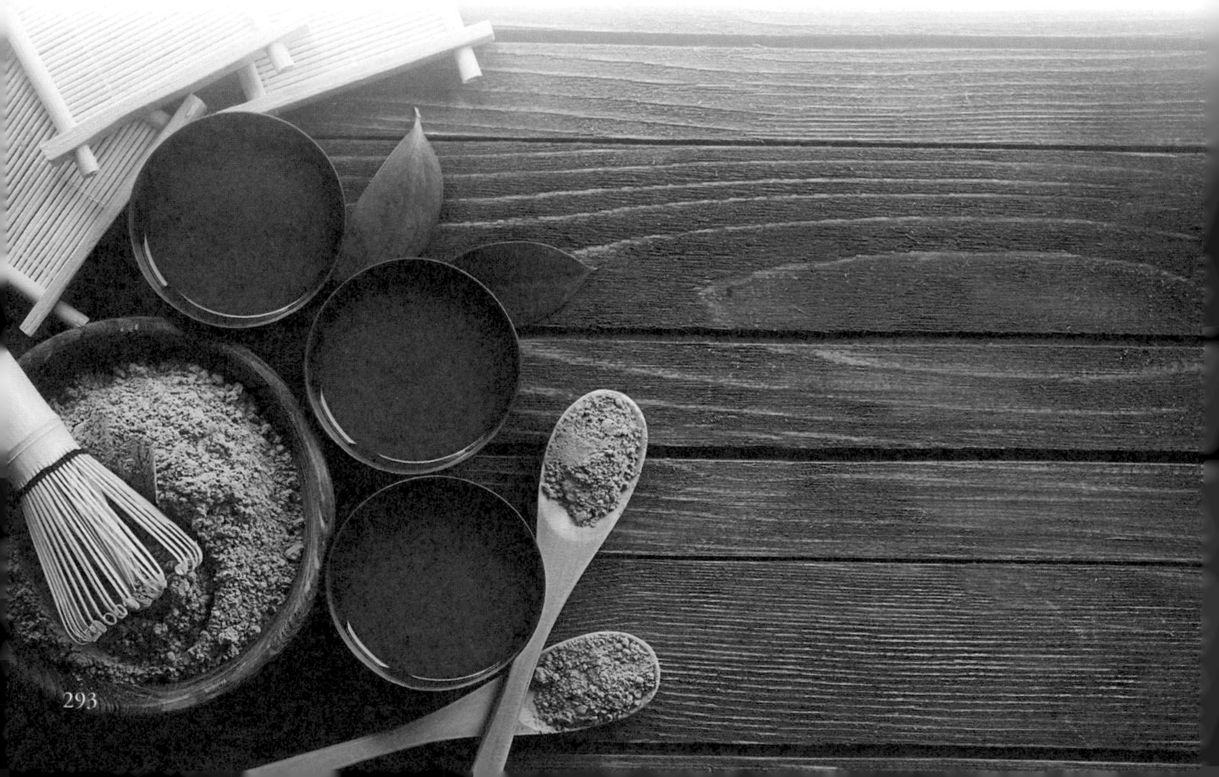

⊙ 點心：海鹽蒸毛豆
（蔬食／素食／無麩質／無乳製品）

我喜歡用帶殼的毛豆當點心，因為吃起來比較花時間，且較有飽足感。帶殼毛豆如果加入沙拉或湯也很美味，更可以蒸熟作為配菜。

分量：2 人份　準備時間：5 分鐘　烹飪時間：2 分鐘

材料： 1 杯冷凍帶殼毛豆、¼ 茶匙片狀海鹽。

做法： ❶ 毛豆放入玻璃碗，微波爐中以中火加熱大約 2 分鐘。假如仍未完全解凍，則再加熱 1 分鐘。撒上海鹽，並趁熱享用。

⦿ 午餐：迷迭香烤雞胸肉

（無麩質／無乳製品）

這份食譜用的是雞胸肉，但你也可以用全雞，將調味香料抹在雞皮上。烹飪的時間會拉長，要煮到大腿最深的部位達到攝氏 73 度。

分量：4 人份　準備時間：10 分鐘　烹飪時間：20 分鐘

材料：2 大匙橄欖油、1茶匙大蒜粉、2 大匙新鮮迷迭香切碎、½ 茶匙猶太鹽、¼ 茶匙黑胡椒、4 片去骨去皮雞胸肉。

做法：❶ 預熱烤箱至攝氏 200 度，烤盤鋪上烤盤紙。

❷ 中型碗混合橄欖油、大蒜粉、迷迭香、鹽巴和胡椒。雞胸肉放入碗中，充分攪拌混合，直到醃料均勻包覆肉表面。

❸ 雞胸肉置於烤盤，烘烤 15 分鐘，或中心溫度達到攝氏 73 度。切開雞胸肉，若看到任何粉紅色，則放回烤箱再烤 5 分鐘，然後檢查顏色。

⊙ 午餐：芥末油醋蘿蔓生菜沙拉
（蔬食／素食／無麩質／無乳製品）

蘿蔓生菜美味、爽脆而營養豐富。與其購買沙拉醬，不如自己製作，因為市售的沙拉醬通常都含有過高的糖、鈉和防腐劑。最經典的沙拉醬選擇是油醋醬。油醋醬是一種乳劑，意思是酸液和脂質混合的溶液。調製時可以遵循酸液一、脂質三的比例。

分量：4 人份　準備時間：10 分鐘

材料：〔沙拉部分〕1 顆蘿蔓生菜。

〔醬汁部分〕2 大匙紅酒醋、½ 茶匙猶太鹽、¼ 茶匙黑胡椒、1 茶匙全穀或第戎芥末醬、6 大匙橄欖油。

做法：❶ 將蘿蔓生菜的莖部切除，葉片分開。以冷水清洗，放入沙拉甩水器中瀝乾多餘的水分。假如沒有甩水器，則可以用乾淨的紙巾輕拍葉片。菜葉乾了以後，用手撕或切成一口的大小。

❷〔油醋醬的部分〕將原料放入玻璃罐中混合。蓋上蓋子，搖晃直到原料充分混合。生菜放入碗中，淋上油醋醬攪拌。

祕訣：你可以準備一整顆生菜，不加沙拉醬的情況下在 2 到 3 天中分別使用（醬汁會讓菜葉軟爛）。多餘的生菜可以放入密封罐，冷藏長達 4 天。

油醋醬保存在調製時的玻璃罐中。假如你做的分量比較多，可以在冰箱冷藏兩個星期。使用之前要再搖晃均勻。你可以使用各種類型的醋，加入蔥花、大蒜或新鮮香草添加風味。

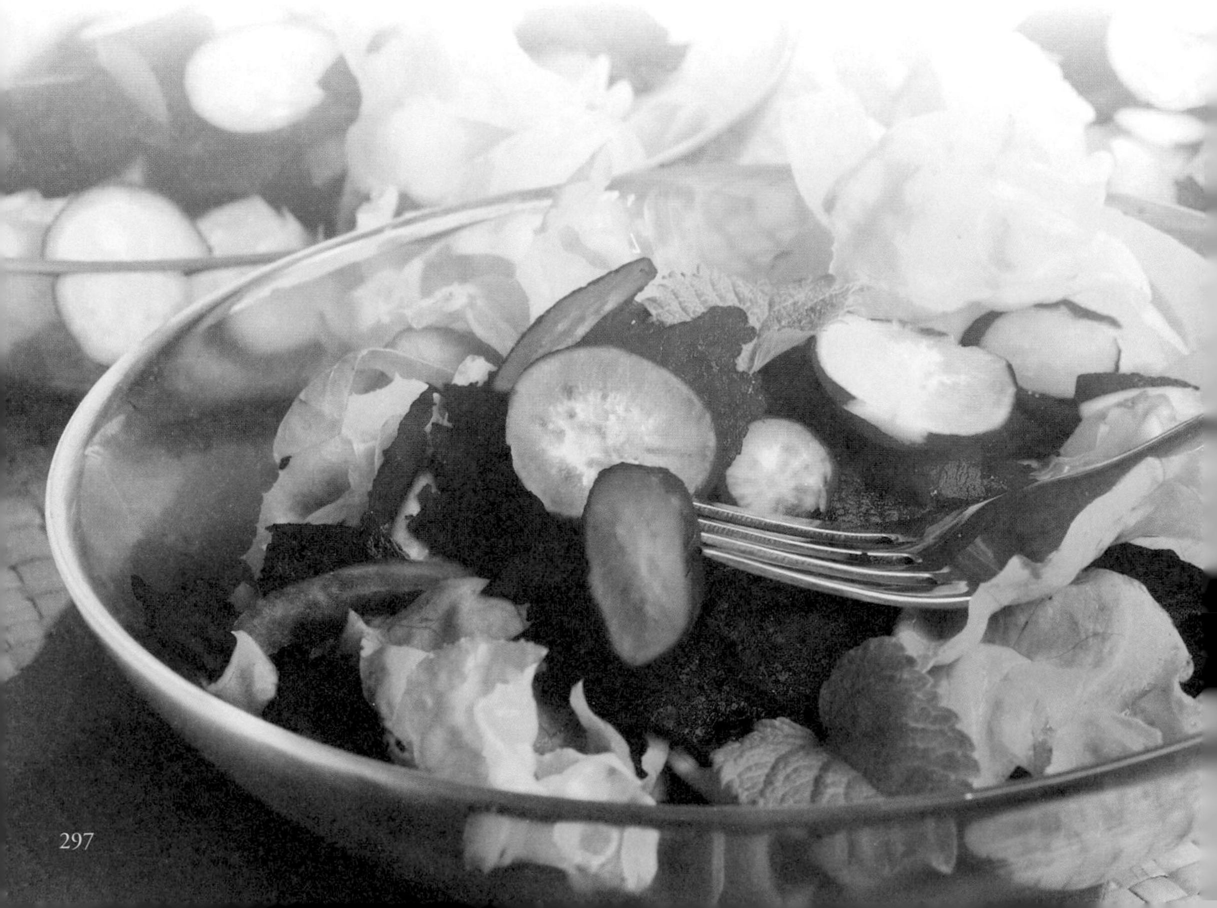

◉ 點心：黑胡椒漬草莓

（蔬食／無麩質／無乳製品）

我在廚藝學校第一次看到這種不尋常的組合。黑胡椒和草莓的抗氧化劑、維生素 C 和葉酸讓這道菜成了最棒的點心。

分量：2 人份　準備時間：10 分鐘

材料：½ 顆檸檬榨汁、½ 茶匙蜂蜜、1 杯新鮮草莓切片、1 撮黑胡椒。

做法：❶ 在小碗中混合檸檬汁與蜂蜜，好好攪拌，加入草莓後搖晃混合。撒上黑胡椒。讓黑胡椒與草莓浸漬 10 分鐘後即可食用。

◉ 晚餐：薑蓉鮭魚餅
（無麩質／無乳製品）

再次提醒，鮭魚富含 Omega-3 脂肪酸，而且很適合做成肉餅。薑蓉醬不但美味，同時營養豐富。鮭魚餅可以幫助我們在一餐中攝取充分的蛋白質，卻不含有多餘的碳水化合物。

分量：2 人份　準備時間：10 分鐘　烹飪時間：10 分鐘

材料：〔醬汁部分〕1 茶匙橄欖油、½ 杯細蔥花、2 茶匙新鮮的生薑泥、1 瓣大蒜泥、1 大匙無麩質醬油。

〔魚肉餅部分〕2 大匙橄欖油、2 片新鮮鮭魚肉餅、1 茶匙猶太鹽、½ 茶匙黑胡椒、2 片大型蘿蔓生菜葉。

做法：❶ 橄欖油倒入小型醬汁鍋，中火加熱。加入蔥花，煮大約 1 分鐘。加入薑泥、大蒜和醬油，煮大約 5 到 10 分鐘。假如醬汁看起來太濃稠，則可加入最多 ¼ 杯水。

❷ 不鏽鋼煎鍋中加熱橄欖油。鮭魚肉餅以鹽巴和胡椒調味。肉餅放入鍋中，兩面各煎 3 到 5 分鐘，直到中心煮熟，溫度達到攝氏 62 度。

❸ 鮭魚肉餅與蘿蔓生菜一起上桌，淋上薑蓉醬。

第10章

性慾降低？試試飲食中的天然春藥

生活在現代社會，我們幾乎每天都會看到勃起障礙的藥物廣告，描繪活力十足的中年夫妻準備度過浪漫週末。藥妝店和加油站超商的架子上陳列著各式「補充品」，宣稱著它們在性事上神奇的效果。雜誌上也充滿了許多創造氣氛、取悅另一半的訣竅。可以說在這一方面的真實資訊都被誇大，但毫無疑問，人們總是在追尋使性生活更豐富、提升性慾的方法。

但，性慾到底是什麼？雖然「性慾」（libido）這個詞基本上和「性渴望」（sexual desire）相同，但在心理學理論上，性慾的意涵更為廣泛。心理分析學派的創始人佛洛伊德（Sigmund Freud）將性慾形容為「性本能的動機」，是人類追求愉悅的基本衝動。

然而，心理學家及心理分析師卡爾・榮格（Carl Jung）認為性慾和性本能可以加以區分，且比較接近哲學家亨利・柏格森（Henri Bergson）所說的「生命奮進」（élan vital）。而心理分析師羅納德・費爾邦（Ronald Fairbairn）則認為，性慾是人類與其他人產生連結的方式。

雖然對於性慾的定義沒有共通的標準，但這些詮釋的相同之處在於，性慾是人類最基本的動力之一。事實上，性慾和另一種人類的動力「飢餓」有許多相似之處。

和飢餓一樣，性慾是一種本能狀態。兩者都會影響我們的行為，優先占據我們的注意力。兩者都不需要牽涉太多的思考，但我們天生就會追求這兩方面的滿足，因為這會啟動大腦中有部分重疊的迴路，帶給我們愉悅的回饋。

同時，飢餓和性慾都包含了相似的化學物質，其中多巴胺扮演最重要的角色，而雌激素、睪固酮和黃體素等性荷爾蒙也會影響我們食物的攝取和食慾。

兩者甚至在演化上也有相似之處。如果能過度進食，將多餘的能量儲存為肝糖和脂類，就能提供生殖上的優勢，讓動物有時間進行交配，不需要擔心持續覓食的壓力。

有鑑於上述的各種連結，食物會影響我們的性慾也就不令人意外了。在這個章節裡，我們將探討特定的食物如何影響性慾，又該如何吃正確的食物幫助我們達到最佳的性狀態。

當然，我們必須記得所有心理上的挑戰都取決於情境。對某些人來說，憂鬱、壓力或焦慮可能會使性慾降低；對其他人來說，元凶則可能是治療這些病症的抗憂鬱藥物——從選擇性血清素再吸收抑制劑到抗精神病藥物，許多心理治療的藥物都會降低性慾。雖然我們都希望只要吃特定的食物就能修復性方面的問題，但根據我的經驗，事情通常沒那麼簡單。因此，閱讀這些建議時，請記得這只是解法的一部分而已。食物不是特效藥，而是提升生活和性慾的助力。

性荷爾蒙主要分成兩種：雌激素和睪固酮。你聽過的或許是「女性」和「男性」荷爾蒙，而確實，雌激素主要由卵巢製造，睪固酮則來自睪丸。然而，男性和女性都同時有雌激素及睪固酮，而這兩者對兩個性別來說都有重要的性功能。

舉例來說，睪固酮當然對男性的性慾很重要，但研究也證實，雌二醇（雌激素的主要型態）對性慾、勃起和精子的生成都有重大的影響。雖然對於睪固酮在女性的性慾所扮演的角色還未有定論，但兩者間確實有著清楚的連結。除了性功能外，雌激素和睪固酮對我們骨骼、大腦和血管的健康也有影響。

再一次的，腸道細菌也參與了性慾的調控，因為腸道細菌在兩種性荷爾蒙的生成中扮演了一部分的角色。二〇一四年，獸醫師西奧費羅斯．普它西迪思（Theofilos Poutahidis）和團隊研究腸道細菌是否會影響老鼠的性荷爾蒙。他們給予老鼠含有腸道羅伊氏乳酸桿菌（Lactobacillus reuteri）的益生菌，這種細菌有抗發炎的性質。

和控制組相比，飲用水中加入這種細菌的老鼠會生成更多精子，睪丸中也有較多製造睪固酮的細胞。這樣的結果在較年長的老鼠身上特別明顯。事實上，這個治療本質上讓老鼠更年輕了，使牠們的睪丸恢復到年輕老鼠的大小。研究的結論是，既然益生菌可以提升老鼠的性能力，那麼在人類身上也非常可能達到類似的效果。

研究也顯示，年輕時接觸過抗生素的老鼠腸道微生物群系會受到破壞，導致睪固酮濃度較低，精子品質也較差。

在雌激素方面，女性在更年期過後，血液中雌激素的濃度有一大部分會受到腸道微生物群系的影響。

除了雌激素及睪固酮外，腸道細菌也控制了其他會改變性慾功能的神經化學物質。舉例來說，某些腸道細菌株可以生成γ－氨基丁酸。雖然γ－氨基丁酸對大腦功能的健康至關緊要，但假如γ－氨基丁酸的受器受到過度刺激，就可能造成勃起障礙、失去性慾，或是難以達到高潮。

當你的腸道無法順利運作，就會難以產生性慾，不過症狀未必直接與性功能相關。舉例來說，發炎性腸道疾病會伴隨憂鬱症、關節炎低落，這些都會造成性慾低下。

會降低慾望的食物和化合物

無論你的年齡或性別，在某種程度上，不良的飲食都可以說是營養學閹割。來看看怎樣的飲食模式和食物會傷害性慾，又該如何選擇比較健康的方式。

一、西式飲食

西式飲食再一次的威脅了我們的健康。研究發現，高脂肪飲食會傷害睪丸的功能，對精子的生成和功能都有負面影響。這被稱為「歌爾德理論」（GELDING theory），是「腸道內毒素導致性腺功能下降」（Gut Endotoxin Leading to a Decline in Gonadal function）的縮寫。以縮寫來說是有點長，卻呼應了「gelding」這個字「男性去勢」的意思。理論認為，高脂肪、高卡路里的飲食會像其他疾病一樣造成「腸洩漏」；因此，腸道細菌會進入血液循環，使得內毒素這種細菌中強烈的免疫刺激物質在全身造成輕度的發炎。這會損害睪丸的功能及生殖的表現，再次說明了腸道健康如何深深影響著性方面的健康。

二〇一七年，賈斯汀・拉（Justin La）和團隊回顧一九七七年到二〇一七年間，關於飲食如何影響男性性健康的科學研究。他們發現，西式飲食和精子品質低落，以及勃起障礙發生率較高相關。肥胖或過重的男性一旦轉換為低脂肪、低卡路里的飲食，就能改善勃起問題，並提高睪固酮濃度。

另一項研究顯示，高蛋白、低碳水化合物、低脂肪的飲食可以改善性功能，而在勃起功能和性渴望方面的改善能維持將近一年。

西式飲食的盛行，與一般男性大眾的精子數降低脂間有所關聯。男性精子數大幅降低，在北美、歐洲、澳洲和紐西蘭降幅都達到五九％。二〇一九年，歐洲人類生殖與胚胎年會中發布一項新研究，指出和健康飲食的男性相比，飲食以高脂肪為主的男性精子數大約少了兩千五百六十萬。

我的男性或女性患者，從西式飲食轉換為其他飲食後，性方面的表現都有改善。舉例來說，三十八歲的喬伊是工程師，很喜歡美式足球，住在麻州的北岸。他因為憂鬱症來看診，而我了解到成因是他和妻子在求子之路上遇到困難。他們求助於不孕症專家，而令喬伊相當失望的是，他的精子數很低，精子的活動力也很差（精子並非以健康方式活動）。醫生沒辦法找到醫學上的原因，而喬伊和妻子則陷入愁雲慘霧。雖然他們很努力，卻也越來越絕望。

喬伊太過低落，我必須開抗憂鬱劑給他。問題是，像百憂解這類常見的抗憂鬱藥物通常會影響性功能。我選擇性方面副作用較少的威克倦（Wellbutrin），但也交代他要改變飲食。不能再在看比賽的日子吃熱狗、玉米片、披薩、雞翅，或是其他美式足球的傳統食物。

我也要他多吃一些堅果。二〇一二年，溫蒂・羅賓斯（Wendie Robbins）和團隊發現，**如果在標準的西式飲食中加入核桃，就能改善精子的品質、活力和外型**。一項二〇一八年的研究證實，在西式飲食加入每天六十克（略多於四分之一杯）的混合堅果，就能改善精子數量和精子的品質。

我也請他改變飲食方式，以每天充足的水果、蔬菜、酪梨、橄欖油和健康的堅果為主，要盡力避免不健康的油脂和精緻碳水化合物。喬伊全力配合，雖然新的飲食並不全然符合他的喜好，但他為了有孩子什麼都願意做。六個月之後，他的妻子懷孕了。五年後的現在，他們有了一對美麗的兒女。雖然喬伊允許自己重拾週末的美式足球儀式，但他會更小心的限制不健康的食物。

雖然精子量的實驗明顯是針對男性，但戒掉垃圾食物的習慣也能為女性帶來生殖上的益處。一項近期針對超過五千名女性的研究發現，一星期吃超過四次速食（且一個月吃不到三次水果）的女性需要花更久的時間才能受孕，而不孕的機率也比較高。

這就是我的病患英佳的情況。她和丈夫求子不成，因此求診於我。此外，她說她已經厭倦了嘗試，面對和丈夫的性事很難產生足夠的興奮和渴望。詢問完飲食習慣後，我發現她自從在法律事務所升職後，就一直加班工作。雖然她喜歡自己的工作，卻因為在辦公室留得太晚，因此多吃了很多不健康的外送食物。她承認自己想不起上次在家吃飯是何時，也不記得上次吃新鮮水果是多久以前的事了。即便是吃沙拉，她也會加上大量的培根和滿滿的不健康醬汁。

一開始，她會利用星期天下午來準備一整個星期的餐點。她在早餐加入營養、富含纖維素的食物，例如隔夜燕麥、奇亞籽布丁和馬克杯炒蛋佐鮮蔬。她也開始自備簡單但健康的午餐（蔬菜沙拉，混合了美味的萵苣和切塊蔬菜，搭配烤雞或烤鮭魚）。她在辦公室放了水果和堅果當點心。雖然她的三餐準備起來很容易，但她很快就喜歡上新的飲食方式。她也注意到自己在家時更放鬆，又可以享受和丈夫的親密關係。他們的親密行為也開始符合她的排卵期，而她總是期待星期五和六的約會之夜。

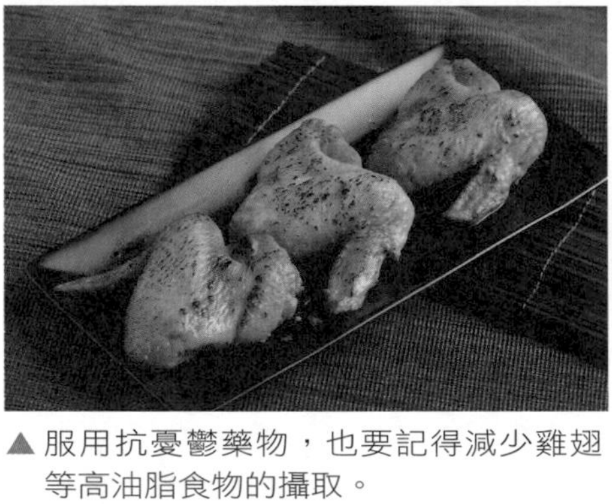

▲服用抗憂鬱藥物，也要記得減少雞翅等高油脂食物的攝取。

改變飲食的十八個月後，她和丈夫宣布她懷孕了。她生下一個健康的女兒，告訴我是健康的飲食習慣帶給她足夠的能量，面對孕期和新手媽媽的時期。

二、豆蛋白

二〇一一年，臨床神經科學家提莫．希普曼（Timo Siepmann）和團隊發表一個病例：十九歲的男性患者突然失去性慾，出現勃起障礙。雖然他有第一型糖尿病，但其他方面都很健康。當希普曼的團隊調查他的病史後，發現他的飲食型態類似素食者，會攝取大量的豆類製品。

研究人員第一次看到他時，他血液中睪固酮的濃度非常低，而睪固酮的前體脫氫表雄酮（dehydroepiandrostendione）則很高，代表這種前體並沒有被妥善轉換為高固酮。停止素食飲食的一年後，這些指標都恢復正常。隨著睪固酮升高，他性方面的症狀都消失了，一年後回復了所有的性功能。

雖然希普曼的研究只是單一個案研究，卻顯示豆類蛋白的攝取可能會破壞正常的荷爾蒙生成及性慾。其他研究的發現也和這份研究呼應，顯示攝取豆類製品和大豆異黃酮，與精子濃度較低相關聯。

我們在第六章看過，異黃酮是豆類中類似雌激素的物質。異黃酮屬於多酚，代表其具有抗發炎的特質，大部分的時候對於大腦都有益。然而，許多學者認為，異黃酮帶來的雌激素會影響性荷爾蒙，可能會使男性的胸部發育，並且失去性慾。假如你好奇黃豆刺激雌激素的特質是否能幫助女性的性慾，答案尚未有定論：一項研究確實指出，豆類蛋白可以提升更年期後女性的性慾，但效果並未勝過安慰劑。

值得一提的是，中國和印度分別是世界第一和第四大的黃豆消耗國。有鑑於這兩國的人口數，很難相信黃豆真的對於性慾或性荷爾蒙生成有太大的影響。然而，假如你是攝取大量豆類蛋白的男性（例如豆腐、毛豆或豆類製成的素肉產品），並且有性慾低落的問題，或許可以試著減少豆類攝取，看看是否有所改善。

三、酒精

我時常在大學校園活動，而校園可以說是性和酒精關聯性的討論中心。從莎士比亞的年代開始，流行文化就是討論的一部分，就如《馬克白》的著名臺詞：「酒精會激發慾望，卻也會破壞演出。」事實上，這句話一點也沒錯。

一項研究顯示，當男性出現酒精依存時，就會造成勃起障礙、不滿足的高潮，以及早洩等問題。另一項研究指出，和清醒的男性相比，酒醉者需要更多時間才能達到高潮，不過沒有其他性方面的副作用。

二〇一八年，迪巴克・普拉哈克蘭（Deepak Prabhakaran）和團隊調查酒精依存症男性的性功能。他們發現，三七%的受訪者都有性功能不良的問題。二五%有勃起障礙，二〇%「無法達到滿意的高潮」，而一五・五%則會早洩。很小一部分的人性慾過強。這些結果已經證實，酒精在性功能障礙中扮演一定的角色，但也說明這方面數據蒐集的問題：由於酒精會扭曲人們的回憶，因此在自述上可能會不連貫或不可靠。

酒精也會影響女性的性慾。研究顯示，適度的酒精攝取會增強性渴望，使性行為發生的機率更高，但高劑量的酒精卻會造成反效果。另一項研究發現，酒精會抑制年輕女性的高潮，但這是較高劑量的情況。此外，曾經是性受害者的女性（例如童年遭受性虐待、性侵害或侵害未遂者）比一般人更容易過量飲酒，使他們更容易再次受到性傷害。

顯然，無論男性或女性，飲酒過量都會導致性事表現不佳，或更糟的是，讓自己陷入危險情境中。然而，適量的飲酒（男性一週不超過十四杯，女性不超過七杯）應該不會對性生活造成什麼影響。

四、糖類

性通常會讓我們想到甜點，例如包裹著巧克力的草莓或其他糖果，特別是在情人節的時候。然而，科學已經證實，如果吃太多糖，對性生活只會帶來負面的影響。舉例來說，過量飲用含糖飲料可能導致高固酮低下，尤其是對身體質量指數已經過高的人來說。另一項研究則指出，含糖飲料會使精子活動性降低。

高糖飲食也會導致瘦素濃度提高。瘦素是身體脂肪細胞分泌的荷爾蒙，能幫助調控身體的能量平衡。瘦素濃度越高，睪固酮濃度就越低，特別是對於體重過重者來說。

假如你已經體重過重，脂肪組織會分泌過多瘦素，抑制HPA軸，使睪固酮停止分泌，這也是較多的糖分攝取與較低的睪固酮之間可能的關係。

就像是我對其他病患的建議，我也會希望遇到性慾問題的患者盡可能減少糖分的攝取，特別是含糖飲料以及添加高果糖玉米糖漿的甜點。如果想吃點心，以新鮮的水果為優先，或是中升糖指數的自然甘味劑（例如蜂蜜），又或是黑巧克力等低糖點心（事實上，我們等等就會看到，黑巧克力還有其他很棒的特性。自然、未鹼化的巧克力最好，因為其抗氧化指數較高）。

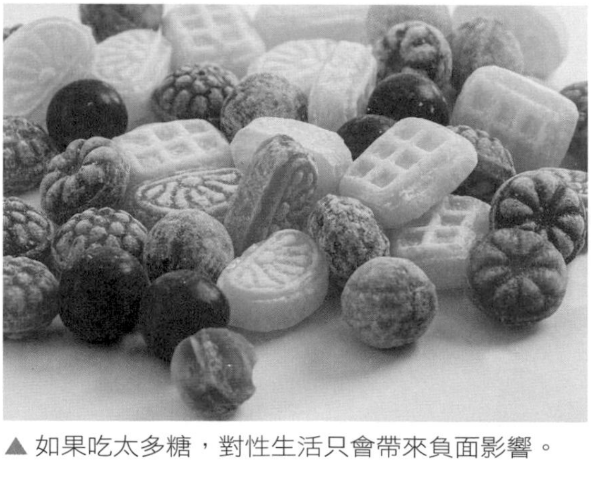

▲ 如果吃太多糖，對性生活只會帶來負面影響。

五、甘草

有一種甜食被證實對性慾有負面的影響：甘草。甘草的味道來自甘草這種質物的根部，其中的活性成分甘草酸（glycyrrhizic acid）經許多研究證實，和較低的睪固酮濃度相關。

除了甘草糖之外，甘草也製成茶飲和一些口香糖。值得注意的是，只有黑甘草含有這種有害化學物質（可以注意成分標籤上的「甘草萃取物」），而紅甘草只是名稱裡有甘草兩個字而已。然而，就像前面說過的，糖還是吃越少越好。

六、全氟辛酸

全氟辛酸（Perfluorooctanoic acid，縮寫為ＰＦＯＡ）是一種多功能的化學物質，最重要的大概適用於數種類型的不沾鍋及食品包裝。研究顯示，全氟辛酸和類似的化學物質很可能會干擾內分泌系統，提高負面健康影響的風險。

研究證實，全氟辛酸會使荷爾蒙（如雄激素）的受器關閉，使睪固酮濃度降低。攝取的全氟辛酸越多，影響就越嚴重。也有證據顯示，全氟辛酸可能與不孕有關，而動物實驗則證實了其對卵巢的影響。此外，全氟辛酸會改變腸道細

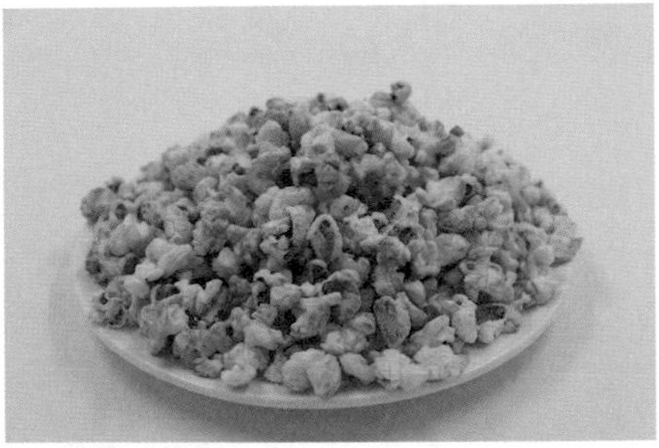

▲ 你可以自己做爆米花，避免吃下全氟辛酸。

菌，造成發炎。

幸好，面對越來越多的證據，製造商也開始注重這種化學物質的危害。一項二〇一九年的研究顯示，二〇〇五年到二〇一八年之間，全氟辛酸的使用率已經降低。然而，一些袋裝微波爆米花和塑膠袋仍然含有全氟辛酸，鐵氟龍和其他防汙材料也會加以使用。

卡滋爆米花、Snappy 爆米花和紐曼有機爆米花都不含全氟辛酸。或者，你可以自己做爆米花、使用不銹鋼或鑄鐵廚具、使用未經漂白的紙袋來裝點心和三明治。

人類文明起源以來，就相信特定的食物可以提升性渴望。「aphrodisiac」（春藥）這個字來自希臘愛神愛芙黛特，但希臘並不是唯一相信食物能提升性慾、性能力或性愉悅的文化。幾乎每個文化會都使用食物或植物、動物和礦物的萃取物來提升性渴望。雖然現代科學還沒有完全研究過每一種宣稱奇效的食物，但我們已經知道，特定的食物和性慾之間的確有所連結。

有趣的是，最有名的春藥通常都是已經被澈底破解的。就拿牡蠣的例子來警惕大家一下。你或許聽過，大啖生蠔可以增強性慾。風流浪子卡薩諾瓦（Casanova）就曾經發誓，牡蠣能幫助他維持對女人的好胃口。雖然牡蠣作為春藥不是新鮮事，但這樣的傳言在兩千年初期甚囂塵上，因為新聞報導牡蠣的效果來自其含有的胺基酸天門冬胺酸（D-aspartic）。這項發現後來被證實不是真的，只是某場科學研討會產生的誤會罷了。

同樣的情況也發生在草莓上，許多人都認為這種水果有催情的特質。雖然草莓的確含有植物雌激素，而植物雌激素也確實能幫助更年期後女性的症狀，但沒有任何證據顯示這對性事表現會有幫助。

在這一章節，我們將看看其他有名的催情食物或補充品，看看是否有足夠證據能支持它們提升性慾的效果。

提升催產素的食物

催產素又被稱為「感情荷爾蒙」，在性事、愛情和懷孕中都有許多重要功能。催產素和性慾也有許多關聯，在男性和女性高潮時釋放，能引起性興奮、帶來性高潮。研究證實，在觀看色情影片時給予男性和女性額外的催產素，都能提升性興奮。

催產素對大腦的影響很複雜，許多都透過大腦的「回饋」迴路發生。催產素的受器充斥於中腦邊緣系統，這套系統連接了回饋迴路和大腦的邊緣系統，在情緒的感受和表達扮演重要的角色。腸道的微生物群系在迴路的發展和運作中至關緊要，因此腸道細菌會影響依賴催產素的神經元的運作。

雖然無法直接從食物中得到催產素，但有一些食物能幫助我們提升催產素的濃度。巧克力常被認為是一種春藥，而肯定的是，黑巧克力會刺激大腦的多巴胺，進而促進催產素生成。然而，關於巧克力提升性慾的深入研究並沒有得到令人振奮的結果。雖然有一項研究顯示，巧克力或許能提升女性的性功能，但如果根據年齡來調整後，整體結果並不顯著。

研究發現，鎂能提升催產素的生理活動。雖然這個連結並不夠強而有力，也並非每個研究都能重現此連結，但攝取富含鎂的飲食也不會有什麼壞處。我們前面討論過，記得吃大量的綠色蔬菜、堅果、種子和未加工的穀類，這些都含有豐富的鎂。

催產素是九種胺基酸的胜肽，其中的異白胺酸（isoleucine）和白胺酸（leucine）是我們身體無法自行製造，必須透過飲食取得的重要胺基酸，因此我們得攝取富含這些胺基酸的食物，才能確保身體生成催產素。可以在肉類、肉類產品、牛乳和乳製品中找到這兩種胺基酸，而蔬菜與雞蛋也有，只是含量較少。

一、咖啡

二〇一五年，大衛・羅培茲（David Lopez）和團隊分析來自三千七百二十四名男性的數據，探討咖啡是否能預防勃起障礙。他們發現，咖啡因的攝取的確會降低勃起障礙的機率，特別是受試者每天大約喝兩到三杯的情況（每天一百七十到三百七十五毫克的咖啡因）。另一項研究指出，在性交前攝取一百毫克的咖啡因，可以改善性事的滿意度。

前面也說過，要小心不攝取過量的咖啡因。但只要不超過一天四百毫克，咖啡因還是可以對性生活帶來益處。

二、紅酒

我們討論過，酗酒會對性慾造成損害；然而，適度的飲用紅酒卻能帶來幫助。二〇〇九年，尼可拉・蒙代尼（Nicola Mondaini）和團隊針對紅酒是否影響女性的性功能進行研究。

他們將受試的七百九十八名女性分為三組：禁酒者、適量者（一天一到兩杯紅酒），以及過量者（每天超過兩杯紅酒和／或其他酒精飲料，包含白酒）。他們發現，適度飲用紅酒的女性的總體性功能顯著優於過度飲酒或禁酒者，性渴望和潤滑度方面亦然。至於在性興奮、性滿足、痛苦和高潮方面，則沒有顯著的不同。

其他研究顯示，紅酒可以提升男性的睪固酮。也有研究發現，紅酒中的多酚或許能改善勃起障礙。

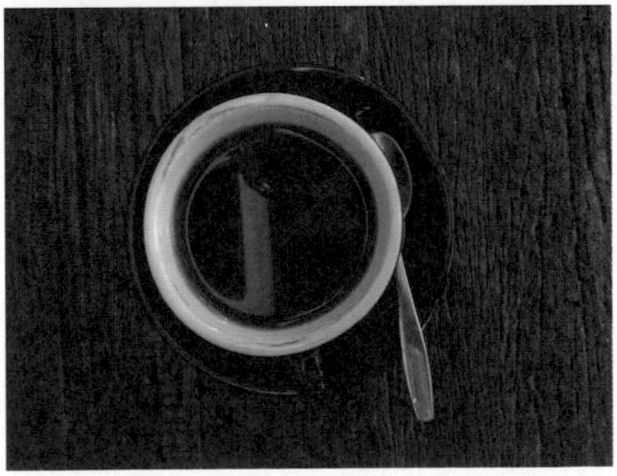

▲攝取 100 毫克的咖啡因，可以改善性事滿意度。

當然，即便紅酒能帶來好處，我還是必須強調，飲酒應當適量輒止。我總是要求患者一天只能喝一杯，確保他們的性慾不會因為過量的酒精而受到傷害。

三、開心果和其他堅果

二〇一一年，穆斯塔法・愛德米爾（Mustafa Aldemir）和團隊針對十七位已婚男性受試者進行研究。受試者在三個星期中，每天會攝取一百公克的開心果，並追蹤其勃起功能。研究發現，除了勃起功能出現改善外，好的膽固醇（ＨＤＬ）也增加了，壞的膽固醇（ＬＤＬ）則相對降低。

另一項針對伊朗女性的研究發現，傳統波斯料理中開心果和杏仁的組合（搭配野生紅蘿蔔及番紅花）可以提升性渴望、性興奮、潤滑度、高潮和滿意度。

在提到患者喬伊的故事時，我們就看到核桃的益處。有鑑於此，我推薦在飲食中加入開心果、核桃和杏仁。堅果也不宜過量，一天大約四分之一杯就足夠了。

四、番紅花

前面看過，番紅花是有效的抗憂鬱劑，而對於性慾也有正面的效果。研究顯示，番紅花或許能提升性慾、改善勃起功能及精子的品質。針對番紅花對性功能影響的文獻回顧也指出，番紅花能改善勃起障礙。

我推薦將番紅花融入飲食，但要記得細水長流——番紅花很昂貴，而且其風味強烈，可能壓過其他的食材。可以參考後面針對番紅花的介紹。

五、葫蘆巴

葫蘆巴是一種美味但強效的藥草。當我將新鮮或乾燥的葫蘆巴混入麵糰做印度麵包時，香氣可能要一個星期才會從手上消失！然而，這會是值得的。

一項研究顯示，葫蘆巴可以提高男性的睪固酮。另一份雙盲安慰劑控制實驗指出，葫蘆巴可以提升男性的性慾，並且改善性興奮和高潮。一項針對男性的研究也發現，每天攝取六百毫克的葫蘆巴萃取物，就能顯著改善性渴望和興奮。

葫蘆巴風味強烈，或許你曾在印度餐廳的奶油雞肉中品嘗過。葫蘆巴的種子可以壓碎後用水煮沸，再加上一滴蜂蜜當作茶飲來享受。葫蘆巴的萃取物也可以作為補充品，但我仍然推薦從食物中取得。新鮮或乾燥的葫蘆巴葉片可以製作美味的印度麵包「葫蘆巴香餅」（methi tepla），在印度料理店可以買到。

六、蘋果

二〇一四年，一個泌尿醫學團隊針對七百三十一名女性進行調查，想知道每天吃一顆蘋果是否會影響其性生活。受試者都是健康、年輕、性方面活躍的義大利女性。有一半的參與者表示會每天固定吃蘋果，另一半則不會。研究發現，和不吃的相比，吃蘋果的女性在整體性功能和潤滑度分數上都明顯較高。

要將蘋果融入飲食很容易，而且除了改善性慾外，蘋果也富含維生素C及鉀，更具有抗氧化和抗發炎的特質。

七、番石榴汁

一項研究發現，番石榴汁可以提升老鼠的精子品質。另一項研究則指出，番石榴可以提升男性及女性的睪固酮濃度，幅度高達二四%。

番石榴富含多酚，是有效的抗氧化劑，加入飲食必能帶來益處。我會建議自己用番石榴種子來榨汁，因為市售的果汁通常含糖量都相當高。

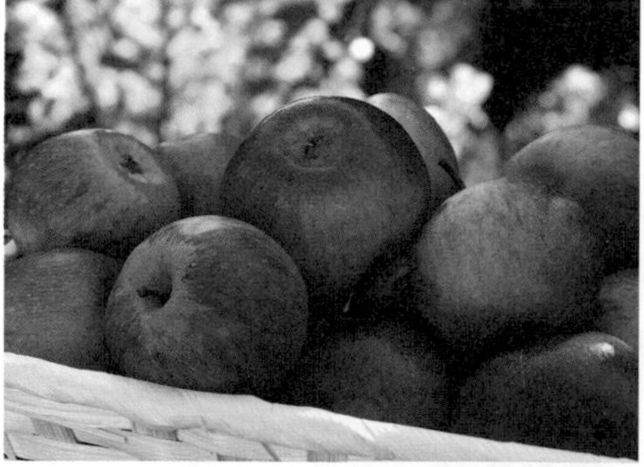

▲每天固定吃蘋果，能提高女性性功能及潤滑度。

八、辣椒

我們已經看過辣椒和辣椒素能如何帶給我們能量。許多年來，人們都相信辣椒能提升性慾。

二〇一五年，羅倫特．貝格（Laurent Bègue）和團隊針對一百一十四位十八到四十四歲的男性進行研究，探討辛辣食物和睪固酮濃度之間是否有所關聯。他們發現，辣醬使用的分量越多，受試者唾液中高固醇的濃度就越高。這意味著對辛辣食物的偏好與睪固酮濃度相關。

要記得，只有辣椒含有辣椒素，其他辛辣的食物（如黑胡椒或辣根）則沒有。若想在飲食中加入辣椒素，可以在煮菜時使用辣椒片、卡宴辣椒粉，或是新鮮的墨西哥辣椒及聖納羅辣椒。

九、洋蔥

各種有利的證據都顯示，洋蔥或許對睪固酮有正面的影響，或許能提升特定荷爾蒙，並減少自由基的形成。洋蔥也能提升睪丸細胞中一氧化氮的生成，使血管擴張，改善勃起障礙。洋蔥也能幫助降低血糖，對於睪固酮的生成有正面的效益。

二〇一九年，薩林．阿里．本尼漢尼（Saleem Ali Banihani）對於洋蔥如何影響睪固酮的研究進行統計回顧。雖然大部分的研究都是動物實驗，卻驗證上述的說法。只有一項人類研究顯示洋蔥會提升睪固酮，但這份研究也沒有針對性慾深入檢視。然而，也有一些證據顯示洋蔥對性慾有益，在前面的章節看過，洋蔥也同樣是優良的益菌生。

十、酪梨

阿茲特克人將酪梨樹稱為「ahuacatl」，意思是「睪丸樹」，因為酪梨果從樹上成對垂下來的樣子看起來就像男性的睪丸。除了視覺上，這個譬喻其實某方面也符合事實。

酪梨是化學元素硼含量最高的食物，而硼對於性荷爾蒙的生成至關緊要。研究證實硼可以提升更年期後女性的睪固酮及雌二醇。在健康的男性身上，硼可以提升身體對睪固酮的運用，對年長的男性格外有幫助。

然而，根據硼補充品的研究，對於提升睪固酮有效的劑量是每天十毫克。一杯酪梨僅含有一．六七毫克的硼，這代表我們得吃六杯的酪梨才能達到足夠的分量，換句話說，就是需要的量太多了。

也有研究顯示，每天三毫克的硼就能提升睪固酮，這是大約兩杯的量。即便酪梨是健康的脂肪，這樣每天攝取的分量還是太多。不過，還是值得每天吃比較少量的酪梨。

十一、阿育吠陀性慾增強劑

除了現成的食物外，許多傳統的藥草和補充品也被認為有提升性慾的效果。雖然不同的文化有不同的體系，但我決定聚焦於阿育吠陀系統。

阿育吠陀是一套健康系統，起源於印度，對植物有許多複雜的使用方式。這是世界上最古老的健康系統之一，至今仍有許多跟隨者。阿育吠陀對於性功能失調有無數種解決方式，其中有超過八十二種藥草受過科學期刊的討論，並且在阿育吠陀醫者的監督下，廣泛的應用於各式各樣的性功能失調。

假如你在性慾方面感到挫折，對西醫治療或飲食改變的效果都不滿意，那麼或許可以考慮深入了解阿育吠陀。假如你想得到更多資訊和資源，找到合適的阿育吠陀醫者，那麼可以參考代表了美國阿育吠陀醫學體系的國家阿育吠陀醫學協會（National Ayurvedic Medical Association）網站。

為了讓你感受一下我如何幫助性慾困擾的患者，我要分享傑克的例子。傑克是個三十五歲的已婚男同志，

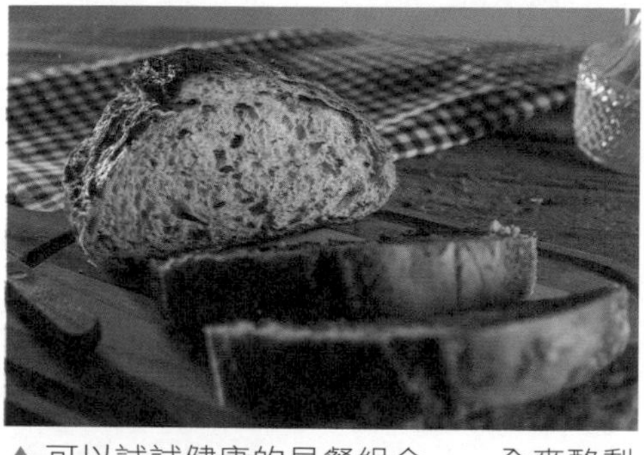

▲ 可以試試健康的早餐組合——全麥酪梨吐司配上番石榴汁。

覺得自己失去性衝動。雖然很難在他每天的飲食裡加入五杯酪梨和葫蘆巴，但我幫他規畫菜單，慢慢把性慾找回來。

由於平時壓力很大，他通常都不會想要有性行為。週末時，他和丈夫想在性方面更加親密，這是個很好的著力點。我開玩笑說，可以特別為「性感星期六」設計菜單，而他喜歡這個點子。我們規畫一天的食物，讓他們為晚上的親密做好準備。

早餐的選擇是健康全麥酪梨吐司，加上一杯現榨的番石榴汁——清洗和榨番石榴本身就是有趣的感官活動了。

傑克在中午時會準備蘿蔓生菜沙拉佐骰子雞胸肉。雞胸肉用卡宴辣椒醃製，為餐點添加一些辣椒素。沙拉則包含蘋果及核桃。

晚餐時，他用心準備舊金山海鮮燉煮，點綴一些辣椒，讓這道菜辛辣而美味。他也用花椰菜米做燉飯。晚餐還會搭配精心挑選的紅酒。點心時，他放棄蛋糕和冰淇淋，改選擇黑巧克力草莓——黑巧克力能提升催產素，而即便草莓未必有春藥的效果，傳統的經典浪漫也沒什麼不對。

當然，不需要每次想要做愛就得特別規畫一整天提升性慾的飲食，但我希望這個例子告訴你，把有益大腦的食物融合到日常飲食可以很有趣，同時對心理健康也有幫助。

傑克告訴我，在晚餐過後，他和丈夫就準備好面對最重要的大事。而幾個星期、幾個月過去之後，他發現透過良好的態度和食物的幫助，自己的性慾達到新的高點。

性慾備忘錄

應該選擇的食物：

- 提高催產素的食物：黑巧克力、鎂離子，以及重要胺基酸（存在於肉類、穀類、牛乳、乳製品中，蔬菜和雞蛋的含量則較少）。
- 咖啡：每天的咖啡因攝取量應在四百毫克以下。
- 紅酒：不超過一天一杯。
- 堅果：開心果、杏仁、核桃。
- 蘋果。
- 番石榴汁。
- 洋蔥。
- 酪梨。
- 藥草及香料：番紅花、葫蘆巴。

應該避免的食物：

- 西式飲食的元素：不良脂肪含量高（紅肉、炸物）即高升糖指數的碳水化合物（白麵包、米飯、馬鈴薯、義大利麵，以及所有精緻澱粉製品）。
- 大豆蛋白：對性慾低落的男性來說，應該試試減少豆腐和豆類蛋白（例如素肉產品）的攝取。
- 酒精：男性一星期不超過十四杯，一天不超過四杯。女性一星期不超過七杯，一天不超過三杯。
- 糖：烘焙食品、糖果、汽水，或是添加高果糖玉米糖漿的飲品。
- 甘草：避免含有甘草萃取物的糖果或其他產品。
- 全氟辛酸：要小心添加全氟辛酸的不沾廚具以及食品包裝。使用不銹鋼或鑄鐵廚具、選擇包裝不含全氟辛酸的爆米花、使用未經漂白的點心紙袋。

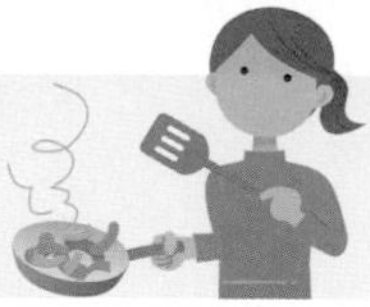

⊙ 午餐：紐奧良烤雞

（無麩質／無乳製品）

紐奧良香料中的辣椒素和大蒜可以幫助我們提升性慾，且帶來感官的愉悅。

分量：2 人份　準備時間：10 分鐘　烹飪時間：25 分鐘

材料： 2 大匙橄欖油、2 大匙無鹽紐奧良香料、2 片（四到六盎司）去皮去骨雞胸肉、1 大匙猶太鹽、½ 茶匙黑胡椒碎。

做法：
❶ 烤箱預熱至攝氏 220 度，烤盤鋪上烤盤紙。
❷ 在小碗中混合橄欖油及紐奧良香料。
❸ 用鹽巴和胡椒醃雞肉，再刷上紐澳良調料。
❹ 雞肉放上烤盤，烤至金黃色全熟，大約 20 到 25 分鐘，或是最厚的部分溫度達到攝氏 73 度。

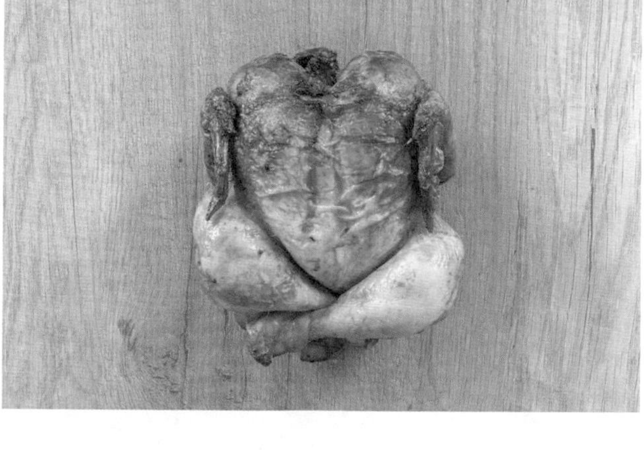

⦿ 點心：草莓沾巧克力（蔬食／素食）

建議使用未鹼化的黑巧克力碎片，其抗氧化程度較高。

分量：15 人份　準備時間：5 分鐘　烹飪時間：20 分鐘

材料： 1 杯黑巧克力碎片、2 大匙椰子油、1 品脫（約 473 毫升）新鮮草莓（帶莖）。

做法：
❶ 烤盤鋪上烤盤紙，放入冰箱冷卻約半小時。用隔水蒸煮法讓椰子油和巧克力碎片熔化（參考以下的祕訣），然後離開火源。
❷ 快速讓草莓沾上熔化的巧克力，在冰過的烤盤上放涼。
❸ 在冰箱靜置 5 到 10 分鐘。

祕訣： 使用隔水蒸煮法熔化巧克力時，在不鏽鋼醬汁鍋中加入 ⅓ 滿的水。將巧克力放入隔熱玻璃碗，放置於醬汁鍋上，玻璃碗的底部不碰觸水面。用中火將水加熱。一旦巧克力開始熔化，就戴隔熱手套移開火源，輕輕攪拌直到完全熔化。

你也可以用烤箱熔化巧克力，以中火每次微波 30 秒，直到熔化。時間會根據微波爐的功率而有所不同。

⦿ 晚餐：舊金山海鮮燉湯（無麩質／無乳製品）

烤鮭魚的做法前面提過了（請見第 77 頁），而這道頓菜同時使用了鮭魚和貝類，兩者都營養豐富，且對大腦有益。

分量：8 人份　準備時間：15 分鐘　烹飪時間：20 分鐘

材料：¼ 茶匙番紅花絲、2 大匙橄欖油、1 顆球莖茴香，切厚片、1 顆中型洋蔥切丁、½ 茶匙義大利香料、2 大匙猶太鹽、2 瓣大蒜，磨泥、¾ 茶匙卡宴辣椒粉或辣椒片、2 大匙番茄醬、½ 杯番茄塊、1 杯乾型白酒、4 杯低鈉海鮮高湯、1 顆淡菜，洗淨去鬚、8 片去皮去骨鮭魚肉，切成兩英吋塊狀、2 顆檸檬。

做法：❶ 番紅花絲放入 ¼ 杯沸水中，靜置 5 分鐘待其泡開。用大型鑄鐵湯鍋以中火加熱橄欖油。再加入球莖茴香、洋蔥、義大利香料和鹽巴，煎至洋蔥變得透明，大約 10 分鐘。

❷ 加入大蒜和卡宴辣椒，煮 3 分鐘。加入番茄醬輕輕攪拌，然後放番茄塊、白酒和海鮮高湯。加入淡菜，蓋上鍋蓋，煮 3 分鐘。加入鮭魚塊，蓋上鍋蓋，轉成小火，煮大約 3 分鐘，直到海鮮全熟。

❸ 鮭魚應該不再呈粉紅色，淡菜也應該打開。丟棄沒有打開的淡菜，否則會有食用安全上的疑慮。

❹ 加入番紅花和液體。再煮至少 10 分鐘，使味道混合均勻。確認海鮮都已煮熟，烹煮的時間可能會因為不同爐子而不同。

❺ 擠上新鮮檸檬汁，裝入湯碗中上桌。

祕訣：假如你不確定如何處理鮭魚或淡菜，超市的海鮮部可以幫忙。義大利香料是一種無鹽的香料組合，在大多數超市都可以找到。番紅花是昂貴的香料，應該節省使用。

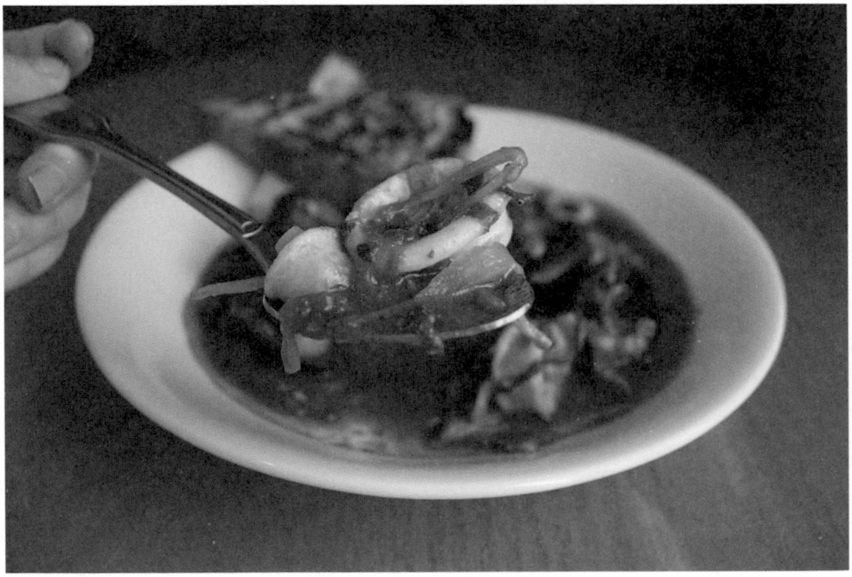

第11章

營養均衡是對大腦最好的投資

這些日子以來，許多患者都為了飲食方面的建議來找我。他們可能是在世界上某處聽過我的營養學心理學門診，或是被認識我的團隊特別轉介。然而，並非每次都是如此。雖然食物和心理健康間的連結總是令我驚奇，但你也知道，營養精神醫學領域還在萌芽階段。

不久之前，因為心理問題來找我的患者，或許還很困惑為什麼我總是討論他們的腸胃。協助他們時，我很快就注意到這些人並沒有太多準備食物的經驗。我無意批判，畢竟我自己也是到成年搬出去後才開始學做菜。我相信廚藝學校的老師發現我搞不定廚房設備，連煮味噌湯也不太會時，應該也同樣驚訝。

事實上，我很享受帶領這些患者慢慢思考食材原料、認識廚房設備，然後開始進行餵飽自己這件不太困難的任務。雖然現在的患者通常比較「聰明」一些（或許也反映了網路時代的食物成癮），但我認為，基礎的該怎麼吃和該如何準備食物，還是很有幫助。

在這個章節裡，我想要提供你類似的基本知識，幫助你購買食材、布置廚房，並且列出一些食譜，讓你融入日常生活，追求更健康的大腦。

別在餓的時候採買食材

提到購買食材，至少有一句俗話是對的：不要肚子餓了再去買東西。肚子餓的時候就沒辦法好好注意自己的選擇，更容易買到不健康的安撫食物，而不是營養、滿足的原型食物。

至於該買什麼，我想，看完前面這麼多內容，你應該已經有很具體的概念。但為了幫你複習，我把自己的推薦縮寫為「大腦食物」（BRAIN FOODS）：

B：莓果及豆類。
R：彩虹顏色的蔬菜水果。
A：抗氧化劑。
I：包含瘦肉蛋白質和植物性蛋白質。
N：堅果。
F：富含纖維的食物、魚類和發酵食品。
O：油脂。
O：富含 Omega-3 的食物。
D：乳製品。
S：香料。

一、莓果及豆類

- 藍莓、黑莓、覆盆子和草莓都能為你的一天帶來好處，也是不錯的點心。
- 吃當季的莓果。購買新鮮莓果時，記得要盡快吃完。成熟的莓果即便放在冰箱，也無法保存太久。如果到了沒有新鮮莓果的季節，也可以選擇冷凍的，但要確保不額外加糖或其他添加物。
- 豆類和扁豆是大腦重要的主食。
- 豆類和扁豆是良好的營養、維生素和纖維來源，準備起來也很簡單，可以當成主餐或開胃菜，或是加入沙拉，甚至還能做成點心。

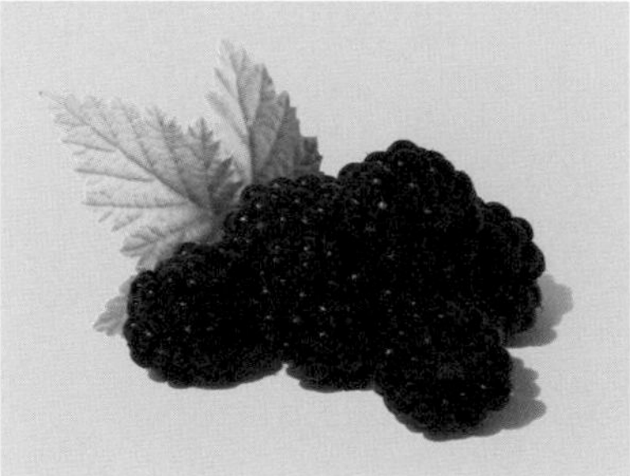
▲ 可以選擇冷凍的莓果，但要確保沒有額外加糖或其他添加物。

二、彩虹顏色的蔬菜水果

- 我總是鼓勵患者盡可能吃更多顏色的蔬菜，從紫色甘藍菜、義大利紫菊苣，到青椒和甜椒，能開拓我們的味覺體驗，也能帶來更多元且對大腦有益的營養素。在微量營養素方面尤其如此，例如維生素、多酚、植物營養素和類黃酮。
- 同樣的道理也可以套用在水果上！莓果、蘋果和柑橘都有各種顏色。但是要小心，葡萄、櫻桃等太甜的水果不能吃過頭。

- 雖然我希望你追求各種顏色，但別忘了最重要的一色：綠色。吃各種顏色的蔬果固然很棒，但你還是得吃足夠的深綠色葉菜。我最喜歡的包含芝麻葉、蘿蔓生菜、萵苣、苦白菜（又稱菊苣）和白菜。可以的話，我也喜歡加上營養豐富的微型蔬菜，為我的飲食添加一些風味。

三、抗氧化劑

- 這本書討論了許多類型的抗氧化劑，包含莓果和各色蔬菜裡的多酚。
- 黑巧克力是優良的抗氧化劑來源。記得選擇黑色的，不要添加過多的糖。雖然可可亞和巧克力很美味，而且身為廚師，我喜歡荷蘭式（鹼化）可可的風味，但從營養精神醫學的角度來說，天然或非鹼化可可的抗氧化指數比較高，所以在這一章的食譜中，我特別選擇這種。
- 許多維生素都是重要的抗氧化劑。你可以從廣泛的食物來源獲得維生素，這就是為什麼我們的飲食要多元。然而，你也可以請醫生推薦綜合維他命補充品，確保自己沒有缺少什麼營養。

四、包含瘦肉蛋白質和植物性蛋白質

- 來源優良的家禽瘦肉、海鮮，以及偶爾的草飼牛肉都是不錯的選擇，能帶來足夠的蛋白質，以及大腦運作所需要的胺基酸。
- 植物性蛋白質方面，有機的豆腐和天貝可以用香料調味，增添風味。

五、堅果

- 堅果能提供健康的脂肪和油，讓大腦順利運作，也含有維生素和蛋白質。舉例來說，巴西堅果就含有硒。
- 每天吃四分之一杯（不能再多，堅果很容易吃過頭！）的堅果當作點心，或是加在沙拉和蔬菜裡。甚至可以用堅果自製格蘭諾拉麥片，和市售的相比，這樣的糖分和鹽分含量較低。

六、富含纖維的食物、魚類和發酵食品

- 豆類、扁豆和蔬菜是良好的纖維來源。纖維是重要的益菌生，可以幫助你維持輕盈身材，並減緩全身的發炎狀況。
- 就像第二章討論過的，鮭魚等魚類能為飲食添加健康的 Omega-3 脂肪酸。

- 克菲爾優格、味噌和韓式泡菜等發酵食物是天然的活菌來源，對大腦和腸道都有益。

七、油脂

- 應當要避開過多的飽和脂肪和其他不健康的油脂（例如油炸使用的 Omega-6 油類），並且選擇健康的油脂來源，例如橄欖油、酪梨和魚類的油脂。
- 即便是健康的油脂，也該注意攝取的分量，盡量不要吃太多。所有的油脂都有很高的卡路里。

八、富含 Omega-3 的食物

- 這本書花了很大的篇幅討論 Omega-3 脂肪酸，因此你現在應該很清楚，要攝取充足的分量。Omega-3（特別是二十二碳六烯酸和二十碳五稀酸）最重要的來源是油脂豐富的魚類，例如鮭魚、鯖魚和鮪魚。
- Omega-3（主要是 α－亞麻酸）也能透過植物來源獲得，例如奇亞籽、抱子甘藍、核桃和亞麻籽等。

九、乳製品

- 含有益生菌的優格和克菲爾優格對腸道很好，可以提供益菌及蛋白質。
- 草飼牛的乳製品是對於身體和大腦比較好的選擇。
- 要記得，某些疾病（例如注意力不足過動症）可能會因為乳製品而惡化，要小心潛在的負面影響。

十、香料

- 香料可以為所有的食物添加風味，又不含卡路里，而且對大腦有益。
- 薑黃、黑胡椒、番紅花、辣椒片、牛至和迷迭香都可以成為我們大腦的營養。

除了選擇這些食物之外，就不太有其他規則了，但還是有一些建議可以遵循。最重要的是，不要害怕督促自己。我的許多患者飲食都相當侷限，可能是為了心安或方便。在我建議他們向外探索後，他們才發現自己錯失了許多營養素和飲食的樂趣。

假如你在超市看到沒有吃過的蔬菜或水果，不要害怕，買就對了。不要讓這些蔬果在冰箱裡放到軟爛，在網路或書本中找適合的食譜來料理，就算只試一次也沒關係。只要你堅持這本書討論過的健康飲食原則，就不可能會出錯，說不定還能因此找到更多喜歡的食物！

耐用的廚具，能加速烹煮效率

你的大腦和腸道需要特定的營養才能達到最佳效率，同理，你的廚房也需要特定的器具才能烹煮美味的餐點。你不需要全套的高級廚具，不需要單一用途的器具（例如切酪梨器或切芒果器），但你的確需要一些品質良好的基本工具。以下是在參考我的食譜之前，你會需要的工具清單。

一、較大把的廚房菜刀以及多功能的廚師刀

廚房刀可以是你用得順手的廚師刀。較小的多功能刀則用來處理較小的步驟。一旦找到順手的刀，就確保刀刃常保鋒利。銳利的刀比較不會因為滑脫造成割傷。

二、磨刀器

我個人偏好桌上型磨刀器，只要讓刀刃通過凹槽即可。專業廚房使用的大型手持磨刀器則比較困難一點。

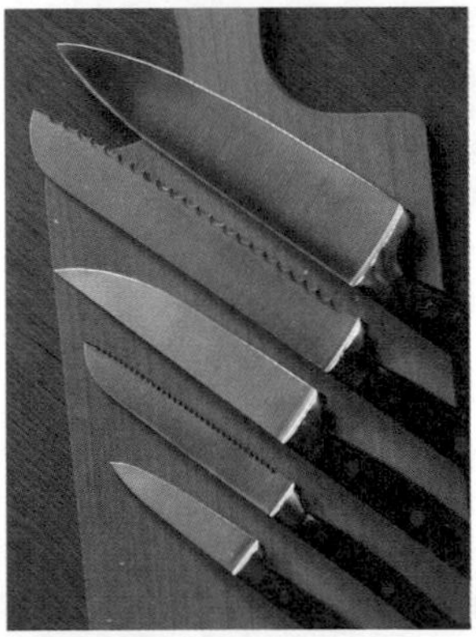

▲ 選擇用得順手的刀具，並記得保持刀刃鋒利，以免因滑脫造成割傷。

三、蔬菜去皮器

我會使用蔬菜去皮器為蔬菜去皮，或是準備沙拉需要的蔬菜薄片。可以用黃瓜、櫛瓜或紅蘿蔔試試看，能為任何沙拉或蔬菜增添豐富的顏色和植物性營養。

四、切菜砧板

你需要一塊砧板，木頭或合成材料都可以。砧板可以用在所有的準備工作，從蔬菜開始，翻面後再處理肉類。記得維持乾淨衛生。

五、溫度計

在食譜中，我會多次提到烹煮食物的內部溫度，特別是肉類。如果只用肉眼觀察肉的熟度，很可能會沒煮熟，或是因為煮過頭而變得乾硬。現代的電子快顯溫度計準確而易於使用，不需要再猜了！

六、檸檬或萊姆削皮器

使用這個便宜的工具，就可以輕鬆的在沙拉、配菜甚至烘焙中，加入檸檬、萊姆、柳橙和柑橘鮮明而充滿生機的風味。

七、量杯

量杯用來測量乾燥的原料，可以幫我們掌握一餐的分量。

八、液體量杯及量匙

液體量杯用來量測液體，而量匙在烹飪及烘焙都很管用。

九、中型及大型不鏽鋼或玻璃碗

不同大小的碗能為我們帶來更多彈性和效率。

十、迷你廚具組

這種小型的食品準備碗組可以幫助你整理擺放食材。

十一、廚房抹布和紙巾

可以用來擦乾碗盤和清洗過後的蔬菜、水果。溼氣會使細菌滋生，所以要讓工作臺和廚具保持乾燥，才能維持廚房的清潔。

十二、消毒液

我只使用在美國環保組織網站（https://www.ewg.org/guides/cleaners）得到A級評價的居家清潔產品。

十三、玻璃罐

可以方便的混合沙拉醬、儲存食物、製作正餐或點心的沙拉。

十四、烤箱料理及烘焙使用的烤盤和玻璃器皿

我喜歡烤箱料理，因為這類的料理簡單又美味。鋁製的烤盤不貴，在廚房中又很實用。不需要加了不沾鍋塗層的器皿。對於需要較深容器的菜餚，則可以使用玻璃的器皿。

十五、烤盤紙

烤盤紙讓我們用烤盤烘焙更容易，因為烤盤紙不會沾黏，也可以讓褐變反應（按：食品因加熱或氧化等化學作用所引起之褐色形成作用）發生。烤盤紙也會讓事後的清潔比較輕鬆，把紙丟掉就好，不需要刷烤盤。

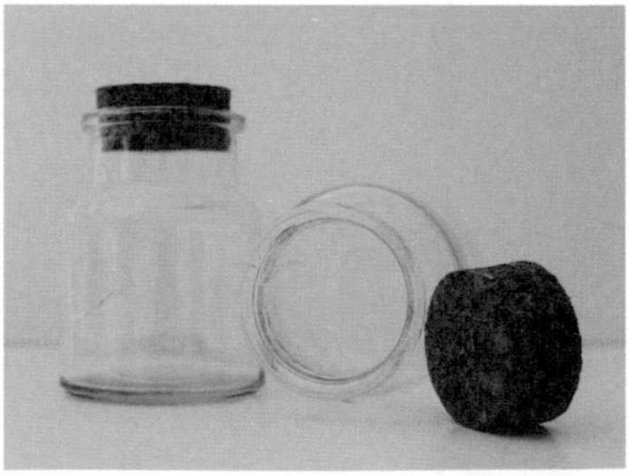

▲玻璃罐可以方便混合沙拉醬、儲存食物等。

十六、不鏽鋼鍋具和平底鍋

假如你還沒花錢買鍋子和平底鍋，那麼我建議可以在住家附近的廚具店找品質優良的不鏽鋼鍋具組。假如整組的價格太高昂，最重要的是大型湯鍋、中型醬汁鍋，以及直徑約三十到三十六公分的煎鍋。

十七、鑄鐵鍋

鑄鐵比不鏽鋼便宜，而且保溫效果及褐變效果優異，是瓦斯爐和烤箱料理的好選擇。我會推薦直徑約三十到三十六公分的鑄鐵鍋。只要適當清潔保養，鑄鐵鍋可以用一輩子。可以在網路上面找到鑄鐵鍋的保養方式。

十八、荷蘭鍋

荷蘭鍋是一種大型的鑄鐵鍋，蓋子很緊密，可以用來煮湯或燉菜。

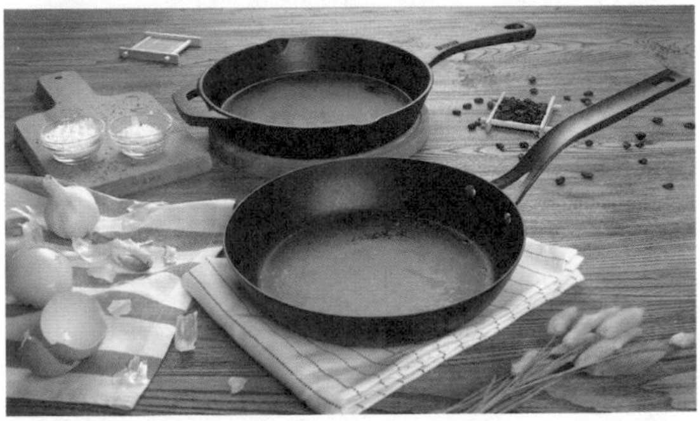

▲ 建議在住家附近的廚具店，找找品質優良的不鏽鋼廚具組。

十九、食物處理機

食物處理機可以幫助我們在混合、切塊和打碎食物時節省許多力氣。對任何廚房來說，容量約十一杯的食物處理機都是最基本的大小。小型食物處理機（有時也稱為食物切碎機）最適合切小型的香草，或是剁碎大蒜或薑。

二十、食物攪拌機

攪拌機和處理機很類似，但目的主要是混合液體而非固體食物。攪拌機可以用來混合溼的食材，或是製作果昔。

二十一、手持攪拌器

手持攪拌器是手持的工具，讓我們攪拌鍋子裡正在烹煮的食物。這和要把所有食物倒入碗裡的傳統攪拌機相比，要方便多了。手持攪拌器可以幫我們把湯或扁豆泥變得更滑順。

二十二、冰棒模型

冰棒模型能幫助我們自製健康的冰凍點心。我喜歡不鏽鋼的模型，可以安全的放入洗碗機，清洗起來更容易。

二十三、沙拉脫水器

假如你吃很多綠色葉菜（你應該！）這項工具就會很管用，因為它可以讓你好好清洗蔬菜，卻不用擔心還要花時間等水乾。可以一次準備好幾天分量的萵苣、菠菜或羽衣甘藍，把多的放在密封的容器裡保存。

「Mise en place」是法文裡的烹飪用語，意思是「所有的東西都各就各位」。當你的廚房井然有序，在作業時就能輕鬆快速。基本的概念就是把所有需要的食材都準備好、測量好、擺放在方便拿取的位置，然後再開始做菜。如果你曾經看過料理節目，就會發現大廚們都會先把食材準備在小碗裡，隨時可以加入菜餚中。不只電視上如此！我鼓勵你也這麼做。

除了把食材及香料放進小碗裡，也可以準備兩個比較大的碗放廢料——一個放肉屑，可以冷凍起來煮成肉湯；另一個放蔬菜廢料，可以製成堆肥。

雖然你的廚房不會接受清潔評鑑，但這不代表家中的食品安全沒有餐廳的重要。請遵循下列簡單的原則：

- 清洗雙手。
- 穿圍裙（或廚師服！）。

- 把頭髮綁好，拿掉戒指和珠寶。
- 假如你擦指甲油，請確保碎屑不會掉到食物中。
- 使用湯匙來試味道，每次使用前都應該清洗。
- 使用溫度計檢查食物的溫度。
- 保持準備區的清潔。
- 在處理肉類和蔬菜之間，請更換、清洗砧板，或將砧板翻面。
- 不要把肉類放在廚房工作檯上隔夜解凍——一定要放在冰箱裡。
- 把家禽的肉類儲存在冰箱下層，確保滴出的液體不會汙染其他食物或冰箱本身。
- 假如家庭成員或朋友和你一起在廚房裡，在打開烤箱或端熱的菜餚時要格外小心。假如你一定要拿著刀走路，刀尖請指著地板。你在料理競賽節目裡，會聽到主廚們先大喊「後面」才經過對方背後，原因就是這樣。

此外，烹飪時也必須維持正確的心理狀態。進食是人類的本能之一，而準備食物的過程將滋養你和你所愛的人。

- 避免浪費，在安全的範圍內使用水果、蔬菜或肉類的所有部位。如果你當下的料理無法用光所有的食物，可以保存起來，無論是放在冰箱，或是煮成湯冷凍起來，用在其他的食譜上。

- 尊重你的食材，無論是白松露、雞胸肉，或者只是一片萵苣。
- 處理食材、料理的時候，要心懷感恩，專注在當下。烹飪和進食都是可貴的幸福。

最後，我知道清理善後不會是烹飪最刺激的部分，但維持廚房的清潔卻非常重要。這不只是為了衛生，更能幫助我們維持生產力，有更多的下廚動機。在食譜的每個步驟之間進行清潔，就可以讓餐後的負擔減輕一些。餐後的清潔要做好，畢竟如果起床時就面對混亂的廚房，你大概也不會有足夠的動力來替自己準備健康的早餐了。

對於本書討論的每種狀況，我都有提供一份包含三餐和點心的範例菜單。雖然這些菜單是為了個別疾病而設計，但要記得，本書介紹的不同飲食法其實都有重疊之處，而且都對大腦的健康有益。因此，只要你的飲食很健康，不需要每一餐都特別關注在單一食材上。

我希望在閱讀並嘗試一些範例菜單和食譜後，你在廚房裡會覺得更輕鬆自在，可以更常自己準備食物，而不是依賴店裡購買的現成或加工食品。光是這樣，就必定能帶來更健康的生活模式。關於在家煮菜最重要的研究——國家健康及營養調查（National Health and

Nutrition Examination Survey）指出，自己做飯的人攝取的卡路里都較低。

然而，有的時候變通一下也沒關係：假如食譜需要朝鮮薊或花椰菜這類的蔬菜，你也可以使用健康的冷凍蔬菜，只要沒有額外添加鹽或醬料就行。由於美國的冷凍食品都是即凍，因此冷凍的蔬菜和水果都是新鮮蔬菜水果的健康替代品。在挑選冷凍水果時，記得避開添加糖漿或糖粉的品項。當然，如果你有足夠的時間和廚藝，使用新鮮的蔬菜會更美味，也更有成就感，所以別猶豫了！

同樣的，如果可以自己煮高湯會更棒，但也並非必要。市售的湯也不錯，但記得挑選有機、低鈉的品項。如此一來，你可以根據自己的口味來添加鹽。

附錄 A

碳水化合物的升糖負荷

所謂升糖指數，指的是食物在消化分解時，轉化為葡萄糖的速度。食物越快轉化為葡萄糖，升糖指數就越高。

雖然高碳水化合物的食物（例如麵包、義大利麵和其他精緻澱粉製品）嘗起來不甜，但身體處理它們的方式和糖分相似。高升糖指數的碳水化合物容易引發焦慮症狀，對於受到創傷的大腦來說，同樣危險。

不過，不同食材組合後，個別食材的升糖指數可能會改變。你可以透過加入富含膳食纖維的食物、醋、豆類或乳製品，來降低米飯等食物的升糖指數；事實上，一項研究發現，如此可以降低米飯二〇％到四〇％的升糖指數。對於將白飯這類碳水化合物當成主餐的文化而言，這點格外重要。

當然，即便是組合食材，你也必須注意碳水化合物的攝取量，並做出健康的選擇。

最後，還是得提醒你，不要過度執著於中、低升糖指數的食物。無論升糖指數如何，大量的碳水化合物都會為身體帶來升糖負荷（食物攝入後將如何升高人的血糖水平）。

附錄A　碳水化合物的升糖負荷

低升糖負荷（10 或以下）
全麥麩片（Bran cereal）
柳橙（Oranges）
豆類（Beans, kidney and black, and lentils）
紅蘿蔔、腰果、花生（Carrots, cashews, and peanuts）
蘋果（Apples）
玉米餅、小麥（Tortilla, wheat）
低脂牛乳（Skim milk）

中升糖負荷（11–19）
洋薏米（Barley, pearl type，煮熟的 1 杯）
布格麥（Bulgur，煮熟的 ¾ 杯）
米飯（Rice，糙米，煮熟的 ¾ 杯）
年糕（3 份） 燕麥（煮熟的 1 杯） 全麥：義大利麵（煮熟的 1¼ 杯）或全麥麵包一片

高升糖負荷（20+）
薯條及烤馬鈴薯
汽水及其他含糖飲料
糖果及糖果棒
精製早餐麥片
北非小米
白印度香米及義大利麵（白麵粉）

附錄 B

維生素和礦物質的常見來源

維生素	心理狀況	飲食來源
維生素 A	情緒不穩 焦慮	肝臟：牛肝、鱈魚肝油、羊肝 魚類：黑鮪魚、鯖魚、鮭魚、鱒魚 起司：藍紋起司、康門貝爾起司、切達起司、菲達起司、山羊乳起司、羅克福起司 魚子醬、水煮蛋
維生素 B_1 （硫胺素 thiamine）	情緒不穩 焦慮 專注 睡眠	栗子南瓜、蘆筍、大麥、牛肉、黑豆、白花椰菜、雞蛋、羽衣甘藍、扁豆、堅果、燕麥、柳橙、豬肉、鮭魚、葵花子、鮪魚、全穀類
維生素 B_6 （吡哆醇 pyridoxine）	情緒不穩 焦慮 記憶 睡眠	雞蛋、魚類、牛乳、花生、豬肉 家禽：雞肉和火雞 全穀麥片：燕麥和小麥胚芽
維生素 B_9 （葉酸 folate）	情緒不穩 記憶 睡眠 憂鬱 思覺失調	蘆筍、豆類、甜菜、白花椰菜、柑橘、綠色葉菜、萵苣、全穀類
維生素 B_{12} （鈷胺素 cobalamin）	情緒不穩 強迫症 睡眠 思覺失調	牛肉、蛤蜊、強化穀片、牛乳、優格、瑞士起司、營養酵母、動物內臟、鮭魚、沙丁魚、鱒魚、鮪魚

（接下頁）

附錄 B　維生素和礦物質的常見來源

維生素	心理狀況	飲食來源
維生素C	情緒不穩 焦慮 專注 記憶 睡眠 思覺失調	黑醋栗、花椰菜、抱子甘藍、辣椒、芭樂、羽衣甘藍、奇異果、檸檬、荔枝、柳橙、木瓜、巴西里、柿子、草莓、黃椒、百里香
維生素 D	焦慮 睡眠	水煮鮪魚罐頭、鱈魚肝油、蛋黃、鯡魚、蘑菇、牡蠣、鮭魚、沙丁魚、蝦
維生素 E（α-生育醇，alpha-tocopherol）	焦慮 療癒 記憶 睡眠 思覺失調（適中分量）	杏仁、酪梨、甜菜葉、奶油南瓜、菠菜、葵花子、瑞士甜菜、鱒魚
維生素 K	記憶	酪梨、牛肝、花椰菜、抱子甘藍、雞肉、熟芥藍菜葉、熟四季豆、熟碗豆、熟羽衣甘藍、熟芥菜、硬起司、奇異果、納豆、豬排、李子、生菠菜、生瑞士甜菜、軟起司
鐵	情緒不穩 注意力不足過動症	花椰菜、黑巧克力、紅肉瘦肉、豆科植物、南瓜子、貝類
鎂	情緒不穩 焦慮 注意力不足過動症 躁鬱症	酪梨 魚類：如鮭魚、鯖魚 豆科植物、堅果、全穀類

（接下頁）

維生素	心理狀況	飲食來源
鉀	情緒不穩 焦慮 注意力不足過動症	香蕉、小黃瓜、蘑菇、柳橙、碗豆、番薯
硒	情緒不穩 焦慮	巴西堅果
鋅	情緒不穩 注意力不足過動症 疲勞 躁鬱症	豆類、堅果、家禽、海鮮、全穀類

附錄 C

抗氧化劑與ORAC

在這個部分，我整理了一些具備抗氧化性質的香料。

ＯＲＡＣ代表了氧氣（oxygen）、自由基（radical）、吸收（absorbance）、能力（capacity），用來衡量食物或營養補充品抗氧化的能力。雖然ＯＲＡＣ適用於食物的單一成分，但不同組合的ＯＲＡＣ值就可能不同。因此，表格上的數字可能比實際數字更高。

以後選擇食譜時，可以注意一下ＯＲＡＣ值，提醒自己烹飪時多往這個方向思考。

香料	分量	ORAC
乾燥牛至	一茶匙	3,602
薑黃粉	一茶匙	3,504
茴香籽	一茶匙	1,613
咖哩粉	一茶匙	970
辣椒粉	一茶匙	615
黑胡椒	一茶匙	580
百里香	一茶匙	407
紅椒粉	一茶匙	376

致謝

回想起這本書的寫作過程，我的腦中浮現出一句非洲祖魯族諺語「Kuthatha emzane-ni」，意思是「靠整個村莊之力」。

雖然有時候獨自用著我可靠的筆記型電腦，但更多時候我會和家人、團隊及信賴的諮詢對象討論我想傳達的訊息。

感謝我的父母將他們的健康託付給我，並支持我的工作和使命。真誠的感謝麻州綜合醫院家庭基礎計畫的退伍軍人們，我在二〇一七年為他們設計了烹飪課程，並初次嘗試了這本書的許多食譜。

給我的腫瘤科醫生團隊：艾瑞克・維納醫生，謝謝你給我的力量、同情心和支持。塔利・金恩醫生、亞德安尼・葛洛波・瓦克思醫生、珍妮佛・洛威爾護理師、安潔拉・金格西護理師、凱薩琳・安德森急性後期照護、珍妮佛・麥坎納專科護理師，以及丹娜－法伯癌症研究所中所有幫助過我的工作人員。

我的女性友人：丹妮絲、愛琳娜和凱西，如果沒有你們，我不會撐過去。

感謝我的經紀人：瑟萊斯特・芬恩和約翰・馬斯，以及團隊（安娜・派特柯維奇、艾蜜利・思維特、亞德里・布雷迪克思、亞曼達・奧勒思科），還有其他帕克芬恩文學與媒體（Park Fine Literary and Media）的成員。瑟萊斯特和約翰激發了這本書的寫作方向。感謝我的編輯崔西・巴爾給我的遠見和引導，以及 Little Brown, Spark / Hachette 出版社的整個團隊，包含潔西卡・鍾、茱麗安娜・赫巴契斯基和伊安・史特勞斯。他們的專業幫助我完成了出版的過程。崔西，我也永遠感謝你對我的信任。

非常謝謝威廉・包吉斯的誠懇和專業，幫助我的學術寫作功力更進一步，也讓這本書更加有趣——謝謝你成為這段旅程的一部分！

感謝我在廚藝上的導師和團隊：大衛・包利主廚、已故的羅柏塔・道林主廚、美國廚藝學校的D主廚，他們鼓勵我在廚房中「大開殺戒」，並不為自己的完美主義道歉。還有我的心靈導師珍・以薩克，提醒我要更上一層樓，成為更好的自己。

感謝我在科學、醫學和營養學的導師們：你們總是溫柔耐心的引導鼓勵我。分享你們深刻知識的同時，你們用言語和行動驅策我前進。謝謝你們，莫利其歐・法瓦、華特・威列特、大衛・艾森堡、約翰・馬修斯、唐納・高夫、以薩克・史齊夫、菲利浦・慕斯金、傑瑞・羅森包姆、卡爾・賽斯曼、卡羅・內德森、強納生・包洛斯、大衛・密斯豪隆、強納生・艾爾波特、大衛・魯賓和約翰・赫曼。

最後，如果沒有思里尼和拉齊夫，就不會有這本書，你們總是能帶給我笑容，謝謝你們出現在我的生命中。謝謝我的手足們，瓦西尼・納多、馬希瓦爾・納多和維蕭・納多醫生，這麼多年來總是堅定支持著我。還有卡米爾、羅拉、納米沙、奈格、莎珊和薩悠里。謝謝歐辛總是愉快的提醒我，健康的食物也能很開心。謝謝拉傑和羅西尼・庫爾、希亞姆・阿庫拉和已故的拉茲・比雷女士（我美麗的婆婆，對我的廚藝幫助很多）、維瑪拉阿姨和舒安納姨丈。也謝謝瑪諾、貝比斯、傑亞和珊，謝謝你們恆久的愛、智慧的建議和鼓勵。

本書參考資料
詳見 QR Code

國家圖書館出版品預行編目(CIP)資料

大腦需要的幸福食物：有效對抗焦慮、健忘、失眠、提升記憶力與性慾，哈佛醫生親身實證的最強食物。／烏瑪・納多（Uma Naidoo）著；謝慈譯. -- 初版. -- 臺北市：大是文化有限公司，2021.05
368 面；17×23 公分. --（EASY；101）
譯自：THIS IS YOUR BRAIN ON FOOD: An Indispensable Guide to the Surprising Foods That Fight Depression, Anxiety, PTSD, OCD, ADHD, and More.
ISBN 978-986-5548-76-6（平裝）

1. 健康飲食　2. 營養　3. 健腦法

411.3　　110002818

EASY 101

大腦需要的幸福食物

有效對抗焦慮、健忘、失眠、提升記憶力與性慾，哈佛醫生親身實證的最強食物。

作　　者／烏瑪・納多（Uma Naidoo）
譯　　者／謝慈
責任編輯／李芊芊
校對編輯／蕭麗娟
副 主 編／馬祥芬
副總編輯／顏惠君
總 編 輯／吳依瑋
發 行 人／徐仲秋
會　　計／許鳳雪、陳嫤娟
版權經理／郝麗珍
行銷企劃／徐千晴、周以婷
業務助理／王德渝
業務專員／馬絮盈、留婉茹
業務經理／林裕安
總 經 理／陳絜吾

出 版 者／大是文化有限公司
臺北市 100 衡陽路 7 號 8 樓
編輯部電話：（02）23757911
購書相關資訊請洽：（02）23757911 分機 122
24小時讀者服務傳真：（02）23756999
讀者服務E-mail：haom@ms28.hinet.net
郵政劃撥帳號／19983366　戶名／大是文化有限公司

法律顧問／永然聯合法律事務所
香港發行／豐達出版發行有限公司 Rich Publishing & Distribution Ltd
香港柴灣永泰道70 號柴灣工業城第 2 期 1805 室
Unit 1805, Ph .2, Chai Wan Ind City, 70 Wing Tai Rd, Chai Wan, Hong Kong
電話：21726513　傳真：21724355
E-mail：cary@subseasy.com.hk

封面設計／林雯瑛
內頁排版／顏麟驊
印　　刷／緯峰印刷股份有限公司

出版日期／2021 年 5 月初版
定　　價／新臺幣 480 元（缺頁或裝訂錯誤的書，請寄回更換）
ISBN　978-986-5548-76-6
電子書I S B N／9789865548780（PDF）
9789865548773（EPUB）